Challenging Behaviour

チャレンジング行動

強度行動障害を
深く理解するために

エリック・エマーソン／
スチュワート・L・アインフェルド　著

園山繁樹／野口幸弘　監訳

二瓶社

目　次

序

　重度知的障害があり、しかも攻撃行動、自傷行動、破壊的行動といったチャレンジング行動（challenging behaviors）を示す人は、全人口の約0.1％いると言われています。これは重度知的障害と行動障害が合併している状態で、本人の生活経験が著しく制限されるとともに、支援する人の健康や安全、福祉が脅かされる可能性があります。また、知的障害のある人に教育、健康、福祉の分野でサービスを提供している組織にとっても大きなチャレンジとなっています。

　過去40年にわたって、私たちはチャレンジング行動の本質について多くを学び、支援や介入のためのアプローチを開発してきました。これらのアプローチが効果的で、チャレンジング行動が短期間で大きく改善した人たちがいます。本書の主な目的は、このような知識全体をわかりやすく解説することです。と言っても「ハウツー本」ではありません。本書では、これまでに蓄積された実践に重要な意味を持つさまざまな知識を説明することに重点をおいています。介入プログラムの実施に必要な詳細な情報を求めている人には、本書以外にさまざまな本が出版されています（Ball *et al.*, 2004; Clements and Zarkowska, 2000; Luiselli, 2006; McLean and Grey, 2007; Sigafoos *et al.*, 2003; Thompson, 2008; Woodward *et al.*, 2007）。

　本書で取り上げる研究のほとんどは世界の中でも比較的豊かな国で行われ、その中でも多くは英語圏で行われたものです。この偏りは、知的障害のある人の健康や社会的な研究に対する投資に不平等があることを反映しています（Emerson *et al.*, 2007a）。しかし、チャレンジング行動の根底にある基本的なプロセスの多くは、比較的普遍的なものである可能性が高く、文化的な境界を超えるものであると考えています。文化によって異なるのは、知的障害とチャレンジング行動のある人たちを支援するために作られたサービスの提供組織やその有効性に関する知識です。そのため、本書の後半の章については、国によって

は他の国よりも関連性が高い場合があります。

用語と定義

知的障害

　知的障害者を示す用語は、この一世紀の間にさまざまに変化しました。社会的に価値を低められたグループを表現する用語が一般的な語彙として用いられると、差別的な意味を持つようになってしまいます。今日の科学用語は、明日には侮蔑的な言葉になるのです。「白痴（idiots）」「痴愚（imbeciles）」「魯鈍（morons）」「低能（subnormals）」「遅滞（retards）」といった言葉は、今日では侮蔑の言葉でしかありません。本章では、「知的障害（intellectual disability）」という用語を用います。同義語としては、主要な精神疾患分類システム（American Psychiatric Association, 2000; World Health Organization, 1992, 1996, 2007）や依然として多くの国で用いられている「精神遅滞（mental retardation）」、および「学習障害（learning disability）」（多くの場合、イギリスの保健ソーシャルケア制度で使用されています）があります。

　この用語の選択は、国際的な科学コミュニティ（「国際知的障害学会（IASSID）」「アメリカ知的・発達障害協会（AAIDD）」参照）で、知的障害が好ましい用語とされたことを反映しています（Harris, 2005）。また、国によって意味が全く異なる用語による混乱も避けられます（例えば、「学習障害」はイギリスとアメリカでは意味が全く違います）。そして、多くの国で不快な意味を持つ用語（例えば、精神障害や精神遅滞）の使用を避けることができます。

　知的障害の定義には二つの中核的な要素があり、一つ目の要素は小児期に現れる認知機能の全般的障害です（American Psychiatric Association, 2000; Harris, 2005; World Health Organization, 1992, 1996）。「認知機能の全般的障害」は、通常、標準化されたIQテストの得点が平均よりも2標準偏差下回る場合とされています。ほとんどのIQテストは平均100、標準偏差15になるように構成されていることを考えると、これは通常IQ70未満に相当します。この定義は、認知機能の複数の領域に著しい障害をもつ人と、きわめて特異的な認知障害（またはディス

レキシアのような特異的学習障害〔specific learning difficulties〕）がある人を区別する上で重要です。定義の二つ目の要素（小児期の出現、通常18歳未満）は、知的障害のある人と後年になって発症した認知障害、特に認知症に関連した障害のある人を区別する上で重要です。

　三つ目の要素として、適応行動や社会的機能の障害があることを定義に加えることもあります。しかし、このような障害を認知機能の障害に固有の特性と捉えるのか、あるいは分類を適用するためにその存在を確認する必要がある独立した特性と捉えるのかは、分類システムによって異なります。例えば、世界保健機関（WHO）のICD-10では、「適応行動は常に損なわれているが、支援が受けられる保護された社会環境では、この障害は軽度の精神遅滞のある人では必ずしも明白ではないかもしれない」としています（World Health Organization, 1996）。対照的に、アメリカ知的・発達障害学会（AAIDD, 以前のアメリカ精神遅滞学会；AAMR）によって提唱され、一般的に使用される定義では、適応行動は独立した基準と見なされています（Luckasson *et al.*, 2002; Schalock *et al.*, 2007）。

　認知機能の測定とは違い、適応行動における「機能障害（impairment）」や「欠如（deficit）」をどのように運用すべきかについては、現在一致した見解がありません。社会的機能と適応行動を（知的障害の明確な特徴としてではなく）、認知能力の障害と一般的な社会的環境の整備との相互作用の結果と考えた方がよいという確固とした科学的事例があります。こうした考え方は、WHOの国際生活機能分類（ICF）と一致しています（WHO, 2001; 2007a）。ICFは「知的機能」の機能障害と能力障害との間に重要な関連性があることを認識していますが、機能障害の基準は示していません。

　知的障害はしばしば二つの異なるグループから構成されると考えられています（Einfeld and Emerson, 2008）。一つ目のグループは、人口における通常の知能分布の下位に位置する人たちです。このグループは、主に遺伝的影響と環境的影響の両方を受けていると推定される軽度の知的障害のある人たちです。二つ目のグループは、「認知機能の全般的障害」の原因が遺伝的または環境的に同定できたり、明確な疾患による人たちです。このグループでは、知的障害がより重度で、てんかん、感覚障害、運動障害など他の神経学的問題を併せ有する可能性の高いグループです。重度知的障害の人では、言語がなかったり、あっても

いくつかの単語やフレーズに限定されていたり、あるいは限られた範囲のサインでコミュニケーションをとっている人もいます。

　本書では、主に重度知的障害のある人を対象にしています。しかし、時には、幅広い範囲の知的障害者の研究から導き出されたエビデンスと知識も参考にしています。また知的障害のない人たちの研究から得られたエビデンスと知識も参考にしています。

チャレンジング行動

　この 20 年間で、「チャレンジング行動」という用語は、最初は「重度障害を有する人たちの協会（The Association for People with Severe Handicaps）」によって北米で広がり、それまで用いられていた「異常（abnormal）行動、常軌を逸した（aberrant）行動、混乱した（disordered）行動、かき乱す（disturbed）行動、機能不全（dysfunctional）行動、不適応（maladaptive）行動、問題（problem）行動」など関連する多くの用語に代わって用いられるようになりました。これらの用語はこれまで、重度知的障害のある人に見られるさまざまな行動を示すために用いられてきました。これらの行動には、攻撃行動、破壊的行動、自傷行動、ステレオタイプな固執性などがあり、その人自身に有害であったり（例えば、食べられないものを食べる）、介護者や介護スタッフにとって大きな負担になったり（例えば、不服従、長時間の泣き叫び、睡眠パターンの乱れ、過活動）、一般の人々にとっても不快なものがあります（例えば、食べ物を吐き出す、体中に排泄物を塗りたくる）。

　チャレンジング行動という用語は、「本人や他の人の身体的安全が深刻な危険にさらされるような強度、頻度、または持続時間のある文化的に異常な行動、もしくは通常の地域の施設の利用を制限されたり、利用できなくなってしまうような行動」と定義されています（Emerson, 1995, 2001a）。あるいは、「本人や他の人の生活の質や身体的安全を脅かすような強度、頻度、あるいは持続時間がある行動で、その結果、制限を受けたり、厳しい対応をされたり、さらには排除されることになってしまうような行動」とされています（Royal College of Psychiatrists *et al.*, 2007）。この二つの定義には、大きな違いはありません。

　本書では、さまざまな理由からチャレンジング行動という用語を使用します。

4

第一の理由は、こうした行動の特徴に関する暗黙の仮定から解放されるためです。これまで用いられてきた用語は、その行動の構成（例えば、混乱した行動）、またはその行動と起きている事象との関係性（例えば、機能不全行動や不適応行動）のいずれかについて、その言葉の意味という点で役に立っていませんでした。これから詳しく説明していきますが、ある人たちにとって、ある文脈においてチャレンジング行動と見なされるような行動が起きても、それは当然でかつ適応的な行動であることを示すたくさんのエビデンスがあります。実際、チャレンジング行動の多くは、問題の多い状況に対する（少なくとも短期的には）一貫した適応的な反応と解釈することができます。

第二の理由は、チャレンジング行動という用語は、社会的に見て異常で、奇妙で、普通でない行動に関する重要な下位分類に限定されていることです。チャレンジング行動は、人々の身体的なウェルビーイングに重大なリスクを伴う行動や、地域生活が著しく制限されるリスクを伴う行動のみを指しています。これは結果として、統計的にも文化的にも稀な行動であっても、身体的影響や社会的影響が大きくない行動は除外されます。

重度知的障害のある人に見られる文化的に異常な行動で、本人や他の人の身体的安全に深刻な危害を及ぼす可能性がある行動には、激しい身体的攻撃行動、破壊的行動、自傷行動の他にも、食べられないものを食べたり、排泄物を身体に塗りたくるなど、健康を脅かすような行動も含まれます。それほど深刻ではない身体的攻撃、言葉による攻撃、軽度の自傷行動や常同行動も、地域の施設利用が制限されたりできなくなる可能性があるため、この定義に含まれます。しかし、本書では、主により重度なチャレンジング行動に焦点を当てます。

上記で定義したチャレンジング行動は、精神疾患と同義でないことに注意してください。すべての精神疾患（例えば、不安障害、軽度うつ病）がその人や他の人の安全を脅かしたり、地域での生活を拒まれる原因となるわけではありません。それにもかかわらず、チャレンジング行動といくつかの精神障害のカテゴリー（例えば、子どもの行為障害）の間には無視できない重複が存在します。本書の後半でこれらの問題を取り上げます。

最後に、「チャレンジ」という用語を用いることで、社会的問題が生み出され、定義されるプロセスに注目することができます。つまり、個人の「病理」

を、ある行為を問題だと考える社会的・対人的な文脈に置くことで、探究すべき問題の本質を広げるのです。20年以上前に指摘されたように、「チャレンジング行動」という用語は、「そのような行動は知的障害のある人が何らかの形で抱えている問題というのではなく、むしろサービスに対するチャレンジであることを強調しています」(Blunden and Allen, 1987)。実際、この用語が導入された時、問題は本人の特性だけでなく、支援の方法によっても引き起こされることが多いことを強調する意図がありました (Department of Health, 2007)。その後、この用語は単に人の診断ラベルとして使用される傾向があります。これは不適切で役に立たないことです (Department of Health, 2007, Royal College of Psychiatrists *et al.*, 2007)。本書では、この用語を本来の意味で使用します。

　ある状況を問題と捉えるのではなく、むしろチャレンジと捉えることによって、より建設的な対応を促すことができる可能性があります。しかし、もちろん、用語のわずかな変更で実践に大きな変化をもたらすことができると考えるのは間違っているでしょう。

本書の概要

　本書は大きく二つのセクションに分かれています。前半のセクションでは、チャレンジング行動の理解に関してこれまでに得られた知見に焦点を当てます。第2章「**チャレンジング行動の社会的背景**」では、ある行動をチャレンジング行動として定義することに関わるいくつかの社会的プロセスを紹介し、重度知的障害とチャレンジング行動を有することから生じる個人的・社会的影響について考察します。これらの議論を通して、チャレンジング行動は社会的な構築物であるという見方が主張されます。この視点のもつ意味が、介入や支援の効果を評価するアプローチと関連づけて検討されます。次の章「**疫学**」では、チャレンジング行動の有病率、発生率および自然経過（natural history）に関するエビデンスを見ていきます。この情報は、チャレンジング行動の社会的意義についての理解を深めるものです。さらに、チャレンジング行動を起こすリスクとなる要因を同定しようとした研究結果を見ていきます。このような情報は、チャ

レンジング行動の背景にあるプロセスについて、何らかの洞察を与えてくれるでしょう。また、チャレンジング行動の予防に向けたアプローチを目指す上でも価値があると考えられます。

　次の三つの章では、チャレンジング行動の背景にあると考えられるプロセスを探究するための三つの全く異なるアプローチの結果をまとめています。これらの章では、生物学的なものから、行動的なもの、そしてより広い社会的プロセスを考察していきます。第4章「生物学的モデルと行動表現型」では、チャレンジング行動に関連した遺伝的および生物学的プロセスについて急増しているエビデンスをレビューします。第5章「行動的モデル」では、分析と介入のための現代の応用行動分析学的アプローチの基礎となるモデルと概念について議論します。第6章「社会的決定因」では、チャレンジング行動のより広い社会的要因を検討します。このセクションの最後の章「統合的アプローチ」では、チャレンジング行動の理解に関するこれらの全く異なるアプローチの間の繋がりや関連性を探っていきます。

　後半のセクションでは、重度知的障害とチャレンジング行動を有する人たちへの介入と支援の計画および実行に焦点を当てます。第8章「介入の基礎」では、すべての介入アプローチの指針となるべき、幅広い視点と課題を考えます。次の章の「介入：アセスメントと事例定式化」では、生物学的視点と行動的視点の両方から、チャレンジング行動のアセスメントに関する現在の知識と実践をレビューします。次の二つの章では、「精神薬理学的アプローチ」と「行動的アプローチ（behavioural approaches）」による介入の有効性と効果に関する現在の知識を取り上げます。第12章「チャレンジング行動の状況管理」（David Allen 著）では、関連する問題として、チャレンジング行動のエピソードの効果的管理、抑制、普及のアプローチを取り上げます。

　最後の章では、より一般的な問題について見ていきます。特に、予防的介入においてとても大きな投資となるアプローチ、すなわちチャレンジング行動の問題に対するより広範な「公衆衛生」アプローチについて議論します。

チャレンジング行動の社会的背景

　私たちは、チャレンジング行動を「本人や他の人の身体的安全が深刻な危険に
さらされるような強度、頻度、または持続時間のある文化的に異常な行動、も
しくは通常の地域の施設の利用を制限されたり、利用できなくなってしまうよ
うな行動」(Emerson, 1995) と定義しています。以前の定義 (Emersonm *et al.*, 1988)
を修正したことで、行動をチャレンジングと定義する上での社会的・文化的な
期待や規範の重要性が明確になりました。

　チャレンジング行動は、社会的な構築物です。ある行動が、特定の文脈にお
いてチャレンジングと定義されるかどうかは、次のような要因が関係していま
す。

■ その場面において適切な行動とは何かということに関する社会的ルール
■ 本人が自分の行動について妥当な説明ができるかどうか
■ 知的障害の特性やその人の「チャレンジング」行動の原因について、その場
　にいる人たちが持っている信念
■ その人の行動によって引き起こされる社会的混乱に、その場にいる人たちが
　対処できるかどうか

　社会的な場面での行動には、少なくとも部分的には、何が適切な行動かにつ
いての暗黙かつ明示的なルールや期待というものがあります。フォーマルな場
面であれば、そのルールは一層明確です。実際、どんな行動でも、その行動に
意味を与えるためには文脈が不可欠です。ある行動をチャレンジングと定義で
きるかどうかは、文脈によります。例えば、大声で叫んだり、攻撃的な言葉を
使っても、レストランの厨房やサッカーの試合であれば、(実際には容認されな

いこともあるかもしれませんが）容認される可能性があります。しかし、それと同じ行動でもほとんどの宗教の礼拝においては、間違いなく「チャレンジング」と見なされるでしょう。身体的な攻撃は、ボクシングのリングの上では積極的に評価されます。自分自身の身体に対する激しい攻撃行動は、知的障害のある人の場合にはチャレンジングと見なされますが、宗教上の修行として自分に鞭打っている場合には信仰心の表れと見なされるでしょう。もっと日常的なレベルでは、常同的に身体を揺らすことは、知的障害者施設やナイトクラブよりも、公共の場では容認されにくいと考えられます。

　特定の行動の適切さに関する期待は、文化的な信念や一般的な役割期待によっても決まります。若い男性が地元のパブでビールを楽しむのを支援することは、知的障害者施設で働く若いスタッフにとっては肯定的な成果と見られ、パブの他の客は気にも留めないでしょうが、その若い男性の家族が敬虔なイスラム教徒であれば、家族からは非常に問題のある行為と見なされるでしょう。同じように、身体的な攻撃は、知的障害のある女性が行う方が、男性が行うよりも、（その行為と文化的期待との間に大きな乖離があるという点で）より逸脱していると見なされるかもしれません。

　社会的な慣習に反するだけでなく、障害がある人は逸脱した、あるいは異常な社会的役割を割り当てられる可能性があります。このような役割は、行動に意味を与える文脈上のルールを修正する役割を果たすかもしれません。例えば、知的障害のある人を「永遠の子ども (eternal children)」(Wolfensberger, 1972, 1975) と見なすことで、チャレンジング行動があってもその人個人の責任は免除されるかもしれません。同様に、ある人に知的障害があるとラベル付けされると、観察者はその人が課題をうまくできた場合はそれを外的要因（例えば、課題の容易さ）に帰し、うまくできなかった場合はその人の認知的な障害など内的要因に帰す傾向があります (Severances and Gastrom, 1977)。

　これらのプロセスは、その人が個人の責任が軽減されると定義されたグループに属していることが明確に認識されている限り、奇妙な行動や逸脱した行動に対する周囲の寛容性が高まるなど、多くの結果をもたらす可能性があります。実際、そのグループのメンバーについての期待には、その人たちは普通でない、あるいは奇妙な行動をとるだろうという肯定的な期待が含まれていることがあ

ります。そのため、例えば、常同的に身体を揺らす行動は、その人に知的障害
があることが明確になっていれば、普通の一般の人たちがそうするよりも、許
容される可能性があります。

　ある人のチャレンジング行動によって引き起こされる混乱に対するその場の
対応力（capacity）は、その人が排除されるかどうかを決定する一因ともなりま
す。そのため、例えば、イギリスのメインストリームの学校に学業成績を公開
することへの圧力がかかると、チャレンジング行動を示す知的障害の生徒を排
除する圧力が強くなる傾向があります（Mental Health Foundation, 1997）。職員チー
ムのメンバー個々の経験、能力、ストレス、安定性、疲労のレベルが変わると、
重度の自傷行動を示す人によって引き起こされる混乱に対処する能力も変わる
可能性があります。

　もちろん、これらの要因はどれも固定的なものではありません。特定の行動
に対する社会の受容性は、ある文化の中でも、また文化の違いを超えて、時間
とともに変わっていきます（例えば、イギリスや北米では、公共の場での喫煙
に対する許容度が下がっています）。ある場面での行動についての期待や規範
は、時間とともに、また場所によっても変わります。上述のように、チャレン
ジング行動によって引き起こされる社会的混乱に対するその場の対応力は、公
共政策から職員の病気に至るまで幅広い要因の影響を受けます。

　ある行動をチャレンジングと定義する時に文脈要因は重要ですが、特定の行
動を多かれ少なかれチャレンジングと見なす傾向に、人と場との間に共通点が
ないとすれば、それは驚くべきことです。例えば、ローとフェルスは、ある行
動によって引き起こされる社会的混乱の程度が、介護者や介護スタッフの「チャ
レンジング」の定義に影響を及ぼしていることを示唆する二つの研究結果を
報告しています（Lowe and Felce, 1995a; Lowe and Felce, 1995b）。一つ目の研究では、
知的障害のある人92人に対する介護者と介護スタッフの評価を4年間分析し
た結果、重大な社会的混乱を引き起こす行動（例えば、攻撃行動）や、介護者
や介護スタッフの介護義務に大きくかかわる行動（例えば、いなくなってしま
う）が、最もチャレンジングであると評価されていました。二つ目の研究では、
ある人が社会的な混乱をもたらす特定の行動（例えば、攻撃行動、不服従）を
高いレベルで示した場合、チャレンジング行動専門のサービスへ紹介される確

率が有意に高くなることが報告されています。

　同様に、キーランとキーランは、イングランドとウェールズの特別支援学校を対象とした調査で、重度知的障害のある生徒を「より困難な生徒」と「それほど困難でない生徒」に区分する要因を明らかにするために、判別関数分析を行っています（Kiernan and Kiernan, 1994）。移動能力制限のない生徒の場合、重要度の高い上位の10要因は順に次のとおりでした。他者に重大な危害を及ぼす身体的攻撃、他の生徒の活動を長時間妨害すること、社会的な混乱（例えば、泣き叫ぶ）、毎週起こる激しい癲癇、予測不能なチャレンジング行動、窓や備品・機器を壊す、他の生徒への攻撃、他者の感情を理解できないこと、不服従でした。

　ある行動をチャレンジングとする定義に関係するさまざまな社会的要因を検討することが重要である理由はいくつかあります。第一に、疫学研究で用いられるチャレンジング行動の操作的定義を含め、チャレンジング行動の定義において、社会的要因の操作を明確に認識することが重要であることに気づかせることです。チャレンジング行動を定義する際に、社会的・文化的要因の重要性を認識しなければ、本来は社会的なプロセスであるものをより洗練された機械的で物理的な定義にしようとする誘惑にかられるかもしれません。このような試みは、もちろん失敗に終わるでしょう。

　第二に、社会的構築物としてチャレンジング行動を捉えることで、その現象の複雑さが明確になり、介入のための可能なアプローチを同定するのに役立ちます。そのため、例えば、ある人の軽微な常同行動が、他の人の回避行動の主な原因になっているという理由でチャレンジングと定義される場合、ある状況での介入では、常同行動を減らすことよりも、そうした回避を減らすことを目的とした方が最も適切かもしれません。

　最後に、チャレンジング行動を単なる異常行動の問題ではなく、複雑な社会的現象として概念化することは、介入成果の社会的意義を評価する上で重要な意味を持っています。この点についてより詳しく議論する前に、チャレンジング行動の社会的影響について現在わかっていることを見ておきましょう。

チャレンジング行動が及ぼす影響

　チャレンジング行動の社会的意義は、二つの要素の相互作用によって決まります。一つは、次の章でも述べるように、知的障害のある人のうちごく少数にチャレンジング行動が見られるということです。もう一つは、このような行動は、個人的にも社会的にもさまざまなネガティブな結果をもたらすことが多いということです。

　定義によれば、深刻なチャレンジング行動は、本人や、その人を介護する人たち、その人と一緒に生活したり働いたりしている人たちの健康や生活の質を著しく損なう可能性があります。自傷行動は、二次感染や、繰り返し損傷を受けた部位に石灰化血腫ができることによる変形、視力や聴力の損傷、神経学的障害の発生、さらには死に至る場合まで、その人の健康を損なう可能性があります。同様に、激しい攻撃行動は、攻撃を受けた人が防御したり抑制したりしようとした結果、その人だけでなく本人にも重大な損傷をもたらすことがあります（Allen *et al.*, 2006; Allen, 2008; Jones *et al.*, 2007; Konarski *et al.*, 1997）。

　しかし、チャレンジング行動の結果は、身体への直接的な影響をはるかに超えたものになります。実際、チャレンジング行動を示す人に対する一般の人々、介護者、介護スタッフ、サービス機関の対応が組み合わさると、チャレンジング行動そのものがもたらす直接的な身体への影響以上に、その人の生活の質が大きく低下することがあります。これらの社会的反応には、虐待、不適切な治療、社会的排除、権利の剥奪、組織的なネグレクトなどがあります。

虐　待

　チャレンジング行動を示す人たちの介護の難しさ、特にチャレンジング行動が生起した時の対応の難しさが、介護者や介護スタッフの不適切な対応につながることがあるのは当然のことかもしれません。こうした対応には、身体的虐待も含まれます。例えば、北米の施設で記録された虐待事例の主な予測因子として、チャレンジング行動が同定されています（Rusch *et al.*, 1986）。驚くべきことに、モントリオールの知的障害者施設では、職員の 40 人に 1 人が、自傷行

動が起こった時の通常の対応は利用者を殴ることであると回答しました（Maurice and Trudel, 1982）。

不適切な治療

　チャレンジング行動は、しばしば制御する方法によって管理され、その方法の中には、本人のウェルビーイングにとって有害と考えられるものもあります（Department of Health, 2007; Royal College of Psychiatrists et al., 2007）。北米とイギリスで実施された研究では、多くの地域で、チャレンジング行動を示す重度知的障害のある人の約２人に１人が抗精神病薬を処方されていることが報告されています（Davidson et al., 1994; Emerson et al., 2000; Kiernan et al., 1995; Robertson et al., 2000; Robertson et al., 2005）。

　このように抗精神病薬が広く使用されていることには、以下のようないくつかの懸念があります。（１）抗精神病薬がチャレンジング行動の改善に効果があるというエビデンスはほとんどないこと、（２）抗精神病薬は深刻な副作用が起こることがよくあること、（３）抗精神病薬の使用量は診療内容審査の段階で大幅に減らすことができ、それによって参加者の大半に明らかな悪影響は見られないこと（Ahmed et al., 2000; Davis et al., 1998）。すでに指摘されているように、薬物使用削減プログラムの結果は、「心強いものですが、もともと薬が処方されている時も、薬物使用削減プログラムが開始された時でも、薬物の多くは不要であったことを示唆しています」（Singh and Repp, 1989）（第10章参照）。

　同じように、自傷行動を管理するために機械的な拘束具や保護具を使用することにも、重大な懸念があります。このような方法は、筋萎縮、骨の脱灰、腱の短縮を引き起こし、拘束されている間に他の傷害を引き起こす可能性があります（Jones et al., 2007; Luiselli, 1992）。最後に指摘しておきますが、重度知的障害のある人たちは、歴史的に見ても、不必要に屈辱的であったり、あるいは虐待的な心理的治療を受ける危険性が高いとされてきました（G.Allen Roeher Institute, 1988; Repp and Singh, 1990）。

社会的排除、権利剥奪および組織的ネグレクト

　チャレンジング行動は親が経験するストレスの大きな原因となり（Hastings,

2002)、特に家族が息子や娘のために家庭外の施設を求める決定と関連しています（Llewellyn *et al.*, 2005; Tausig, 1985）。チャレンジング行動のある子どもや大人は地域のサービスから排除され、より遠隔地の施設に入所したり、再入所、収容される可能性がきわめて高くなります（Department of Health, 2007; Emerson and Robertson, 2008; Perry at al., 2007; Royal College of Psychiatrists *et al.*, 2007）。施設入所となった場合、彼らは物質的に乏しい環境で時間の大半を過ごし、自分の世界から切り離され、スタッフからも避けられるのが通常です（Mansell, 1995）。地域ベースの場合でも、チャレンジング行動によって社会的関係の発展が制限され、地域の活動や仕事に参加する機会が減り、医療や社会的サービスの利用が妨げられることになります（Anderson *et al.*, 1992; Beadle-Brown et ai., 2005; Hill and Bruininks, 1984; Jacobsen *et al.*, 1984; Martorell *et al.*, 2008; Robertson *et al.*, 2001a）。

　最終的に、チャレンジング行動を示す人たちは、自身のチャレンジング行動に対する効果的な支援を受けにくいという問題があります（Emerson *et al.*, 2000; Emerson, 2001b）。例えば、何らかの形で施設入所支援を受けているチャレンジング行動を示す 265 人の処遇や管理について実態調査したところ、参加者のうち行動的処遇プログラムの記録があったのはわずか 15％であったことが報告されています（Emerson *et al.*, 2000）。現在、このような処遇アプローチ（第 11 章参照）の使用を支持するエビデンスが存在していることを考えると、これらのデータは、重度知的障害のある人に対するサービスで「エビデンスに基づく実践」の原則がほとんど実現されていないことを浮き彫りにしています。

まとめ

　これまでのセクションでは、チャレンジング行動が重度知的障害のある人やその支援者の人生を形作る可能性があるネガティブな側面のいくつかを説明しました。しかしこれらは、チャレンジング行動という現象に内在する必然的な結果ではないことに留意することが重要です。むしろそれらは、特定の文化圏にある特定のサービスシステムの中で、特定の時点に生じた関連性なのです。前章で述べたように、英語圏の高所得国におけるチャレンジング行動に対する社会的対応は当然共通していると考えられますが、これらの結果はサービスシステムがチャレンジング行動を示す人々を支援する（あるいは上手くいか

ない）方法に起因していることに留意することが重要です。例えば、私たちは、優れた実践を行っていると推薦された機関で地域ベースの施設入所支援を受けている人たちの生活の質のレベルに関連する個人的・環境的特徴を同定するために一連の多変量解析を行いました。この分析では、参加者が示すチャレンジング行動の激しさと生活の質（自己決定、家族との接触、社会的包容、雇用、身体的活動、リスク、地域参加）の間に有意な関連性は認められませんでした（Emerson *et al.*, 1999c; Robertson *et al.*, 2001a; Robertson *et al.*, 2001b）。

介入の成果

過去30年の間に、介入、サービス、支援の成果を測定し、モニタリングすることの重要性が注目されてきました。しかし、どのような成果を測定すべきでしょうか？　従来、チャレンジング行動を示す人への介入やサービスが成功したかどうかは、チャレンジング行動の頻度、持続時間、重症度を軽減する効果について、どちらかというと機械的に判断されてきました。もちろん、これらは適切な成果です。しかし、それだけで十分でしょうか？

「社会的妥当性（social validity）」の概念は、1970年代後半に行動的な実践に導入されました。その介入が、（チャレンジング行動のような）社会的に重要な問題に対処し、その介入方法が主要な利害関係者に受け入れられるもの（したがって、虐待または屈辱的な手続きではない）であり、「主要な利害関係者にとっても重要な成果をもたらす」場合に、社会的に妥当であると見なされるのです（Kazdin and Matson, 1981; Wolf, 1978）。同様に、エバンスとメイヤー（Evans and Mayer, 1985）は、現在の実践を拡大して、以下のような介入の「意味のある成果（meaningful outcomes）」の評価を含むべきであると主張しています（Evans and Mayer, 1985; Mayer and Janney, 1989; Meyer and Evans, 1993）。

■ その人が示す標的となるチャレンジング行動とその他のチャレンジング行動
■ 行動変容を促進するセルフコントロール方略の形成や、代替コミュニケーション行動の形成などを含む、代替的なスキルや行動

■ 投薬、拘束、危機管理技法の使用を含め、その人のチャレンジング行動を管理する手続き
■ 外傷や皮膚の炎症など、その人のチャレンジング行動に起因する健康面の影響
■ その人の居住地や就労に関する制限
■ 物理的・社会的統合、個人の生活満足度、感情、本人が選択できる範囲など、その人の生活の質のより広範な側面
■ その人のチャレンジング行動について、他の人（例えば、家族、スタッフ、一般市民）がどのように受け止めているか

　これらの進展を踏まえてフォックスとエマーソンは、多くの利害関係者（知的障害のある人、その親、専門家、管理者、直接支援職員など）が特に重要だと考える介入の成果を同定し、次いで、関連する成果の同定と測定に役立つ簡便なツールの開発を試みています（Fox and Emerson, 2001, 2002）。このプロジェクトの結果によると、約半数の利害関係者グループが、チャレンジング行動の重症度の低下を介入の最も重要な成果と考えていました。その他、関係者グループが最も重要だと考えていた成果には、交友関係の増加、他の人の認識の変化、本人が自分のニーズに合った代替的な方法を学習すること、コントロールとエンパワーメントの向上などでした。最も重要だと考える介入の成果について、知的障害のない人の利害関係者グループの間では高いレベルで一致していましたが、知的障害のある人の利害関係者グループとその他の利害関係者グループとの間では一致は見られませんでした。
　このことは、行動的アプローチやその他の介入アプローチの成功と失敗を評価する場合には、介入プロセスにおける主要な利害関係者にとって重要と考えられる成果を考慮する必要があることを示唆しています。このような介入の影響を評価する多面的なアプローチの重要性は、チャレンジング行動の定義と対応における社会的プロセスの重要性が認識されていれば、言うまでもなく明白なことです。例えば、ある人の自傷行動の生起が75％減少したとしても、視力を失う危険性が高く、機械的・精神薬理学的に拘束され、広範な社会的排除の対象となる危険性が高い場合、その介入は成功と言えるでしょうか？　これ

らの問題は、第9章と第11章でもう一度取り上げます。

3

Challenging Behaviour

チャレンジング行動の疫学

　本章では、チャレンジング行動の疫学に関連するいくつかの問題を取り上げます。これには、以下のような内容が含まれます。

- チャレンジング行動を示す知的障害のある人の割合や人数
- 特定の種類のチャレンジング行動の有病率
- 種類の異なるチャレンジング行動の併存
- チャレンジング行動に関連する個人的および環境的なリスク因子
- チャレンジング行動の出現と持続

　チャレンジング行動の疫学研究は、そのほとんどが特定の行動の有病率を明らかにし、それぞれの有病率と個人的または環境的なリスク因子との関連性を調べることに集中してきました。

　すなわち、研究対象の集団（例えば、ランカスターの全人口）で、ある特定の時点でチャレンジング行動が見られる人の数を同定したり、相関法を用いてこれらの行動のリスクが高くなる個人的・環境的特性を明らかにしようとしてきました。

　有病率は特定の状態の発生と期間（持続期間）の関数として変化します。「発生（incidence）」とは、ある集団内において、特定の期間内に発生する新しい「事例」数を指しています（例えば、ランカスターにおけるダウン症の子どもの年間出生数、カーディフにおける自傷行動を示した人の年間人数）です。「持続（persistence）」（あるいは持続期間）とは、特定の状態が見られる時間の長さ（例えば、インフルエンザの平均持続日数、人が自傷行動を示す平均年数）を指しています。

19

チャレンジング行動の有病率

　前章では、特定の行動がチャレンジングと見なされるには、社会的プロセスや状況が重要であることを強調しました。この考え方の一つの意味は、チャレンジング行動の有病率を測定する試み自体が、特定の文化や文脈の制約や期待に縛られているということです。もちろん、有病率の推定値も、操作的定義の選択、事例の同定方法（例えば、事例記録のレビューなのか、介護スタッフへのインタビューなのか）、研究で採用された全体的なサンプリング法（例えば、行政上で認定された知的障害者の全人数なのか、学校に在籍する知的障害児の全人数なのか）など、方法論的な要因の影響を受けます。

　特定の地理的エリアに住む知的障害のあるすべての人における、複数の種類のチャレンジング行動の有病率を明らかにしようとした研究は比較的少数です。研究としては特定の種類のチャレンジング行動（例えば、自傷行動）の有病率に焦点を当てた研究や、知的障害のある人の特定の分集団（例えば、施設居住者、地域居住者、または在学中の児童生徒）にサンプリングを限定した研究が多く行われています。

全人口調査

　全人口調査（total population studies）は、特定の地域に居住する知的障害のある人すべてにおける、チャレンジング行動の有病率を測定しようとするものです。これは特に困難な研究ですが、その理由は、行政上の記録（例えば、地域や国の登録簿、知的障害のある人に対するサービスの利用者リスト）には通常、軽度や中等度の知的障害のある子どもや成人の大部分が含まれていないためです。私たちは、全人口調査でチャレンジング行動の有病率を特に取り上げた研究を知りません。ただ少数ですが、国の全人口の代表標本において知的障害のある（および、ない）子どもの行動面の困難または行為障害の有病率を確認しようとした研究はあります。これらの研究結果は、同年代の子どもに比べ、知的障害のある子どもたちの行動面の困難や行為障害の割合が有意に高いという点で、かなり一致しています。例えば、以下のような研究結果です。

■ イギリスの子ども（5〜16歳）について、正式に行為障害と診断できる子
　どもの割合は、知的障害のない子どもでは4％なのに対して、知的障害のあ
　る子どもでは21％（Emerson and Hatton, 2007d）。
■ オーストラリアの子ども（6〜7歳）について、高レベルの行動面の困難を
　示す子どもの割合は、知的障害のない子どもでは8％なのに対して、知的障
　害のある子どもでは24％（Emerson *et al.*, 2010）。
■ イギリスの3歳の子どもについて、高レベルの行動面の困難を示す子ども
　の割合は、早期に認知機能の遅滞の見られない子どもでは10％なのに対し、
　早期に認知機能の遅滞が見られた子どもでは30％（Emerson and Einfeld, 2010）。

行政上で認定された集団調査

　疫学調査では　より一般的には、行政上で認定された知的障害のある人（例
えば、特別支援学校に在籍する子ども、知的障害者サービスを利用する成人）
のチャレンジング行動の有病率を測定しようとしてきました（Borthwick Duffy,
1994; Cooper *et al.*, 2009a; Cooper *et al.*, 2009b; Emerson *et al.*, 2001a; Kiernan and Kiernan,
1994; Lowe *et al.*, 2007）。最も大規模な調査の一つは、クレシとキーランらが行っ
た、イングランド北西部の全（一般）人口が154万人の七つの行政区における
調査です（Kiernan and Qureshi, 1993; Qureshi and Alborz, 1992）。彼らは、知的障害
のある約4,200人を対象にスクリーニングを行い、以下のような重度のチャレ
ンジング行動の見られる人を同定しました。

■ どこかの時点で、軽度を上回るような自分または他の人を傷つける行動や、
　身近な生活環境や就労環境で破壊的な行動を起こしたことがある。
■ 少なくとも週に1回は、複数のスタッフの介入を必要としたり、あるいはス
　タッフを危険にさらしたり、または介護スタッフが修復できない損害を与え
　たり、一時間以上混乱した状態をもたらす行動をしたことがある。
■ 毎日少なくとも数分以上、混乱した状態をもたらす行動をしたことがある。

　この定義を用いて、一般人口1万人当たり1.91人（7区域では、1万人当
たり1.41〜2.55人）が、知的障害と重度のチャレンジング行動を有すること

が確認されました。この結果から、同区域内において知的障害があると行政上で認定された全人口の6％の有病率と推定されます。その後、同一の手法または非常に類似した手法を用いた他の調査では、イングランド北西部の他の地域の行政上の有病率として、一般人口1万人あたり3.33人および3.62人（スクリーニングされた知的障害のある人の8％）が報告されています（Emerson and Bromley, 1995; Emerson *et al.*, 2001a）。

　これらのデータを「より支援を必要とする（more demanding）」〔[訳注] 介護スタッフの負担が大きい）チャレンジング行動という定義を用いて再分析すると、1万人当たり4.6人（範囲3.5～6.6）となり、これは行政上で知的障害があると認定された人のうち10～15％に見られることを示しています（Emerson and Bromley, 1995; Emerson *et al.*, 2001a; Kiernan *et al.*, 1997）。ウェールズの7地域（全人口120万人）で行われた最近の調査では、1万人当たり4.5人（2.5～7.5）と非常によく似た有病率が報告されています（Lowe *et al.*, 2007）。しかしながら、ノルウェーでは、「より支援を必要とする」チャレンジング行動に関して、明らかに低い率（スクリーニングされた人の4％）が報告されています（Holden and Gitlesen, 2006）。

チャレンジング行動の種類

　上記の調査におけるチャレンジング行動の大まかなカテゴリーの有病率（行政上で知的障害があると認定された人についての割合）は、身体的攻撃行動2.1％、自傷行動1.3％、器物損壊1.3％、その他3.4％でした。もちろん、別の基準を用いると、有意に高い有病率になることがあります。例えば「学習障害・精神遅滞のある成人の精神疾患診断基準（the Diagnostic Criteria for Psychiatric Disorders for Use with Adults with Learning　Disabilities/Mental Retardation（DC-LD））」を用いると、攻撃行動9.8％。自傷行動4.9％の点有病率になることが報告されています（Cooper *et al.*, 2009a; Cooper *et al.*, 2009b）。質問票形式の調査では、顕著に高い率になることがあります（Cooper *et al.*, 2009a; Cooper *et al.*, 2009b）。

　もちろん、これらの大まかなチャレンジング行動には、自傷行動などさまざ

まな種類の行動が含まれている可能性があります。特定の種類のチャレンジング行動の有病率に焦点を当てた研究では、これら大まかなチャレンジング行動に含まれるより詳細な内訳も示されています。例えば、一つの行政区域で認定された知的障害のある 168 人について、過去 1 カ月間に最も一般的に見られた攻撃性の種類は、殴る・叩く・押す・引っ張る（攻撃性を示した人のうち51％）、蹴る（24％）、つねる（21％）、引っ掻く（20％）、髪引き（13％）、噛みつき（13％）、頭突き（7％）、道具を使う（7％）、手で首や喉を絞める（4％）でした（Harris, 1993）。同様の調査では、知的障害のある人で攻撃性を示した153 人について、攻撃性として最も一般的に見られた行動は、手で他者を叩く（攻撃性を示した人のうち 75％）、言葉による攻撃（60％）、他者を物で叩く（41％）、意地悪や残酷さ（34％）、引っ掻く（27％）、髪引き（23％）、つねる（20％）、噛みつき（16％）でした（Emerson *et al.*, 2001a）。

　イングランド東部で行われた調査で、知的障害のある 596 人に最もよく見られた自傷行動の内訳は、皮膚むしり（39％）、自らを噛む（38％）、頭部を殴る・叩く（36％）、頭突き（28％）、身体を物にぶつける（10％）、その他（10％）、抜毛（8％）、身体を殴る／叩く（7％）、目を突く（6％）、皮膚をつねる（4％）、道具で切る（2％）、肛門を突く（2％）、その他の部位を突く（2％）、道具で叩く（2％）、唇を噛む（1％）、爪を剥がす（1％）、歯をぶつける（1％）でした（Oliver *et al.*, 1987）。これらの調査では、種類が異なるチャレンジング行動が同じ人に見られるため、合計は通常 100％以上になることに注意が必要ですが、この問題ついては以下でさらに詳しく議論します。

チャレンジング行動の併存

　指摘したように、同じ人に複数のチャレンジング行動が見られることがあります。キーナン、クレシ、アルボーズ、エマーソン、ブロムリーによる一連の研究では、チャレンジング行動を示すと認定された人の 1/2 から 2/3 の人に、可能性のある 4 つの領域（攻撃行動、自傷行動、器物破損、および「その他」の行動）のうち、複数の領域の行動が見られました。

大まかに定義された領域のチャレンジング行動が併存することに加え、各領域内でも複数の種類のチャレンジング行動が見られる可能性があります。例えば、上記のオリバーらの調査では、自傷行動を示した人のうち 54％以上の人に、複数の種類の自傷行動が見られました（Oliver *et al.*, 1987）。実際、3 ％（596 人中 20 人）は 5 種類以上の自傷行動を行っていました。これは、自傷行動の治療に保護具が使われていた人では 7 ％にのぼっていました（Murphy *et al.*, 1993）。

個人的および環境的リスク因子

疫学研究の重要な貢献は、特定の障害の有病率の変動に関連する個人的および環境的要因を同定することです。このような「リスク因子」の同定は、二つの理由で役立ちます。第一に、可能性のある因果関係のメカニズムの重要性を示すことができます。チリャード・ドル卿が喫煙と肺がんの関連性を同定したのは、肺がんのリスク因子の疫学研究からでした。第二に、もし特定の結果とリスク因子との関連性が十分に強ければ、予防的介入のターゲットが特定できるかもしれません。以下に、知的障害のある人のチャレンジング行動と相関関係があると言われていることのエビデンスを簡単にまとめました。

性　別

男子や男性の方が女子や女性よりチャレンジング行動が見られやすいことを示唆するいくつかのエビデンスがあります（Di Terlizzi *et al.*, 1999; Eyman and Call, 1977）。この関連性がより顕著なのは以下の場合です。

■ 自傷行動よりも攻撃行動や器物損壊の場合（Borthwick Duffy, 1994; Rojahn and Esbensen, 2002）
■ 施設処遇の場合（Qureshi, 1994）
■ より重度のチャレンジング行動の場合（Kiernan and Kiernan, 1994）

しかし、他の研究では性別による割合の違いはそれほどなく（Crocker *et al.*,

2006; Harris, 1993; Holden and Gitlesen, 2006; Lowe *et al.*, 2007）、あるいは知的障害のある女性の方が攻撃行動の割合が高い（Cooper *et al.*, 2009b）という報告があることにも留意する必要があります。

年　　齢

　チャレンジング行動の有病率は小児期では年齢とともに増加し、15～34歳の年齢層でピークに達し、以後は減少するようです（Borthwick Duffy, 1994; Holden and Gitlesen, 2006; Kiernan and Kiernan, 1994; Oliver *et al.*, 1987; Rojahn, 1994）。知的障害のある人の全人口の年齢構成と比較すると、チャレンジング行動は特に15～24歳の年齢層に多く見られることが明らかになっています（Kiernan and Qureshi, 1993）。しかし、重度知的障害がある人の推定された年齢構成と比較すると、年齢別の有病率は壮年期まで減少しないように思われます（Emerson *et al.*, 2001a）。しかしまた、特定の種類のチャレンジング行動の有病率を調べてみると、これらのパターンはより複雑になります。例えば、オリバーらは、複数の行動型、頭を物にぶつける、頭部殴打、指噛みは、自傷行動のある若年者で有意に多く、一方、皮膚をむしったり道具で切ったりする行動は年齢の高い層により多く見られることを報告しています（Oliver *et al.*, 1987）。

特定の症候群や障害

　いくつかのチャレンジング行動の有病率の増加は、知的障害と関連する特定の症候群と関係していることが報告されています（Dykens *et al.*, 2000; Harris, 2005）。これらの関連性については第4章で詳細に論議しますが、以下のようなものがあります。

- ■ レッシュ・ナイハン症候群のすべての人に見られる自傷行動、特に手や口唇を噛む行動
- ■ レット症候群における自傷行動様の手絞りの高い有病率
- ■ コルネリア・デ・ランゲ症候群、ライリー・デイ症候群、脆弱X症候群では、さまざまな種類の自傷行動の有病率が期待値よりも高い
- ■ 脆弱X症候群では、多動、注意欠如、常同行動の有病率が期待値よりも高

い

■ 自閉スペクトラム症では、自傷行動の有病率が期待値よりも高い
■ プラダー・ウィリ症候群では、チャレンジング行動の有病率が高い
■ てんかんに関連したチャレンジング行動の有病率の増加

知的障害の程度

　一般に、攻撃行動、器物損壊、自傷行動、その他のチャレンジング行動の有病率は、知的障害の程度と正の相関があります（Borthwick Duffy, 1994; Cooper *et al.*, 2009a; Cooper *et al.*, 2009b; Holden and Gitlesen, 2006; Kiernan and Qureshi, 1993; Kiernan and Kiernan, 1994; Oliver *et al.*, 1987; Qureshi and Alborz, 1992; Qureshi, 1994; Rojahn and Esbensen, 2002）。例えば、カリフォルニア州の調査では、軽度知的障害者の 7 ％。中等度知的障害者の 14 ％、重度知的障害者の 22 ％、最重度知的障害者の 33 ％に、一種類以上のチャレンジング行動が見られました（Borthwick Duffy, 1994）。知的障害の程度が重い人ほど、複数のチャレンジング行動が見られやすいです（Borthwick Duffy, 1994; Oliver *et al.*, 1987）。

その他の機能障害

　知的障害の程度の影響が最も大きいですが、それに加えてチャレンジング行動は以下の人たちに見られる可能性が高くなります。

■ 視覚障害や聴覚障害を併せ有する場合（Cooper *et al.*, 2009a; Kiernan and Kiernan, 1994）
■ 言葉がない場合や、特にコミュニケーションの受容や表出に困難がある場合（Emerson *et al.*, 2001a; Holden and Gitlesen, 2006; Kiernan and Kiernan, 1994; Sigafoos, 2000）
■ ソーシャルスキルが低い場合（Duncan *et al.*, 1999）
■ 睡眠障害の期間があると報告されている場合（Kiernan and Kiernan, 1994）
■ メンタルヘルスの問題がある場合（Borthwick Duffy, 1994; Hemmings, 2007; Moss *et al*, 2000）

特に自傷行動は、重度知的障害があり移動にも重度の障害がある人に、顕著に多く見られます（Kiernan and Qureshi, 1993; Kiernan and Kiernan, 1994）。

生活環境

チャレンジング行動の有病率は、有償介護者との同居や、居住環境における制限の程度と正の相関が見られます（Borthwick Duffy, 1994; Cooper *et al.*, 2009a; Cooper *et al.*, 2009b; Rojahn and Esbensen, 2002）。例えば、カリフォルニア州の調査では、自立して生活している人の３％、家族と一緒に生活している人の８％、地域にある小規模施設（１〜６室）で生活する人の９％、地域ベースのより大きな施設で生活する人の24％、施設入所の人の49％に、一つ以上のチャレンジング行動が認められています。

知的障害の重症度とチャレンジング行動の重症度の両方が、より制限の強い施設への入所や再入所と関連しているため、生活環境とチャレンジング行動の関連性を解釈する上で問題があります。実際、脱施設化の効果に関する研究では、脱施設化によるチャレンジング行動への一貫した効果は何も見い出せないことから（Kozma *et al.*, 2009; Walsh *et al.*, 2008）、施設環境がチャレンジング行動を招くというより、そのような行動が施設化へとつながるように思われます。

まとめ

いくつかの相互に関連した個人特性や環境特性が、チャレンジング行動の有病率の変化と関連づけられています。残念ながら、方法論上の制約や、比較的単純な分析方法が用いられているため、個々の要因がどのように寄与するかを特定することは困難です。今後の研究によってこの問題やその他の問題が解決されることを期待します。しかし、現存のデータは、最もリスクの高い集団を同定する基礎となり、いくつかの基礎的メカニズムの可能性を示唆しており、このことについては以降の章でも取り上げます。

チャレンジング行動の自然経過

　前に述べたように、チャレンジング行動の自然経過についてはほとんどわかっていません。しかし、入手可能な情報からは、重度のチャレンジング行動は小児期に発現する可能性が高く、長期にわたって持続する可能性が強いことが示唆されています。

発　現

　いくつかの後方視的研究では、重度のチャレンジング行動は小児期に発現する可能性が高いことが報告されています。マーフィーらは、重度の自傷行動が保護具で管理されていた人の平均発現年齢は7歳であったと報告しています（Murphy *et al.,* 1993）。同様に、私たちも、サービス提供機関から「最も困難」と判断された29人（平均年齢28歳）のうち27人は、何らかの形の施設に入所しており（入所時の平均年齢はわずか9.6歳）、その後20年近く経っても同様のチャレンジング行動が見られるために入所となっていることが多かったことを報告しています（Emerson *et al.,* 1988）。

　最近では、マーフィーらは、「過去3カ月間に自傷行動が見られ始めた」と教師が指摘した17人の幼児（研究参加時の平均年齢は5歳7カ月）を18カ月間、追跡調査しました（Murphy *et al.,* 1999a）。グループ全体としては調査期間中に自傷行動の持続期間の増加が見られましたが、個々の参加者によってかなりのばらつきがありました。時間経過に関連した子どもの自傷行動の経過と唯一関連が見られた要因は、研究開始時に教師が記した懸念されるレベルのみでした。

持　続

　時間経過によるチャレンジング行動の推移を調べた研究はほとんどありません（Totsika and Hastings, 2009）。クリス・キーランらは1987年に行った全人口調査で、「より支援を必要とする」チャレンジング行動が見られると判断された179人中63％に、7年後のフォローアップでも依然として「より支援を必要とする」チャレンジング行動が見られたことを報告しています（Kiernan *et al.,*

1997)。10 年間の持続率が約 80％であることは、他の研究者も報告しています（Totsika *et al.*, 2008; Turner and Sloper, 1996)。チャレンジング行動の持続率が高いことは、発達障害のある就学前児（Green *et al.*, 2005）や、小児期から思春期までの子どもについても報告されています（Chadwick *et al.*, 2005; Einfeld *et al.*, 2006)。

　いくつかの研究は、特定の種類のチャレンジング行動の持続性について調べています。報告された自傷行動の持続率（非施設環境において）は以下のとおりです。

■ 施設から地域に移行した人の 10 年間の持続率は 97％（Windahl, 1988)
■ 2 年間の持続率は 96％（Murphy *et al.*, 1993)
■ 20 年間の持続率は 84％（Taylor *et al.*, 2011)
■ 家族と同居している若年成人では、5 年間の持続率は 75％（Kiernan and Alborz, 1996)
■ 7 年間の追跡調査期間の持続率は 71％（Emerson *et al.*, 2001b)
■ 2 年間の持続率は 62％（Cooper *et al.*, 2009a)

　攻撃性や破壊的行動は時間経過の中で非常に持続することも報告されており（Einfeld *et al.*, 2006; Eyman *et al.*, 1981; Leudar *et al.*, 1984; Reid and Ballinger, 1995)、家族と同居している若年成人の 5 年間の持続率は攻撃性で 83％、破壊的行動で 70％であること（Kiernan and Alborz, 1996)、地域で暮らす成人の 2 年間の持続率は 72％であること（Cooper *et al.*, 2009b）が報告されています。

　チャレンジング行動の持続性のばらつきに関連する個人的あるいは環境的な特性を同定しようとした研究はほとんどありません。キーランらは 1988 年の調査協力者において「より支援を必要とする」チャレンジング行動の持続期間と関連が見られたのは、より重度のチャレンジング行動、より重度の自傷行動（および特定の行動型の自傷行動）、より高頻度の常同行動、より重度の知的障害、より低いコミュニケーションスキル・セルフケアスキル・金銭使用能力、および社会生活場面でより生産的あるいは適切に振る舞う能力の低さであったことを報告しています（Kiernan *et al.*, 1997)。この研究のサブサンプルにおける自傷行動の持続性を予測するものは、自傷部位（頭部への自傷行動を行う人は

持続性が高い)、最初に自傷行動が認められた時の自傷行動の安定性がより大きいこと、および年齢が若いことでした (Emerson *et al.*, 2001b)。

　介入により短期・中期的にチャレンジング行動の顕著な減少が見られるというエビデンスはあるものの (後の章を参照)、長期の追跡調査では、チャレンジング行動の完全な消失は稀であり、改善を維持するためには多くの継続的支援を必要とすることが示されています (Foxx, 1990; Jensen and Heidorn, 1993; Schroeder and MacLean, 1987)。

　このような限られたデータベースから推論を行うに当たっては注意が必要ですが、入手可能なエビデンスから、重度のチャレンジング行動は、専門的な集団型施設からの移行や、人員配置や物理的環境の質に明らかに変化があるにもかかわらず、持続性が高い可能性があることが示唆されています (Kozma *et al.*, 2009; Walsh *et al.*, 2008)。チャレンジング行動が持続する可能性があるということは、重度の自傷行動による身体的、個人的、社会的な影響を長期にわたって効果的に管理する能力を、サービス機関が開発する必要があることを示唆しています。

生物学的要因の影響

　これまでの章では、チャレンジング行動の有病率、持続性、およびその行動が本人や支援者に与える影響に基づき、チャレンジング行動の社会的な意義を明らかにすることに重点をおいてきました。また、チャレンジング行動の有病率のばらつきや、持続性に一定程度関連する個人的および環境的リスク因子にも注目しました。これからの四つの章では、重度知的障害のある人の中でほんの少数の人が、なぜチャレンジング行動を示すのかを理解することに焦点を当てます。

　知的障害分野の応用研究では、行動的アプローチと神経生物学的・精神医学的アプローチが主流となっていました。これらのアプローチは膨大な量の基礎研究と応用研究を生み出し、チャレンジング行動の根底にあるメカニズムやプロセスの理解に大きく貢献しました。これらのプロセスについての理解が深まれば深まるほど、チャレンジング行動を克服する効果的な方法を開発できる可能性が高くなります。本章では、生物学的要因がチャレンジング行動に及ぼす影響についてわかっていることをまとめます。その次の二つの章では、チャレンジング行動の根底にあると考えられる行動的プロセス、およびチャレンジング行動に対するより広い社会的影響についてわかっていることをまとめます。第7章では、これらの異なる立場の知識の統合を試みます。

　チャレンジング行動のある人のために効果的な行動管理方略を開発するには、その行動に関係している要因を幅広く評価する必要があります。こうした評価においては、考えられる個人や環境の要因について検討する必要があります。個人の要因は遺伝的および他の身体的な健康状態の産物であり、一人ひとりの人生経験の影響が絡み合った産物と考えることができます。

　本章では、行動に影響を与える可能性のある健康の重要な側面をいくつか取

り上げます。まず、特定の行動パターンに対する脆弱性を高める、知的障害を引き起こすより一般的な遺伝的原因のいくつかについて解説します。この脆弱性は障害の行動表現型と呼ばれ、一般に以前から身体表現型として説明されてきたものと類似した用語です。次に、チャレンジング行動として表れたり、それに関連する可能性のある生物学的起源をもつ精神疾患のいくつかについて説明し、その後で、痛み、てんかん、向精神薬の副作用、気質について考察します。

遺伝性疾患の行動表現型

脆弱 X 症候群

　脆弱 X 症候群は、X 染色体の一部における DNA 中の３塩基配列の繰り返しが延長することで引き起こされます。この配列は正常な人では約30回繰り返されますが、患者では 200 ～ 600 回繰り返されます。キャリアの女性では、この配列が 50 ～ 200 回繰り返されます(Hagerman and Hagerman, 2002)。このため、FMRP と呼ばれるタンパク質の産生が阻害され、これが観察される表現型を引き起こすのです。脆弱 X 症候群は、知的障害の最も一般的な遺伝的原因です。脆弱 X 症候群の身体表現型として特定の顔貌が特徴で、大人になるとより明らかになります。顔は面長で、耳が大きく、過伸展を伴う関節の異常があることが一般的です。思春期以降の男子では、精巣肥大があります。一部の子どもにてんかん発作が起きますが、多くは思春期以降に軽快します。男性では、約50％に中等度または重度の知的障害があり、約30％に軽度の知的障害があります。女性では、75％は正常な IQ で、25％に軽度の知的障害があります。その程度は、FMRP のレベルに反比例します（Loesch *et al.*, 2004）。脆弱 X 症候群の子どもは、時間経過とともに IQ スコアが低下する傾向がありますが、思春期には安定します（Fisch *et al.*, 2002）。

　脆弱 X 症候群の男児は、ダウン症の子どもと比較して、反復を抑制したり、ある対象から別の対象に注意を切り替えることが困難です（Wilding *et al.*, 2002）。キャリアの女性では、より軽度な形で同様の症状が見られることがあります（Steyaert *et al.*, 2003）。脆弱 X 症候群の人には、さまざまな特徴的な行動や情緒

の障害が見られます。自傷行動は一般的であり、罹患男児の58％に認められます（Symons *et al.*, 2003）。手の甲や指を嚙むことは、最もよく報告される自傷行動の型です。自傷行動が最も起こりやすいのは、困難な課題の遂行を要求されたり、ルーティンが変更された時です。人見知りや視線回避も脆弱X症候群の行動特徴であり、他の原因の知的障害を持つ子どもよりも頻繁に発生します（Einfeld *et al.*, 1999a）。これらの観察から、脆弱X症候群は自閉症の顕著な原因であるという認識が生まれました。しかし、さらに研究を進めていくと、これらの行動は自閉症とは異なることがわかってきました。慣れてくると、人見知りや視線回避は消えていきます。

　知的障害は通常、軽度から中等度であり、罹患男性および知的障害のない女性キャリアの両方において、多くのケースでは言語性IQの方が動作性の能力を上回ります。IQは小児期と思春期に低下することがあり、成人男性の平均的なIQは中等度の下の範囲となります。完全変異を有する女性の約70％は、IQ85未満です。発語失行（verbal dyspraxia）もよく見られます（Spinelli *et al.*, 1995）。

プラダー・ウィリ症候群

　プラダー・ウィリ症候群（PWS）は、50％以上の症例で父方由来の15番染色体の長腕の一部が欠失することによって引き起こされます（Holland *et al.*, 2003）。その他のケースでは、15番染色体の同じ領域の母方由来の片親性ダイソミー、不均等型転座、刷り込みセンターの変異によってPWSが引き起こされます。PWSは約2万人に1人の割合で発生します。PWSの身体表現型は、乳児期には筋緊張低下と哺乳障害、その後小児期には過剰な食欲と肥満、時には極度の性腺機能低下、低身長、小さな手足が特徴です。PWS患者は、成長・食欲・体温調節・睡眠を司る視床下部機能に異常があります。PWS患者の多くは軽度の知的障害の範囲ですが、一部の人は正常な知能です。アインフェルドら（Einfeld, *et al.*, 1999b）は、「発達行動チェックリスト（DBC）」（Einfeld and Tonge, 1995）を用いて、年齢、性別、IQをマッチさせた対照群とPWS患者群を比較しました。PWSと有意に関連した行動は、「激しい癇癪（例えば、地団駄を踏む、ドアを叩く）」「ある考えや活動に取りつかれてしまう」「皮膚をひっかいたり、

つまんだりする」「食べ物以外のものを食べる（例えば、土、草、石けんなど）」「食べ物をがつがつ食べる。ゴミ箱から食べ物を取り出したり、食べ物を盗んだりするなど食べ物を得るためにどんな行動でもすることがある」「明らかな理由がないのに、気分が急変する」でした。PWS の癇癪は怒りの様相を持つことがしばしばあります。それは常にではありませんが、食べ物を求めることと関連していることがよくあります。怒りの攻撃が、間接的に食べ物と関連していることもあります。例えば、PWS の子どもでは、他の子どもが自分よりも容易に食べ物を手に入れることが許されたと認識してしまうことによって、怒りが引き起こされることがあります。死後と fMRI の両方の研究から、視床下部の障害のエビデンスがあります（Shapira et al., 2005）。

ウィリアムズ症候群

　ウィリアムズ症候群（WS）は、7 番染色体の一部が欠失していることが原因です。2 万人から 3 万人に 1 人の割合で発生します（Bellugi et al., 1999）。ウィリアムズ症候群の子どもは、低身長、ウェーブのかかった髪、低形成の歯、嗄れた声、星状の虹彩を持つ青い目、先天性心疾患（通常は大動脈弁上狭窄）があります。乳児期には高カルシウム血症の合併があるかもしれません。認知的表現型としては、平均的には中等度知的障害の上の範囲です。言語機能や記憶機能よりも知覚機能の障害が大きいです。WS の子どもは、言語の音韻、語彙、形態、構文のすべての面で、精神年齢をマッチさせた対照群よりも優れています（Bellugi et al., 1999）。WS の子どもは、他の物体の形よりも人物を上手に描くことができます（Dykens et al., 2001）。ウィリアムズ症候群の顕著な特徴として、特徴的な性格スタイルがあります。これは通常、過度な社交性や無差別な社交性と呼ばれています。しかし、WS の患者は、IQ でマッチした対照群よりも行動面または情緒面の問題が多いです。彼らは高レベルの不安、睡眠障害、聴覚過敏を抱えています（Einfeld et al., 2001）。限局性恐怖症は、全般的な不安症状よりも多く見られます（Dykens, 2003）。

口蓋心臓顔面症候群

　口蓋心臓顔面症候群（velocardiofacial syndrome: VCFS；〔訳注〕本邦では「22q11.2 欠

失症候群」として知られる）は、22q11.2 の欠失の結果生じる疾患です。出生児約
３千人に１人の割合で発生します。VCFS 患者は、軽度の知的障害を有するこ
とが多いですが、知能が正常範囲である場合もあります。子どもの頃は、内気
で引っ込み思案で淡々とした性格です。思春期や青年期になると、多くの症例
で精神病が発現します。マーフィーら（Murphy *et al.*, 1999b）の大規模研究では、
精神病の有病率が 30％であり、その大部分は統合失調症であったことが報告
されています。

ダウン症

　ダウン症は知的障害の最も一般的な遺伝的原因（genetic cause）です。多くの
研究で、ダウン症の人は、他の原因による知的障害のある人よりも行動障害が
少ないことが報告されています（Tonge and Einfeld, 2003）。
　アルツハイマー型認知症はダウン症では発症率が高く、年齢的にも早期に
発症します。また、ダウン症の女性では閉経を早期にむかえます（Schupf *et al.*,

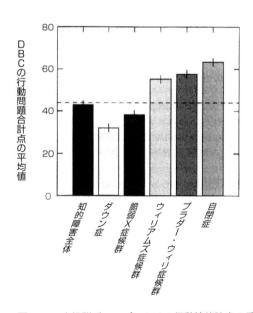

図4.1　症候群グループにおける行動情緒障害の重症度

2003)。

　図4.1は、発達行動チェックリスト（DBC）によって測定された、これらの障害を持つコホート集団における行動障害の全体的なレベルを示しています。疫学的グループは、国勢調査地域により特定されたあらゆる原因による知的障害を持つ小児および青年の調査から抽出されました。ウィリアムズ症候群やプラダー・ウィリ症候群の小児や青年の方が、脆弱 X 症候群やダウン症、あるいはさまざまな原因による知的障害を持つ小児の疫学的サンプルよりも、問題の発生率が有意に高かったのです（Tonge and Einfeld, 2003）。

生物学的な起源を持つとされる精神疾患

自閉スペクトラム症

　自閉スペクトラム症（autism spectrum disorders）は、DSM-IV では広汎性発達障害と呼ばれています。これらの障害は、三つ組みの特性からなります。以下の記述は、DSM-IV（American Psychiatric Association, 1994）から引用したものです〔〔訳注〕2021 年時点では、DSM- 5 に更新されている。以下の診断基準の邦訳は、American Psychiatric Association 著, 高橋三郎・大野裕・染矢俊幸訳『DSM- IV -TR 精神疾患の分類と診断の手引 新訂版』（医学書院, 2003）, pp.55-57 を引用〕）。

対人的相互反応における質的な障害は、以下によって明らかになる。
1. 目と目で見つめ合う、顔の表情、体の姿勢、身振りなど、対人的相互反応を調節する多彩な非言語的行動の使用の著明な障害
2. 発達の水準に相応した仲間関係を作ることの失敗
3. 楽しみ、興味、達成感を他人と分かち合うことを自発的に求めることの欠如（例：興味のある物を見せる、持ってくる、指さすことの欠如）
4. 対人的または情緒的相互性の欠如（注：説明の中で、それは例として次のように与えられる：単純な社会的な遊びやゲームに積極的に参加しない、一人遊びを好む、または道具や"機械的な"補助としてのみ活動に他人を巻き込む）

コミュニケーションの質的な障害は、以下によって明らかになる。

1．話し言葉の発達の遅れまたは完全な欠如（身振りや物まねのような代わりのコミュニケーションの仕方により補おうという努力を伴わない）
2．十分会話のある者では、他人と会話を開始し継続する能力の著明な障害
3．常同的で反復的な言語の使用または独特な言語
4．発達水準に相応した、変化に富んだ自発的なごっこ遊びや社会性をもった物まね遊びの欠如

行動、興味、および活動の限定された反復的で常同的な様式は、以下によって明かになる。
1．強度または対象において異常なほど、常同的で限定された型の一つまたはいくつかの興味だけに熱中すること
2．特定の機能的でない習慣や儀式にかたくなにこだわるのが明らかである
3．常同的で反復的な衒奇的運動（例：手や指をぱたぱたさせたりねじ曲げる、または複雑な全身の動き）
4．物体の一部に持続的に熱中する

　これらの症状が3歳までに明らかになりますが、すべての症状がすべての人に見られるわけではありません。自閉症（autistic disorder）では、知的障害が認められます。アスペルガー障害（Asperger disorder）では、知的機能は平均の範囲にあります。
　自閉スペクトラム症の原因は、約70%の症例で不明です。結節性硬化症や脆弱X症候群などの遺伝性疾患や、先天性感染症または脳損傷による二次的な脳障害を認める人もいます。近年、細胞遺伝学研究の解析度が向上したことにより、自閉症の人にさまざまな小さな染色体欠失があることが明らかになっています。また、遺伝子のコピー数の変動も、自閉症の病態の一部を説明する可能性が高いと考えられています。自閉症の遺伝学における最近の動向については、ボーデ（Beaudet, 2007）を参照してください。
　上記の特徴的な行動に加えて、あるいはその結果として、自閉症の人には多くの行動が問題を呈する可能性があります。診断のための行動の多くは、同一性、予測可能性、または限定された関心事への没入を好むことを示しています。同一性が乱された時には、著しい不安が生じます。その不安は、癇癪、自傷行

動、他の人や物に対する攻撃として現れることがあります。不安に対する薬物療法は、これらの行動が起こる前に閾値を上げることが多く、家族にとって子どもの管理への対応が容易になります。

　ブレアトンら（Brereton *et al.,* 2006）は、自閉症のある知的障害の子どもと自閉症のない知的障害の子どもを評価し、自閉症が併存する子どもは注意欠如や多動性の症状を含む幅広い行動障害のレベルが高いことを明らかにしています。

気分障害

　うつ病は、思考の鈍化や集中力・持続力の低下を伴う気分の落ち込みが特徴です。罪悪感や抑うつ的な自殺願望にとらわれることもあります。うつ病が重症化すると、身体機能の変化が顕著になります。食欲の変化、睡眠不足、典型的には早朝覚醒、身体の動きの鈍化などが見られたりします。うつ病は重度知的障害のある人でも発症することは疑う余地がありませんが、かなり過小診断されている可能性があります。これは驚くべきことではありません。なぜなら、重度知的障害のある人は自分の気分を開示したり説明したりする能力が低く、精神科医は気分障害の基本的な症状を知ることができないからです。しかし、気分の状態を概念化する能力と報告する能力は、知的障害の程度によって大きく異なります。軽度の知的障害のある人は、気分の状態を明確に報告できることが多いです。より重度の知的障害がある場合、診断は非言語的な情報に頼ることになります。最近の精神運動の遅れ、体重減少、日中の活動の変化、早朝覚醒などの履歴を他の人から聞き出すことができる場合があります。しかし、そうした徴候は、悲しそうな表情、生活スキルプログラムなどの活動における喜びの減少、興奮や常同行動の増加に限定されることも多くあります。

　うつ病とは対照的に、躁病は過剰診断される傾向があります。というのは、気分障害の一部であることを支持する付加的なエビデンスがない症状として、一時的な身体的過活動や興奮は、知的障害のある人に一般的に見られるためです。中等度または重度の知的障害のある人では、気分障害として妥当な周期性をもつ病相の変化の記録がある場合、特に抑うつエピソードがある場合、躁うつ病である可能性が高くなります。

　時に、気分障害の既往のある人では、上記の気分症状と独立して、あるいは

関連して、気分障害に典型的ではない症状（例えば、自傷行動）が増加することがあります。このことから、一般的により重度の知的障害のある人においては、これらの症状は気分障害の表れである可能性が考えられます。

精神病

精神病性障害は、幻覚、妄想、思考障害の有無によって定義されます。知的障害のある人に比較的頻繁に見られる二つの精神病性障害は、せん妄と統合失調症です。せん妄は、発熱や薬物中毒などによる脳機能障害の併発によって起こる一過性の症状です。統合失調症は慢性疾患であり、適応機能と意欲が徐々に低下します。統合失調症と臨床的に区別がつかない症候群は、知的障害のある人にはより頻繁に見られます。脳の器質的な機能障害が脆弱性や原因因子の表れである可能性が高いことを考えると、これらの症状は器質的妄想症候群や器質的幻覚症候群と呼ぶ方がより適切かもしれません。デブら（Deb *et al.,* 2001）は、軽度から中等度の知的障害のある成人の 4.4％に、ICD-10 における統合失調症を認めています。それにもかかわらず、この集団では統合失調症が過剰診断されていることを示すエビデンスがあります（Aman, 1985）。これは幻覚の誤診に起因すると考えられます。例えば、介護者はしばしば、患者がそこに存在しない人と会話をしている、あるいは患者はそこに存在しない人の声を聞いたと説明することがよくあります。しかし、治療者が十分な時間をかけて質問したり観察したりすると、刺激がないのにそれを知覚していたというよりも、その人は会話を記憶しているか、単にそれについて考えていただけだと説明できることがあります。このような記憶は、その人が生活の中で困っている人間関係や出来事が中心になっていることが多く、しかもその人は記憶された会話と現在の現実を区別することは難しくないのです。不在の人物とのこのような会話は習慣的行動であって、社会的に不適切なものと言えるかもしれませんが、幻覚を構成するものではありません。

妄想の可能性を評価する際にも同様の注意が必要です。例えば、作業所のスタッフが、ある人がスタッフや同僚が自分に敵対的であると不当な苦情を言っていると報告するかもしれません。知的障害のある人は、実際に多くの批判、無価値化、嘲笑、拒絶を経験しているため、批判的と解釈される可能性のある

他者からのコミュニケーションに敏感になる人がいても不思議ではありません。辛抱強く強圧的でない面接や説明を通じて、その人が作業所のスタッフが言ったことを理解できていないことがわかったり、被害的な考えが説明によって解消されたりすることがしばしばあります。全体的に見て、知的障害のある人では、批判に対して感受性が強く敏感な人の方が、真の被害妄想を持つ人よりもはるかに多いと言われています（Einfeld, 1992）。

　妄想や幻覚が本当に存在する場合、その内容の複雑性は低いものです（Aman, 1985）。つまり、IQ が 50 の 18 歳の人は、インターネットでスパイに心を読まれている、とは言わないでしょう。しかし、自分の家の前を通るバスに乗っている人たちが、自分に危害を加えようとしていると信じていることはあるかもしれません。

不安障害

　不安は知的障害のある人には頻繁に見られ、機能を損なうほど重度の場合には、不安障害の診断がつきます。エマーソン（Emerson, 2003a）は、知的障害のある子どもの 8.7％に不安障害があることを明らかにしています。不安障害は一般的に、遺伝的な脆弱性を伴います。単純恐怖症、広場恐怖症、社会不安、強迫性障害など、あらゆる種類の不安障害が発症する可能性があります。心的外傷後ストレス障害は、特に青年期や成人期において重要です。知的障害のある人の多くは、言葉による虐待、無価値化、身体的暴行などを繰り返し経験しています。その結果、視床下部―下垂体系を介した覚醒レベルの上昇が起こり、睡眠と覚醒の障害を伴うことになります。潜在的な脅威を解釈するための認知的な限界があるため、恐怖によって過剰反応し、攻撃的になることがあります。

一般的な健康状態

痛　み

　コミュニケーションの難しさの結果として、知的障害のある人の痛みはあまり認識されていません（Symons *et al.*, 2008）。知的障害の原因によっては、痛み

の制御が障害される場合もあります。自閉症では、しばしば痛みに対して鈍感
さや過敏さが見られます。ウィリアムズ症候群の患者は特定の音に非常に敏感
で、それがチャレンジング行動と関連している場合があります。痛みは、適
応的で機能的な行動のレベルを低下させます（Breau *et al.*, 2007）。ある研究では、
自傷行動のある人28人中7人について、自傷行動がそれまで見つけられてい
なかった痛みと関連していました。痛みが和らぐと、自傷行動の頻度が減少し
ました（Bosch *et al.*, 1997）。

　特に発症が急性の場合、痛みの原因検索をすべてのチャレンジング行動の評
価要素の一つとすべきです。一般的に特定される痛みの原因として、逆流性食
道炎によるディスペプシア（〔訳注〕食後の胃もたれ感や早期飽満感、心窩部痛や心窩部灼
熱感などの症状）や便秘などの胃腸の痛みが挙げられ、特に重度知的障害がある
場合にはその傾向が強くなります。中耳炎も一般によく見られます。

　知的障害のある人の健康管理のためのガイドラインがすでに策定されてお
り、チャレンジング行動を引き起こすような痛みが見逃されないようになっ
ています。このようなガイドラインの一つは、http://www.iassid.org/pdf/
healthguidelines.pdf で入手可能です（〔訳注〕この URL は現在閲覧できません。次
の URL で同様のガイドラインが入手可能です。https://aci.health.nsw.gov.au/__data/assets/
pdf_file/0016/231514/Health_Care_in_People_with_Intellectual_Disability_Guidelines.pdf）。

てんかん

　知的障害のある人の約20～30％がてんかんに罹患していると報告されてい
ます（Matthews *et al.*, 2008）。てんかんには、側頭葉発作としても知られる複雑
部分発作を含め、いくつかの精神疾患がてんかんに関連しています。このタイ
プのてんかんでは、日常的な活動では意識が保たれ、強直期や間代期はありま
せん。しかし、認知や気づき（awareness）は障害されます。一般に、発作の一
部として前兆があります。それは、点滅する光や特定の匂いなどの感覚の障害
で構成される場合があります。複雑部分発作では、人が直面したり、接近した
場合に、攻撃的な行動を伴うことがあります。軽度より重い知的障害のある人
では、てんかん発作の前兆の病歴が得られない場合があります。しかし、側頭
葉発作がその行動の原因かどうかを判断するためのデータを収集することは通

常可能です。介護者は、攻撃行動のエピソード中に見当識障害や混乱があるのかどうか、それとも、そのエピソードが整理されたものであり、明確な意識の中で発生しているのかを判断することができます。攻撃行動が、混乱している時に近づいてきた人や抑制しようとした人を殴ることに限定されている場合は、側頭葉てんかんの可能性があります。診断を確定するためには、鼻咽頭誘導脳波、または継続的なモニタリングによる断眠賦活脳波が必要な場合があります。実際には、このような検査ができるためには、熱心な介護者、比較的コンプライアンスの高い患者、経験豊富な神経内科医の条件が必要です。

　文献ではほとんど注目されていないものですが、この集団によく見られるもう一つの症候群として、易刺激性と攻撃性が2～3週間にわたって増加した後、大発作が起き、その後に易刺激性が低下するというものがあります。稀に、このような攻撃性が制御できない破壊的な怒りのレベルに達することがあり、てんかん性興奮（epileptic furore）と呼ばれることがあります。その後、ある程度の期間が経過すると、このサイクルが繰り返されます。この症候群の治療は難しいです。というのは、フェノチアジン系薬剤は易刺激性を低下させますが、一方で発作の閾値を低下させることがあり、抗けいれん薬はその逆の作用をすることがあるからです。この症候群が疑われる場合は、介護者に易刺激性と、けいれんのエピソード、および薬物変更の影響などを表にした日誌をつけてもらうことが役立ちます。この表から、攻撃性とけいれんの時間的関係が周期的な症候群に合致しているかどうかがわかります。

　てんかん発作によって生じるチャレンジング行動を除けば、てんかん自体は精神病理の増加とは関連していません（Lewis *et al.*, 2000; Matthews *et al.*, 2008）。

薬の影響

　多くの薬は認知、感情、行動に影響を与えます。実際、あるチャレンジング行動の治療に用いられた薬が、他のチャレンジング行動を引き起こすことがあります。一般的に見られる行動への影響を、表4.1に示します。

　これらの薬物についての詳しい情報は、第10章を参照してください。

表4.1　薬の行動面の副作用

薬の区分	可能性のある行動面の副作用
抗精神病薬（例：オランザピン、リスペリドン）	食欲亢進、けいれんの閾値低下、鎮静
不安やうつに対するセロトニン再取り込み阻害薬	興奮（フルオキセチン）、鎮静（フルボキサミン）
不安やうつに対する三環系または四環系抗うつ薬	鎮静、食欲亢進
ADHDに使用される中枢神経刺激薬（例：デキサンフェタミン、メチルフェニデート）	頭痛、食欲不振、うつ

気　質

　気質という用語は、乳幼児期に明らかになり、比較的長い期間持続し、遺伝性が高く、あるいはその集団の中で遺伝的な起源を持つ行動特性を意味しています。これらを説明するものとしてバスとプロミンが開発した「EAS気質尺度（EAS Temperament Scale）」（Buss and Plomin, 1984）があり、感情、活動性、社交性／恥ずかしがり屋といった気質を判別します。気質は、大人になるまでに成熟し、遺伝と経験の両方の影響を受けていると考えられる性格とは区別されます。

　ガンら（Gunn et al.1981）は、チェスとトーマスが開発した「乳児気質尺度（Infant Temperament Scales）」をダウン症の乳児に適用しました。ザイオンとジェンビー（Zion and Jenvey, 2006）は、さまざまな原因による知的障害のある子ども100人を評価しました。これらの研究によって、知的障害のある子どもは、通常の発達をしている子どもに観察されるのと同様の範囲の生来からの気質のバリエーションを有していることがわかりました。したがって、個人の行動を理解するためには、子どもの時の気質の役割を考慮する必要があります。

行動的モデル：
チャレンジング行動の機能的意味

　1940 年代後半以降、心理学者は知的障害のある人が示すチャレンジング行動などの社会的問題の理解（そして可能な解決）に、学習理論に基づく原理を適用しようとしてきました。この試みは、重度知的障害のある人の可能性を理解する上で著しい変化をもたらし、大きな貢献をしてきました。

　非常にシンプルな行動的方法の威力が初期に示されたことは、重度の障害のある人には変化する可能性がほとんどないという、当時広まっていた考え方に挑戦する上で重要な役割を果たし（Azrin and Foxx, 1971; Bailey and Meyrson, 1969; Lovaas *et al.*, 1965; Tate and Baroff, 1966; Ullman and Kransner, 1965）、行動的アプローチは行動の「環境決定因子」に明確な焦点を当て、チャレンジング行動は「内部にある」病理の表れであるという一般的概念と全く対照的でした。行動的アプローチの影響が大きくなることによって、入所施設で提供される環境によってもたらされる潜在的なダメージを含めて、重度の障害のある人の行動に及ぼす環境の影響への注目が進みました（Bijou, 1966）。

応用行動分析学

　行動的アプローチの使用における初期の成功は、1968 年の *Journal of Applied Behavior Analysis* の創刊という結果につながりました。その創刊号で、ベア、ウォルフ、リズリーは、応用行動分析学の基本的性質について、それは「実践されなければならない」ものであると述べています。彼らは応用行動分析学の研究は次のようであるべきと、当時も 20 年後も繰り返し述べています（Bear *et al.*, 1968; 1987）。

- ■「応用的」：研究対象となる行動や事象は、社会にとって重要なものであるべき
- ■「行動的」：研究は、人々が実際に行なっていることに関連すべき
- ■「分析的」：研究は、通常は実験的な制御を実証することによって、行動の変化が仮定された環境事象と連動していることを示す「信頼できる論証」を提示すべき
- ■「技術的」：行動を変えるために用いられた技術は、再現可能な方法で特定され記述されるべき
- ■「概念的に体系的」：用いられた手続きは、基本的な行動原理に関連づけて示されるべき
- ■「効果的」：社会的に意義のある行動の変化が達成されるべき
- ■「一般的」：得られた行動の変化は「長期的に維持されることを証明し、……考えられるさまざまな環境で生起し、あるいは……関連するさまざまな行動に広がっていく」べき

　それ以来、応用行動分析学の実践は、伝統的な応用領域と多くの新しい領域の両方で着実に発展してきました。重度知的障害の領域への応用行動分析学の適用では、主に二つの関連領域に焦点が当てられてきました。すなわち、人々の能力を高めること、およびチャレンジング行動を減らすことです（Cooper *et al.*, 2006; Jones *et al.*, 2001; O'Reilly *et al.*, 2007; Scotti and Meyer, 1999; Sigafoos *et al.*, 2003; Wehmeyer *et al.*, 2002）。

　本書の文脈で言えば、応用行動分析学は重度のチャレンジング行動の原因や対応についての考えに革命を起こしたのです（Carr, 1977）。応用行動分析学において最も主要なアプローチは、チャレンジング行動を「オペラント行動」の一つとして見ることでした。つまり、それらの行動は環境的な結果事象によって形成され、維持される行動型として見るのです。この意味で、チャレンジング行動は機能的で適応的であると見られるのです。それらの行動は、周囲の物理的な世界、そしてより重要なことは周囲の社会的な世界とその人の相互作用を通して選択され、あるいは形成されてきた行動なのです。簡単に言えば、チャレンジング行動は、その人が周囲の環境の重要な側面を制御するために行って

いる行動と考えることができるのです。

　行動を形成したり維持したりする結果事象は、強化子と呼ばれます。行動と強化子に関する二つのタイプの随伴関係が、オペラント行動を確立し、維持することについて重要です。

■「正の強化（positive reinforcement）」は、強化刺激（正の強化子）が行動に随伴して「提示」された結果、その行動の生起率が増加することを指します。正の強化の実際例としては、部屋の照明をつけるために照明のスイッチを押す（オペラント行動＝スイッチを押す；正の強化子＝照明がつく）、会話を始めるために同僚に笑顔で挨拶する（オペラント行動＝笑顔で挨拶する；正の強化子＝会話）、喉が渇いている時に飲み物を要求する（オペラント行動＝飲み物を頼む；正の強化子＝飲み物をもらう）、があります。

■「負の強化（negative reinforcement）」は、強化刺激（負の強化子）が行動に随伴して「撤去」（あるいは出現の阻止）された結果として、その行動の生起率が増加することを指します。負の強化の実際例としては、「上司がうるさく言う」ことから逃れるために仕事を完成させる（オペラント行動＝仕事の完成；負の強化子＝指示がなくなること／指示から逃れること）、運転中に赤信号で止まることによって事故の危険や罰金を回避する（オペラント行動＝赤信号での停止；負の強化子＝罰金や事故の回避）、があります。

　行動を理解するためのオペラントアプローチには三つの重要な特徴があります。一つは、行動と環境要因との「機能的関係（functional relationships）」の発見に関心がある、ということです。二つ目は、行動が生起する「文脈」の重要性を特に強調する、ことです。三つ目は、人が示す行動を「ダイナミックなシステム」の産物と見なす、ということです。

機能的関係

　応用行動分析学は事象間の機能的関係の発見に焦点を当てます。このことは、強化刺激と弱化刺激の定義、反応クラスの定義、および行動分析学における確かなエビデンスに見ることができます。行動理論では、強化刺激は機能的に定

義されます。つまり、その刺激の提示や撤去がその後の行動に与えた影響という点でのみ、定義されるのです。例えば、正の強化子というのは、行動の生起率を増加させる刺激です。その刺激の機能と無関係に定義したり同定したりすることはできません。つまり、特定の刺激や特定の刺激クラスが強化刺激であるかどうかについて、先験的な前提は何もないのです。

　応用行動分析学は機能的関係の分析に関心を向けることは、行動を分類する方法についても同様です。これまで、オペラント行動という用語を用いてきました。しかし（行動理論の観点からすれば）、あるオペラント「反応クラス」を構成している行動について述べる、という方がより正確でしょう。行動分析学では、特定の形式（あるいは型）の行動ではなく、ある人の行動が環境に与える影響（あるいは機能）を決定することに注意が向けられます。例えば、行動分析家は、あなたが照明のスイッチをどのように押したか（例えば、指で押したのか、肘や腕や鼻で押したのか）よりも、あなたが照明のスイッチを押した時はどのような条件だったのかに関心を向けるでしょう。同じ環境的な結果をもたらす行動は、同じ反応クラスを構成するものとして分類されます。ほとんどの実験研究では、反応クラスの環境的決定因や反応クラスの制御に焦点が当てられています。特定の反応クラスを構成するそれぞれの行動の相互関係を調べることにはほとんど注意が向けられていません（Mace, 1994）。

　最終的に、行動分析学が機能的関係の研究に関心を向け、機能的定義に依拠していることは、行動研究では何を確かなエビデンスと見るのかという点で意味があるのです。これまで見てきたように、強化随伴性を機能的に定義することの一つの意味は、このような関係性が実証される必要があるということです。確かなエビデンスには実験的操作が必要であるという考えは、応用行動分析学は、実験的制御の実証を通して、観察された行動の変化が仮定された環境事象と連動しているという「信頼できる論証」を提示すべきであるという考え（Baer et al., 1968, 1987）を反映しています。「信頼できる論証」を提示するために実験的制御の使用に依拠することによって、(時には全く役に立たないですが) チャレンジング行動と近くにある非常に限られた範囲の環境要因との関係だけに焦点が当てられてきました。

文脈制御

　行動が生起する文脈の分析は、行動分析的観点では本質的なものです。文脈は、全く異なる二つの方法で行動に影響します。一つは、文脈は、行動の動機づけの基盤を確立するということです。もう一つは、文脈は、特定の行動が強化される可能性に関する重要な情報や手がかりを提供するということです。

　これまでに述べたように、行動的アプローチは特定の事象が強化子として機能するかどうかについて、何の前提も持ちません。そうではなく、行動理論は、刺激の強化力は文脈的な関係によって確立されなければならないことを示唆しています（Bijou and Bear, 1978; Kantor, 1959; Michael, 1982; Wahler and Fox, 1981）。例えば、ある人が食べ物を制限され、とりわけ最近食事をしていない場合には、食べ物が正の強化子として機能する可能性は非常に高くなります。しかし、他の文脈（例えば、食中毒の時）では、食べ物は負の強化子（食べ物の提示の撤去や延期につながる行動が増加する）や正の弱化子（食べ物の提示によって報酬を受けた行動が減少する）として機能するでしょう。同様に、教室で課題が短時間に何度も繰り返し出されたり、うるさいストレスの多い状況で出されたり、本人が病気だったりすると、その子どもにとっては嫌悪的なもの（そして、結果的に負の強化子）になるかもしれません。性的虐待を受けた後では、大人との接触は嫌悪的になるでしょう。つまり、個人的、生物的、歴史的、環境的文脈は、中性刺激であったものの強化子や弱化子としての効力を決定したり確立することによって、行動の動機づけの基盤に影響を及ぼすのです。ジャック・マイケルはこのような関係性を記述するために、「確立操作（establishing operation）」という用語を用いました（Michael, 1982, 1993）。そして、「ある物や事象の強化効力を変え、同時にその強化が後続していた行動の一時的な頻度を変える、環境の何らかの変化」と定義しています。それ以来、確立操作の概念は大きな発展を遂げてきました（Iwata *et al.*, 2000; Laraway *et al.*, 2003; McGill, 1999; Michael, 2000）。しかし、その基本的な考え方は非常にシンプルで、かつきわめて重要なままです。すなわち、「過去の文脈と現在の文脈が一緒になって行動の動機づけの基盤を確立する」ということです。

　この動機づけの影響に加えて、行動が生起する文脈は、その人の学習履歴によって情報的な価値を得るようになります。つまり、文脈的な「弁別刺激」に

よって、ある行動に特定の（強化）結果が後続して起こる状況とそうでない状況を区別できるのです。例えば、エレベーターの「故障中」の注意書きは、ある特定の随伴性を操作する（あるいは、操作しない）ことに関する情報（ボタンを押すとエレベーターが自分の階に来る確率）を提供します。先行事象、あるいは文脈刺激のこれら二つの一般的クラスを区別することは、きわめて重要です。平たく言えば、「ある人が欲しがっているものを手に入れる機会を……［変える弁別刺激や条件性刺激とは対照的に］……確立操作や刺激変化はある人が欲しがるものを変えることによって、その人の行動」を変えるのです（Michael, 1982）。

A（Antecedent：先行事象）、B（Behaviour：行動）、C（Consequence：結果事象）という基本的な配置は通常「三項随伴性」と呼ばれ、文脈の動機づけ要因や情報的要因に対して感受性を示すオペラント行動あるいは自発的行動である「弁別オペラント行動」を定義するものです。

近年では、行動理論は文脈制御（contextual control）に関連する側面、すなわち、行動調整における言語的ルールの役割に焦点を当てています。これは多くの人間行動の理解にとって不可欠なものです。人間以外のオペラント行動は強化随伴性によって直接的に形成されますが、多くの人間行動は「ルール支配行動」なのです（Skinner, 1966）。つまり、言語的ルール（教示や自己教示）は実際の環境的随伴性と我々の行動の関係性を仲介したり、適正化するのに重要な役割を果たしているのです。

言語的ルールの重要性を示す例として、非常にシンプルな実験課題における人間と人間以外のパフォーマンスの比較が挙げられます。固定間隔強化スケジュールでは、強化子（例えば、食べ物、お金、ポイント）が最後に提示されてから一定の時間が経過した後（例えば、30秒後）に、再びその強化子が入手可能になります。この条件では、決められたインターバルの間に何をしても何も関係がありません。最もコストがかからない方略は、一定の時間が終わるのをただ待ち、それから強化子を手に入れるために反応し、そしてまた待つことです。人間以外はこれがほとんどできません。典型的には、人間以外の反応率（例えば、レバー押し）は待機インターバル中に増加します。しかし、（その課題を初めて経験する）人間の大人は、通常、二つのうちのどちらかを行い

ます。上述した効率の良い反応パターン（待つ―反応する―待つ―反応する）を示すか、最後まで一貫して高率で反応し続けるか（著しく非効率な方略）のどちらかです。この違いは、その人が課題について形成した言語的ルールに関係していると考えられます（Lowe, 1979）。（効率的な）低い反応率を示す人は、課題の性質を合理的に正確に説明する傾向があります（例えば、少し待つことによってポイントを稼ぐことができる）。一方、（非効率な）高い反応率を示す人は、何回反応したかに応じてポイントを稼ぐことができると課題を（不正確に）説明する傾向があります。

　この例は、それ自体は些細なものですが、二つの重要なポイントを示しています。一つは、（実際の環境的随伴性そのものではなく）課題についてその人が作り上げた言語的ルール（あるいは自己教示）が行動を決定しているように見えるということです。もう一つは、こうしたルールは非効率な（不正確な）パフォーマンスにつながることもあるということです。ルール支配行動の特徴の一つは、行動に作用する実際の随伴性の変化に対して人々が鈍感になる傾向があるということです（Hayes, 1989）。

　（重度知的障害のある人の行動を理解するという現在の関心からすると）言語発達のどの段階でルール支配行動が出現するのかということは、重要な問いです。残念ながら、この問いに対する明確な答えはありません。前向きに考えれば、重度知的障害のある人が示すチャレンジング行動の理由に、ルール支配行動の概念が何らかの関連性を持っているかもしれないと言えるかもしれません。それよりも、ルール支配行動の概念は、チャレンジング行動のある人に対する介護者やスタッフの行動を理解する上では非常に関連性があります（Hastings & Remington, 1994）。この点については、後の章でさらに詳しく検討します。

行動システム

　現実世界では、私たちは膨大な種類の行動をとる可能性がある環境で生活し、働き、遊んでいますが、それらの行動すべてが異なるルールや強化随伴性の制御を受けています。その結果、私たちが実際に何を行うかについては、ある特定の行動に一つの個別の随伴性が作用しているというよりも、複雑でダイナミックな行動システムの産物として理解する必要があります。競合する代替行

動間の選択に影響する変数の研究は、長年にわたり実験的行動研究の最先端で行われています (Mace, 1994)。この問題については、後の章でもう一度取り上げます。

応用行動分析学とチャレンジング行動

　チャレンジング行動をオペラント行動の一例として捉えることで、二つのアプローチの道が開かれました。第一に、主に分析的な研究において、チャレンジング行動を維持している文脈要因や環境的結果事象の探求につながりました。第二に、チャレンジング行動の生起率を減らすために、自然な随伴性を変えるか、新しい随伴性を導入するか、のいずれかに基づく介入アプローチの開発可能性という道が開かれました。

　以下のセクションでは、重度知的障害のある人が示すチャレンジング行動が環境的結果事象によって維持されているエビデンスを簡単にレビューします。次いで、チャレンジング行動が内的な結果事象によって維持される可能性があるという、もう一つの考えを支持するエビデンスをレビューします。最後に、チャレンジング行動を理解するための代替的な行動的アプローチについて、簡単に言及します。

正の強化と負の強化

　これらのアプローチは、チャレンジング行動が正の強化あるいは負の強化のいずれかのプロセスによって維持される可能性があることを示唆しています。この考えは、図5.1に模式的に（かつ単純化して）示されています。まず、個人的・環境的文脈が特定の動機づけ状態を生み出します（そして、事象、活動、刺激の強化効力を確立します）。特定の学習履歴と、強化されることを知らせる弁別刺激の存在が一致すると、その文脈はチャレンジング行動のエピソードを引き起こす可能性があります。チャレンジング行動が強化されると、同様の動機づけや環境条件に対して将来的にそうした行動が起こる可能性が高くなり、その人の学習履歴の一部になっていきます。

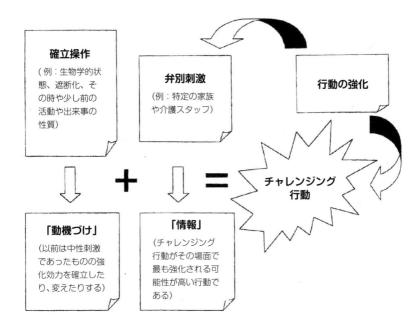

図5.1　チャレンジング行動のオペラントモデル模式図

　例えば、重度知的障害のある若い男性が数時間何も食べず、空腹であるとします（生物学的状態）。ほとんど何もすることがなく、自分の安全を脅かすものもない状態でラウンジに座っている時（環境的文脈）、彼は何か食べたいと強く思うでしょう（動機づけ状態：食べ物が潜在的な正の強化子となる）。彼には、自分で食べ物を用意するスキル（個人的文脈：スキル）も機会（環境的文脈）もありません。彼の支援チームの一人がハンバーガーを持ってふらっと入ってきます（環境的文脈：食べ物の存在や食べ物を与えてくれる人の存在を示す弁別刺激）。以前の学習の結果として（個人的文脈：学習履歴）、彼は自分の手を噛み始めます。自分のハンバーガーを食べようとしていたスタッフは、その若者が何か食べたいという要求を伝えていると正しく推測し、ビスケットを持ってくるように厨房にいる同僚に頼みます（正の強化：食べ物の入手）。
　もう一つのシナリオでは、重度知的障害のある若い女性が夜眠れず、イライ

ラしているとします（個人的文脈：生物学的状態）。彼女は騒がしくて暑い支援付き就労の職場で難しい作業を完成させるように言われています（環境的文脈）。このような要因が重なって、彼女は非常にストレスフルに感じています（動機づけ状態：作業課題が負の強化子として確立される）。彼女には作業を延期する交渉スキル（個人的文脈：スキル）もその機会（環境的文脈）もありません。そこに優しい同僚がやって来ます（環境的文脈：逃避の可能性を示す弁別刺激）。以前の経験の結果として（個人的文脈：学習履歴）、彼女は自分の手を噛み始めます。同僚は彼女の苦痛に気づき、腹立たしさを感じつつジョブコーチに彼女を休ませるよう説得します（負の強化：作業課題からの逃避）。

　この二つの例には、三つの共通点があります。

■ 一つは、個人的（生物学的）条件と環境的条件の相互作用によって、動機づけ状態が確立されること。この動機づけのセットが、本来は中性刺激である刺激（食べ物や作業課題）の強化効力を確立した。
■ 二つ目は、以前の経験を通して、特定のチャレンジング行動が、ある条件（スタッフや同僚という特定の弁別刺激）の下で、強化子の提示や撤去によって強化される可能性が高いことを学習していた。
■ 三つ目は、動機づけ状態と弁別刺激の同時発生により、チャレンジング行動のエピソードが引き起こされ、その行動は関係する強化子の随伴提示（あるいは撤去）によって強化された。

　これから述べる四つのエビデンスは、重度知的障害のある人が示すチャレンジング行動のいくつかは、環境的結果事象によって維持される可能性があることを示しています。

記述的研究

　最も単純なレベルでは、多くの記述的研究が、チャレンジング行動が生起する社会的文脈について検討しています。例えば、エデルソンらは、北米の州立施設に入所する 20 人の知的障害のある若者を観察しました（Edelson *et al.*, 1983）。彼らは自傷行動の生起と若者に対するスタッフのさまざまな行動（例えば、指

示、否定、罰、賞賛）を記録し、20人中19人について、スタッフの指示、拒否、罰の直後に自傷行動が顕著に増加したことが明らかになりました。他の説明を除外することはできませんが、この結果は参加者の自傷行動が負の強化のプロセスで維持されている可能性があるという考えを支持しています。つまり、潜在的な負の強化子（スタッフの関わり）の提示が、過去にスタッフの関わりの撤去によって強化されていたと考えられる行動（自傷行動）を誘発したと考えられます。それ以来、チャレンジング行動がその人の身近な社会的環境の重要な側面とどの程度体系的に関連しているかを立証するために、諸研究ではよりいっそう精巧な観察技術が用いられてきました（Borrero & Borrero, 2008; Camp *et al.*, 2009; Emerson *et al.*, 1995; Emerson *et al.*, 1996b; Hall & Oliver, 2000; Martens *et al.*, 2008; McComas *et al.*, 2009; Pence *et al.*, 2009; Samaha *et al.*, 2009; Toogood & Timlin, 1996）。

チャレンジング行動の文脈制御の実験的実証

　おそらくより説得力のあるエビデンスは、チャレンジング行動の文脈制御の実験的実証によるものです。ブライアン・イワタらは、独創的な研究で、知的障害のある9人の子どもの自傷行動に対する文脈の影響を調べました（Iwata *et al.*, 1982）。彼らは、四つの異なる実験条件で自傷行動の生起率を記録しました。「社会的非承認」条件では、大人がずっと部屋にいましたが、子どもの自傷行動に対して心配や軽い非承認（例えば、「やめなさい」）を表現すること以外は、子どもに関わることはありませんでした。この条件は、正の社会的強化によって維持されている自傷行動の生起を判別すると仮定されました。「学習指示」条件では、大人はずっと部屋にいて、段階的プロンプト手続き（指示する―見せる―ガイドする）を用いて、子どもに学習課題をするよう促しました。しかし、大人は子どもが示す自傷行動に対して注目することはしませんでした。この条件は、負の社会的強化（指示からの逃避）によって維持されている自傷行動を判別すると仮定されました。「一人」条件では、部屋に大人はおらず、何も物がありませんでした。この条件は、自動強化あるいは感覚強化（後述）によって維持されている行動を判別すると仮定されました。「統制」条件は、自傷行動が生起していない時に社会的な注目が随伴される、刺激のある環境で構成されました。その結果、1/3の子どもは自傷行動が環境的結果事象によって維持

されているパターンを示しました。

　その後、イワタらの研究グループは、自傷行動を示す 152 人の知的障害の
ある人を対象にして、このような「実験的機能分析」の結果をまとめていま
す（Iwata *et al.*, 1994b）。このうちの 93％（142 人）は重度知的障害がありまし
た。152 人のうち 38％は自傷行動が負の強化によって維持され、26％は正の強
化によって、21％は内的強化あるいは自動強化によって、５％は複数の統制変
数（例えば、正の強化と負の強化）によって維持されている反応パターンを示
し、10％は反応パターンが未分化だったり特定できないものでした。

　同様の中規模の研究では、以下のことが示唆されています。

- 79 人の知的障害のある人が示すさまざまなチャレンジング行動のうち、29％
  は負の強化によって維持され、22％が正の強化、15％が自動強化によって維
  持されていた（残りの 34％は不明）（Derby *et al.*, 1992）。
- 28 人の発達障害のある幼児が示すさまざまなチャレンジング行動のうち、
  46％は負の強化によって維持され、21％が正の強化、18％が正の強化と負の
  強化、４％が自動強化で維持されていた（残りの 11％は不明）（Wacker *et al.*,
  1998）。〔訳注〕発達障害については「あとがき」252 頁参照〕
- 29 人の知的障害のある子どもが示すさまざまな自傷行動のうち、３％は負の
  強化によって維持され、38％が正の強化、７％が正の強化と負の強化、14％
  が自動強化で維持されていた（Kurtz, *et al.*, 2003）。
- 119 人の発達障害のある人が示すさまざまなチャレンジング行動のうち、
  39％は正の強化と負の強化によって維持され、27％は負の強化、14％は正の
  強化、９％は自動強化といくつかの社会的強化、７％が自動強化で維持されて
  いた（残りの４％は不明）（Asmus *et al.*, 2004）。

　これら四つの研究結果を総合すると、検討されたチャレンジング行動のうち
大部分（71％）は何らかの（正あるいは負の）社会的強化によって維持されて
いると考えられ、負の強化（逃避）の方が正の強化（注目）よりも多い（46％
対 37％）ことが示唆されます。行動分析学の用語で言えば、これらの実験的機
能分析は、多くの参加者を対象にして、オペラント（正／負の強化）仮説と一

致する、チャレンジング行動に対する文脈制御の信頼できる論証を提供しています（Hanley *et al.*, 2003）。

　（明確な）機能的関係によって文脈制御を実証するという方法で、多くの研究がこの問題を扱っています。つまり、それらの研究は、正あるいは負の強化プロセスが起きたり起きない条件として、文脈的な「確立操作」がその役割を果たしているというデータを提供しているのです。このような研究の初期の一つで、カーらは、ティムという8歳の知的障害のある男児が示す頭叩きの自傷行動が、（他の関わり条件や自由時間と比べて）大人からの指示によって引き起こされていることを示しました（Carr *et al.*, 1976）。さらに、指示がなされる文脈を変えることによって、ティムの行動が劇的に変化したことを示しました。関わりが指示することだけだった時は、自傷行動は以前と同様、非常に高率で生起しました。しかし、同じ指示をしてもそれ以外の時間にティムに物語を話して聞かせるようにすると、彼の自傷行動はすぐにほとんどゼロになりました。おそらくこの結果について最も妥当と思われる説明は、大人の指示が、ある文脈ではティムの自傷行動にとって負の強化子として機能したということです（つまり、彼は過去に自傷行動によって指示が撤去されることを学習していたのです）。しかし、この研究で特に興味深いことは、この機能的関係に作用する文脈制御を劇的な形で証明したことです。比較的小さな状況の変化（物語を話して聞かせる）によって、この強力な関係性を完全に断ち切ることができたということです。

　最近の研究では、特定の個人について、正あるいは負の強化プロセスによって維持されている行動と一致する環境条件で、チャレンジング行動が起こるかどうかに影響するさまざまな変数が同定されています。これには、病気や痛み、睡眠不足、摂食制限、気分、場所、前の活動、同時に行う活動、および小さなボールやパズルや雑誌の存在、などがあります（Carr & Smith, 1995; Carr *et al.*, 1996; Carr *et al.*, 1997; Kennedy & Meyer, 1998; Kennedy & Becker, 2006; Kern *et al.*, 2006; Kuhn *et al.*, 2009; Lang *et al.*, 2008; Lang *et al.*, 2009a）。

チャレンジング行動を維持していると仮定される強化随伴性の実験的操作
　オペラントモデルを支持する最も強力なエビデンスは、チャレンジング行動

を維持していると仮定される強化随伴性を操作することによって、チャレンジング行動の制御を実証した研究によって提示されるものです。もしある行動が正の強化プロセスで維持されていれば、その行動に強化子が随伴しないようにすれば、結果的にその行動の「消去」になるはずです。同様に、ある行動が負の強化プロセスで維持されていれば、その行動に強化子の撤去が随伴しないようにすれば、結果的にその行動の消去になるはずです（後者の技法は負の消去または逃避消去と呼ばれます）。

　オペラントモデルを支持する初期のエビデンスで、このアプローチが用いられています（Lerman & Iwata, 1996）。例えば、ロヴァースとシモンズは、大人の注目を控えることが重度知的障害のある2人の少年が示す重度の自傷行動の消去につながったことを明らかにしています（Lovaas & Simmons, 1969）。さらに、最終的に消失する前に、そのうちの1人の少年が示す自傷行動に随伴して慰めるような注目を与えると、自傷行動は再び生起するようになりました。自傷行動の急速な悪化につながった慰めるような注目というのは、彼の手を握り、「大丈夫」と言って安心させるというような自然な反応でした。後にロヴァースは、このような人道的な反応は、子どもを慰めようとする介護者の善意がかえって自傷が維持される主な原因になっているように見えるという点で、「善意の隷属化（benevolent enslavement）」の一例として言及しています（Lovaas, 1982）。

チャレンジング行動と同じ反応クラスに属する他の行動を維持していると仮定される強化随伴性の実験的操作

　最後に、多くの研究が、同じ反応クラスの中で社会的により適切な行動を「分化強化（differential reinforcement）」することによって、チャレンジング行動の機能的制御を実証し、オペラントモデルを支持する強力なエビデンスを提供しています。つまり、それらの研究は、その人のチャレンジング行動の行動的機能（例えば、教師の指示から逃れること、教師の注目を引き出すこと）を同定したのです。そしてそれらの研究は、「機能的に等価な」反応（例えば、逃避の機能をもつチャレンジング行動に代わる行動として、休憩を要求すること）を教え、系統的に強化しました。行動理論から予測できる条件下では、このアプローチはチャレンジング行動の急速かつ顕著な減少をもたらすはずです（Carr

& Durand, 1985a; Durand *et al.*, 1993)。

　これらの研究をまとめると、重度知的障害のある人が示すチャレンジング行動が正の強化あるいは負の強化のいずれかのプロセスによって維持されている可能性があるという提案を支持する強力なエビデンスとなります。

　これまで議論されてきた負の強化の例はいずれも、その人のチャレンジング行動には「逃避」行動の役割がある（つまり、負の強化子からの逃避や撤去）というものでした。これが最も多い行動の機能と考えられることから、チャレンジング行動の中には、「回避」行動として機能しているものもあると言えるでしょう。つまり、（嫌悪的な）負の強化子の出現を阻止したり、延期したり、あるいは遅らせる役割を果たしている可能性があるのです。例えば、介護者は、知的障害のある人が苦痛を感じているように見える状況（例えば、軽度の自傷行動を繰り返す）で、負の強化子（例えば、指示）を提示しないようにすることを学習しているかもしれません。このような状況では、自傷行動は指示されることを回避する（延期する、あるいは阻止する）という役割を果たしている可能性があります。

　そうであれば、（その回避行動が何らかの弁別制御にあると仮定して）その行動は、負の強化子（指示）が起こる可能性が高い状況で生起することが予測できます。しかし、その行動が回避行動として成功した場合には、その行動のどんな環境的結果事象も、それが潜在的事象（負の強化子）の非生起による維持随伴性であるとは見えないかもしれません。そのため、観察者には、ある人のチャレンジング行動には何も結果事象がないように見え、また、きわめて正確な弁別制御が確立していない場合には、明確な先行事象もないように見えるかもしれません。それにもかかわらず、それは環境的結果事象によって維持されているオペラント行動の一例なのです。

　負の強化のプロセスは、「善意の隷属化」のプロセスの説明にも使われます（Carr *et al.*, 1991; Oliver, 1993; Taylor & Carr, 1993）。このセクションの冒頭で挙げた仮説的な例のいずれにおいても、チャレンジング行動が起きなくなることは、介護スタッフの行為に対しても負の強化として働くと考えられます。その例では、本人のチャレンジング行動は、介護スタッフの「援助」行動（食べ物の提供、指示の撤去）に随伴して撤去される負の強化子となります。利用者のチャレン

ジング行動を強化する介護スタッフの行動は、チャレンジング行動が終わることによってその行動自体も強化されるのです。このようにして、介護者と利用者は、チャレンジング行動を永続させる悪循環（あるいは負の強化の罠）に陥るのです。

　これが事実であれば、さらに二つのことが起こると予想されます。まず、介護者や介護スタッフは、特定の強さや型のチャレンジング行動に時間が経つにつれて慣れてしまう可能性があります。そうすると、彼らは対象者がより激しく、より複雑な型のチャレンジング行動を示す時だけ反応する（そして強化を与える）ようになるでしょう。もちろん、このことは、ある人がすでに示している行動の特定の側面を分化強化することによって新しい行動を教えるという、シェイピング（shaping）手続きの基本です。しかし、この例では、介護者や介護スタッフがチャレンジング行動の普通のレベルに慣れてしまう可能性があるため、ますます激しく複雑になった行動を系統的に（しかし意図せずに）シェイピングする結果になっているのです。このようなプロセスは、チャレンジング行動がますます激しくなることを部分的に説明しています（Guess & Carr, 1991; Oliver, 1993）。

　さらに、チャレンジング行動の終結が負の強化子として働くのであれば、介護者や介護スタッフがそのような行動の生起を回避する方略を開発することも期待できるかもしれません。つまり、チャレンジング行動が正の社会的強化（例えば、社会的注目を手に入れること）によって維持されている利用者との関わりが増えれば、一方で、チャレンジング行動が負の社会的強化（例えば、指示からの逃避、社会的注目からの逃避）によって維持されている利用者との関わりを回避できるようになるかもしれないのです。テイラーらは、このようなパターンはきわめて急速に確立され、チャレンジング行動が果たしている機能を予測するのに十分なほど強固なものであることを実証しています（Carr *et al.*, 1991; Taylor & Carr, 1993）。

自動強化

　すべての行動がその環境的結果事象によって形成されているわけではないことは明らかです。行動には生得的なものもあります（例えば、空腹時に食べ物

を見ると、唾液が出る）。他にも環境刺激によって誘発される学習性の反射行動があります（例えば、空腹時に夕食のベルが鳴ると、唾液が出る）。その他、その人の内部にある結果事象によって維持されているように見えるものもあります（例えば、歯を食いしばると、足首の捻挫の痛みが和らぐ。虫刺されを掻くと、痒みが一時的に和らぐ）。

　この後者の行動クラスは、強化刺激が私的あるいはその人の内部にある、自動強化あるいは感覚強化によって維持されているオペラント行動の例と考えられます（Berkson, 1983; Carr, 1977; Lovaas et al., 1987; Vollmer, 1994）。潜在的な内的強化子あるいは自動強化子には、反応自体による知覚的フィードバック（例えば、目突きによる視覚効果、ロッキングによる運動感覚フィードバック、おもちゃを回すことよる視覚的・聴覚的フィードバック）、覚醒レベルの調整、痒みや捻挫の痛みの緩和などがあります。

　このアプローチは行動分析家にとって問題がないわけではありませんが（Kennedy, 1994b）、自動強化や感覚強化という概念についての状況的な裏付けが多くの研究で示されています。まず、いくつかのチャレンジング行動（主に常同行動や自傷行動）の生起確率は、一般的な環境刺激によって変わることが示されています。上述のように、社会的および物的に遮断化された状況では、かなりの割合のチャレンジング行動が高い率で生起します。同様に、環境刺激のレベルが上がることによって、常同行動やその他のチャレンジング行動が減少することも多くの研究が示しています（Favell et al., 1982; Horner, 1980）。

　しかし、興味深いことに、他の研究では全く逆の結果が得られています。例えば、デューカーとレイジングは、教室の備品や写真、必要ない物品を撤去して刺激レベルを減らすことによって、自閉症の若者の常同行動が減少した（課題従事行動が増加した）ことを示しています（Duker & Raing, 1989）。これらの結果は、別の説明と一致します。すなわち、チャレンジング行動の中には、（嫌悪的な）過覚醒レベルを積極的に弱めるように作用するという点で、負の強化のプロセスによって維持されているものもあるのです。

　自動強化の作用についてのさらなる状況的エビデンスは、行動から生じる感覚的結果事象をマスキングすることを含む手続きである「感覚消去」によって、ある型のチャレンジング行動が軽減することが示されていることです（Rincover

& Davany, 1982)。もちろん、チャレンジング行動の仮説的な内的結果事象を独立して測定することはできず、またうまくいかないため、このエビデンスはどれも特に説得力があるというものではありません。

その他の行動プロセス

レスポンデント行動

レスポンデント行動は、本来的に不随意的な性質を持つ反射的あるいは条件づけられた行動です（例えば、まばたき、唾液分泌、心拍数の変化、皮膚コンダクタンス）。障害のない人の覚醒や不安の問題に関する多くの行動理論では、それらを獲得されたあるいは条件づけられたレスポンデント行動の例と見なしてきましたが（例えば、恐怖症）、重度知的障害のある人の不安や覚醒の問題にはほとんど注目されてきませんでした（Romanczyk et al., 1992; Romanczyk & Mattews, 1998）。不安や覚醒は、以下の点で、自傷行動の維持に何らかの役割を果たしていることが示唆されています。（1）自傷行動は環境的ストレッサーによって生じた高い覚醒レベルに対する反射的な反応として誘発される可能性があること。（2）自傷行動はそれ自体が高い覚醒レベルを生み出す可能性があること。同様に、基礎研究のエビデンスは、攻撃行動が弱化による反射的反応として誘発される可能性を示しています（Hutchinson, 1977）。

スケジュール誘導性行動

固定時間スケジュールで食べ物を繰り返し提示する条件、あるいはいくつかの固定間隔強化スケジュールでは、スケジュール誘導性行動が現れることがあります。これは強化の直後に生起し、過剰で、ステレオタイプで、その状況で求められていることには無関係で、しばしば長時間続く行動です（Staddon, 1977）。スケジュール誘導性行動の研究の大部分は動物実験で行われていますが、そのプロセスは知的障害のある人の常同行動の理解に何らかの関連性があることを示唆している研究がいくつかあります（Emerson & Howard, 1992; Emerson et al., 1996c; Lerman et al., 1994）。

まとめ

　本章でレビューした研究は、重度知的障害のある人が示すチャレンジング行動の多くが、行動的プロセスによって維持されているという強力なエビデンスを提示しています。オペラントモデルは、チャレンジング行動の進行（Guess & Carr, 1991; Oliver, 1993）や「善意の隷属化」のプロセスによる維持（Taylor & Carr, 1993）につながる、知的障害のある人と介護者との間の相互の影響について首尾一貫した説明を提供しています。

　しかし、ロマンチクらは、チャレンジング行動を適応的で機能的なものとすることは、「チャレンジング行動を単に精神病的行動と見なすよりも優れた視点を提供するが、同時に、単純で素朴な理解にもつながる。発生要因と維持要因について、次のように考えることは適切ではない。（1）個人間で類似している、（2）同じ個人であればいつも一貫している、（3）個人内でも個人間でも別々の型の［チャレンジング］行動について類似している」と述べて警告しています（Romanczyk *et al.* 1992）。これに対して、私たちは次の二つを追加することができます。「発生要因と維持要因について、次のように考えることは適切ではない。（4）同じ個人では異なる文脈でも一貫している、（5）特定の型については複雑でも多様でもない」。実際、考えられる行動の機能や病因論的プロセスの多様性、さまざまな型のチャレンジング行動の頻繁な併存、行動的関係性の文脈制御の重要性は、すべてこのような単純さから私たちを守るために役立つはずです。

チャレンジング行動に対する 広範な環境的影響

　行動的アプローチの二つの大きな強みは何よりもまず、チャレンジング行動の潜在的な環境的決定因に注目したこと、そしてもう一つは一部の人にとって環境的決定因がチャレンジング行動の理解の中心となるという、疑いの余地なく確立されたエビデンスに対して、厳格なアプローチをとっていることです。しかし、これらの強みの中には、行動的観点のいくつかの弱点の根源もあります。特に、応用行動研究コミュニティで採用されているエビデンスに対する特定のアプローチ（実験的制御を確立することで「信頼できる論証」を提示する）は、強化随伴性を変えることで得られる潜在的に強力な効果と相まって、容易に操作でき、実験的制御下に置くことのできたチャレンジング行動に関係する身近な環境的決定因の役割だけに焦点が当てられてきたのです。このようなアプローチの潜在的な限界や狭さは長年認識されていましたが（Morris and Midgley, 1990; Willems, 1974）、このような懸念は応用行動研究にほとんど影響を与えていません。

　本章では、重度知的障害のある人が示すチャレンジング行動を理解し、効果的に対応するためには、潜在的な環境的影響をより広い視野で捉える必要性を示唆しているエビデンスをレビューします。しかし最初に注意してもらいたいのは、本章で扱うエビデンスには、軽度や中等度ではなく重度知的障害のある人に関するものがほとんどない、ということです。この理由はとてもシンプルで、重度知的障害のある人が示すチャレンジング行動に関する研究は、生物学的モデルか行動的モデルがほとんどで、どちらも実際には潜在的な幅広い環境の重要性について、表面的に語る以上のことはしていないからです（これは本書の以前の版に本章がなかった理由の一つです）。しかし私たちは、次の二つの関連領域からエビデンスを取り上げます。（1）知的障害のない人に見られ

るチャレンジング行動（暴力や攻撃）に関する研究、および（2）すべての範囲（軽度、中等度、重度）の知的障害のある子どもに見られる行動面の困難に関する研究。

　チャレンジング行動の領域で有力なパラダイムの主な特徴の一つは、人間の機能のより身近で即時的な原因（あるいは媒介する経路）を探すことです。この信念は、私たちがある事象の即時的な原因の理解に近づけば近づくほど、私たちの説明は説得力を増し、有効な介入や支援を設計できる可能性も高まるというものです。もちろん、媒介する経路と即時的（または身近な）原因の同定は、あらゆる事象をより詳細に理解していく上で非常に重要であり、そして、もちろん、社会的な問題に対処するためにこれらの即時的（または身近な）原因に取り組むという下流に向かう（downstream）介入を設計する可能性を開くことにもなります。

　しかしながら、そうした媒介のエビデンスによって、背景にある（または遠くにある）変数の科学的の重要性や社会的の重要性が低下すると考えるのは間違いです。実際、公衆衛生の研究では根本的に異なる視点が採用されることが多く、その研究課題は身近にある事象の遠くにある原因、あるいはマイケル・マーモット教授（WHO：社会的決定因に関する特別委員会委員長）の言葉を借りれば「原因の原因」（World Health Organization, 2007b, 2008c）を同定することに明確に焦点を当てていることが多いのです。このようなアプローチは、背景にある（あるいは遠くにある）変数に取り組み、健康とウェルビーイングに広範な影響をもたらす上流に向かう（upstream）介入を開発する可能性を開きます。

社会経済的地位、貧困および行動面の困難

　すべての社会は階層的に構成され、すべての社会において個人の社会階層の地位は、その人（およびその子ども）の健康とウェルビーイングを決定する上で重要な役割を果たす主要な資源の利用に影響を及ぼします（Graham, 2007; World Health Organization, 2008c）。社会経済的に低い位置にいる人々は、その社会の中で適切あるいはまともな生活をするために必要な資源の利用が難しいこ

とがあります。つまり、そうした人々は、「資源がないために、社会に参加し人間の尊厳と社会的品位にかなった標準的な生活を楽しむ」ことができない貧困を経験する可能性があるのです（Fabian Commission on Life Chances and Child Poverty, 2006）。

社会経済的地位、貧困および知的障害と発達障害の有病率

知的障害や発達障害のある人を扶養する家族は社会階層のすべての層にいますが、一般に、他の家族と比べ、低い社会経済的地位に位置づいていたり、貧困を経験している可能性が有意に高いです（Chapman *et al.*, 2008; Durkin, 2002; Emerson, 2004, 2007; Emerson *et al.*, 2009; Fujiura, 1998; Heber, 1970; Heikura *et al.*, 2008; Leonard and Wen, 2002; Murphy *et al.*, 1998; Parish *et al*, 2008; Roeleveld *et al.*, 1997）。しかし、社会経済的地位と知的障害や発達障害の関連性は、障害の種類と程度によって大きく異なり、知的障害が重度であるほどその関連性は強く、一方で、自閉スペクトラム症や重複障害があり最重度の知的障害の有病率と社会経済的地位の関連性はほとんどないかあるいは全くありません（Baird *et al.*, 2006; Chapman *et al.*, 2008; Emerson, *et al.*, 2009）。したがって、知的障害や発達障害のある子どもの一部（自閉スペクトラム症や重複障害があり最重度の知的障害のある子ども）について、低い社会経済的地位や貧困の状態にある割合は、より大きな集団の割合と同様と考えられます。より重度の知的障害のある子どもを含めそれ以外の人々では、その割合はより大きな集団と比べてやや大きいと考えられます。

行動面の健康とウェルビーイングに対する社会経済的地位の影響

現在、社会経済的地位の低さや貧困による行動面の健康とウェルビーイングへの悪影響を、（一般的な集団の中で）証明するエビデンスは豊富にあります（Bornstein and Bradley, 2003; Bradley and Corwyn, 2002; Bradshaw, 2001; Brooks-Gunn and Duncan, 1997; Duncan and Brooks-Gunn, 2000; Graham, 2007; Lister, 2004; Marmot and Wilkinson, 2006; Wilkinson and Pickett, 2009; World Health Organization, 2008）。また社会経済的地位の低さや貧困（および社会経済的地位の低さや貧困に関連した要因）は、子どもの攻撃性や他の行動面の困難の発生と持続の両方に、強く関係し

ていることを示唆するエビデンスも数多くあります（Broidy, *et al.*, 2003; Jenkins, 2008; Maughan *et al.*, 2004; Tremblay, 2000; Tremblay *et al.*, 2004; Tremblay, 2006）。この質の異なる膨大な量の文献から、三つの重要なテーマが浮かび上がってきました。特に、社会経済的地位の低さや貧困と関連したネガティブな結果は、以下のとおりです。

■ そうした状況に置かれている期間の長さと深刻さに関係している（Ackerman *et al.*, 2004; Jarjoura *et al.*, 2002; Lynch *et al.*, 1997; McLeod and Shanahan, 1996; Petterson and Albers, 2004）。
■ 毒物や催奇性物質への曝露など、さまざまな物資的および心理社会的な危険にさらされるリスクの増加、教育や就職の機会が乏しいこと、有害なライフイベント、乏しい健康福祉サービス、劣悪な居住地域などがあるが、これらに限らず、多様な経路を介して引き起こされる（Aber *et al.*, 1997; Bradley *et al.*, 2001; Dixon *et al.*, 2008; Evans and Kantrowitz, 2002; Kawachi and Berkman, 2003; Unwin and Deb, 2008）。しかし、これらの経路の多くは、家族機能や養育習慣に深く根づいている（Bradley and Corwyn, 2002; Conger and Conger, 2002; Conger and Donnellan, 2007; Linver *et al.*, 2002）。
■ さまざまな要因によって緩和するかもしれない。他の人よりもレジリエンスが高い子どもや家族もいる。

　不幸な出来事に直面した時の脆弱性とレジリエンスの問題に関する文献も、広く多岐にわたっています（Coleman and Hagell, 2007; Grant *et al.*, 2006; Haskett *et al.*, 2006; Luthar, 2003, 2006; Luthar and Brown, 2007; Rutter, 1985, 2000; Sandberg and Rutter, 2008; Schoon, 2006; Werner and Smith, 1992）。これらの文献から得られた重要なメッセージは、子どもや若者のレジリエンス機能は、個人の特徴や特性（気質、知能、性格、対処スタイル、宗教性など）、家族との関係や家族の特徴（協力的な養育スタイル、家族の結束力など）、生活しているより広い社会的文脈との関係や特徴（地域社会への帰属意識、教育や余暇サービスの質、居住地域の安全性など）の複雑な相互作用を反映している可能性があるということです。レジリエンス機能に関連する要因の多くは、社会経済的地位や貧困にも関連していま

す。その結果、物質的および心理社会的な危険にさらされる度重なるリスクの
増加と、危険にさらされた人のレジリエンスが弱まることの両方によって、社
会経済的地位の低さと貧困がウェルビーイングに影響を及ぼすと考えられます。

知的障害や発達障害のある人の行動面の健康とウェルビーイングに対する
社会経済的地位の影響

　これまでのセクションで述べたエビデンスをまとめると、次のことが指摘さ
れます。（1）社会経済的地位の低さや貧困は、行動面の健康とウェルビーイ
ングに広く有害な影響を与えること。（2）知的障害のある人は、同年代の障
害のない人と比べて、社会経済的地位の低さや貧困にさらされる可能性が高い
こと。一般集団における社会経済的地位と貧困および健康とウェルビーイング
を結びつけるプロセスに対して、知的障害のある人は何らかの免疫を持ってい
るというのであれば別ですが、前述のことを踏まえると、社会経済的地位の低
さや貧困は、知的障害のある人のウェルビーイングを理解する上で、少なくと
も他の人々のウェルビーイングを考える時と同じくらい重要になってくると言
えます。当然のことながら、そうした免疫の存在を示唆するエビデンスはほと
んど、あるいは全くありません（Emerson and Hatton, 2007d, 2010）。例えば、私た
ちは最近、社会経済的リスクにさらされる範囲と診断可能な行為障害の有病率
の関係が、知的障害のある子どもとそうでない子どもで非常に類似しているこ
とを明らかにしました（Emerson and Hatton, 2007d）。

　社会経済的地位の低さや貧困がウェルビーイングに広く悪影響を及ぼし、知
的障害のある人がそうした状況にさらされる可能性が高いことを考えると、知
的障害のある人の情緒や行動面のウェルビーイングの低さは、部分的に社会経
済的地位の低さに起因している可能性を示唆するのはもっとものように思われ
ます。実際、私たちの最近の研究では、社会経済的地位の低さや貧困にさらさ
れる機会が増えることが、次のようなことの原因になっていることが示唆され
ました。（1）イギリスの知的障害のある児童と青年を国レベルで代表する二
つのコフォートにおいて、身体面と精神面の不健康のリスクが20～50％増加
（Emerson and Hatton, 2007a, 2007b, 2007d）、（2）オーストラリアの6～7歳の知的
障害のある子どもあるいは境界知能の子どもを国レベルで代表するコフォート

において、素行面の困難のリスクが29～43%、仲間同士の問題のリスクが36～43％増加（Emerson, *et al.*, 2010）、（3）知的障害のある青年において、自己申告による反社会的行動の割合が大きく増加（Dickinson*et al.*, 2007）、（4）イギリスの発達に遅れが見られる3歳児を国レベルで代表するコフォートについて、素行面の困難が32%、仲間同士の問題が27％増加（Emerson and Einfeld, 2010）。これらの結果は、貧困や社会経済的地位の低さが、知的障害のある人のウェルビーイングの変化の一部を説明するエビデンスにもなります（Emerson, 2003c; Emerson *et al.*, 2005, 2007b; Emerson and Hatton, 2007d, 2008a, 2008b; Koskentausta *et al.*, 2006）。

　しかし前述のように、社会経済的地位の低さや貧困が知的障害のある人のウェルビーイングに及ぼす影響は、社会経済的地位の低さに関連する（しかしそれに固有のものではない）さまざまな質の異なる経路に媒介されている可能性があります。現在のエビデンスによれば、知的障害のある人のチャレンジング行動やメンタルヘルスの問題は、以下のような媒介経路と関連していることが示唆されます。

■ 生活上の急性ストレスや、有害な「ライフイベント」への度重なる曝露（Coe *et al.*, 1999; Cooper *et al.*, 2007; Esbensen and Benson, 2006; Hamilton *et al.*, 2005; Hastings *et al.*, 2004; Hatton and Emerson, 2004; Hulbert-Williams and Hastings, 2008; Monaghan and Soni, 1992; Owen *et al.*, 2004）

■ 虐待（Beail and Warden, 1995; Murphy *et al.*, 2007; Sequeira *et al.*, 2003）、両親の死（Bonell-Pascual *et al.*, 1999; Esbensen *et al.*, 2008）、家庭外への入所措置（Esbensen *et al.*, 2008）のような特定のライフイベント

■ 家族機能の弱さ（Chadwick *et al.*, 2008; Emerson, 2003c; Hardan and Sahl, 1997; Wallander *et al.*, 2006）

■ ひとり親で育ったこと（Dekker and Koot, 2003; Emerson, 2003b; Hardan and Sahl, 1997; Koskentausta *et al.*, 2006）

　社会経済的地位の低い人の方が、これらすべての出来事や状況にさらされる可能性が有意に高いということを覚えておく必要があります。また、これらの広範な環境条件と行動面の困難やチャレンジング行動の関連性を示すエビデン

スの強さは、かなり弱いものであるということに留意する必要があります。ほとんどの研究は相関研究で、そのほとんどは上流に向かう要因と（媒介する）下流に向かう要因の関連性を十分に取り扱うことができておらず、またほとんどの研究は重度知的障害のある人に特化したものではありません。

　それでも、知的障害のない人に見られるチャレンジング行動に関するより確かなエビデンスと照らし合わせると、現時点で得られるエビデンスは、この分野はより詳細な研究を行うに値する領域であることを示唆しています。例えば、私たちは現在、2年にわたって、オーストラリアの知的障害や境界知能の子どもを国レベルで代表するコフォートについて、行動面の困難の出現と持続に関連する要因を調査しているところです（Emerson *et al.*, 2011）。私たちの予備的な結果によると、4, 5歳から6, 7歳の間で重度の行動面の困難が持続するのは、物質的困窮を経験している子ども、母子家庭の子ども、母親にメンタルヘルスの問題がある子どもで2～3倍高いことが示唆されました。しかし、4, 5歳から6, 7歳の間に重度の行動面の困難が出現するのは、より広範な環境のあらゆる側面に関係しているようであり、出現のリスクが貧困地域で暮らしている子どもで4倍以上高いことがわかりました。

社会経済的地位と介入

　次の話題に移る前に、言及しておくべきことがあります。それは、チャレンジング行動の出現と持続における広範な社会的環境の役割が何であれ、社会経済的地位の低さと貧困が家族機能と個人のウェルビーイングに及ぼす影響を知っておくことは、介入や支援を計画・実施する上で重要であるということです。これまで見てきたように、一般に知的障害のある人は低い社会経済的地位や貧困にさらされる可能性が高く、社会経済的地位の低さと貧困および行動面の困難に関連性があることを考えると、行動面の困難やチャレンジング行動を示す知的障害のある人には特に当てはまると言えます。例えば、私たちは、イギリスの知的障害と診断可能な行為障害のある子どもの57％が、貧困の中で暮らしていると推定しています（Emerson and Hatton, 2007c）。

この単純な所見は二つの点で重要です。第一に、支援や介入の必要性は貧困地域で有意に高くなることを示唆しています。第二に、どのような介入も恵まれない地域で実施する際には、恵まれた地域で行われているのと同じように、目的に合致し、かつ効果的でなければならないことを示唆しています。そうでなければ、最も恵まれない状況にある人々に手を差し伸べたり支援したりすることができず、私たちの介入は社会的不平等を拡大するリスクを冒すことになります。これはエビデンスのない憶測ではなく、行動変容に基づく健康関連の介入が恵まれた地域でより効果的に行われているという、とても長い歴史があることからも言えることです（White *et al.*, 2009）。これらの介入には、一般の親（Lundahl *et al.*, 2006）や知的障害や発達障害のある子どもの親（Harris *et al.*, 1991）を対象にした行動的な集団ペアレントトレーニング・プログラムも含まれます。

三つの要因の関連性を考える

　前の三つの章では、チャレンジング行動に対する生物学的、行動的、および広範な環境的影響について見てきました。本章では、これら三つの非常に一般的な観点相互の関連性や重なりについて見ていきます。しかし、チャレンジング行動に関する壮大な包括的モデルを提示するつもりはありません。その主な理由は、チャレンジング行動につながる独立した（および部分的に独立した）経路の多様性について、単一の理論で説明することは不可能と考えるからです。それよりも、チャレンジング行動に対する理解が深まるにつれ、等結果性の原則（principle of equifinality; その環境と絶えず相互に作用し合う開かれたシステムでは、特定の最終的な状態に辿り着くまでの経路には多様な可能性がある）が反映される可能性が高くなります。

　本章で私たちが試みるのは、生物学的、行動的、および広範な環境的要因が相互に作用し合い、重度知的障害のある人がチャレンジング行動を示す可能性を高めたり低くしたりすることについて検討することです。まず、二つの特定領域（行動的プロセスへの生物学的な影響、および社会的文脈と養育と行動的プロセスの関連性）に注目し、その後、小児期のチャレンジング行動の形成と持続に関する生物学的、行動的、および文脈的な影響に焦点を当てます。

行動的プロセスにおける確立操作としての生物学的影響

　第5章で議論したように、行動理論はどのような事象や刺激も本来的に強化の働きをするわけではないことを示唆しています。むしろ、事象や刺激の強化特性は、歴史的あるいは文脈的要因と関連する確立操作の影響によって生じま

す。生物学的状態は、特に関連する確立操作のクラスを構成する可能性が高いものです。例として、痛みとチャレンジング行動の関連性を考えてみましょう。第一に、痛み（嫌悪刺激である）は反射的な非機能的なチャレンジング行動のエピソードを直接引き起こす可能性があります（Hutchinson, 1977）。第二に、ある型のチャレンジング行動（例えば、テーブルの上を拳で叩く）は、感じている痛みを緩和させる働きをするかもしれません（「自動強化」のプロセスを通して観察不可能な内的状態の軽減が起こり、それによってチャレンジング行動が負の強化を受けている場合）。最後に、おそらく最も重要なこととして、多様な活動や事象が潜在的な正または負の強化効力を持つようになることに、痛みは広範な影響を与えている可能性があります。私たちが痛みを感じている時、他の人から優しくされることは強化的になりやすく、困難な課題は嫌悪的になりやすいものです。このシナリオでは、痛みとチャレンジング行動の関連性は間接的なものです。痛みはチャレンジング行動を引き起こすわけではありませんが、その人の動機づけ状態を変えます。そしてもし、チャレンジング行動がこれらの動機づけ状態に関連する機能的反応としてすでに確立していた場合には、痛みはチャレンジング行動が起こる条件を作り出すことになるでしょう（例えば、他の人から優しくされる効果的な手段として、あるいは困難な課題を回避したりそれから逃避したりする効果的な手段として）。これは単に意味論ではなく、後述するように、このように関連づけることによって、次のような二つの代替的な介入アプローチが可能になります。（1）その人の動機づけ状態を変える（例えば、痛みを軽減することによって）、（2）動機づけ状態が存在する時にチャレンジング行動の機能を変える（例えば、その人が優しい関りをしてもらったり、困難な課題を回避したり逃避できるもっと効果的なやり方を提示することによって）。

　確立操作として機能する生物学的な事象や状態には、以下のようなものがあります。

■ 胃食道逆流症、中耳炎、便秘に伴う痛みなどの病気や痛み（Bosch *et al.*, 1997; Carr and Smith, 1995; Carr *et al.*, 1996; Gardner and Whalen, 1996; Hall *et al.*, 2008; Kennedy and Meyer, 1996; Kennedy and Becker, 2006; Peine, *et al.*, 1995）

- アレルギー（Kennedy and Meyer, 1996; Kennedy and Becker, 2006）
- 疲労や睡眠・覚醒パターン（Horner *et al.*, 1997; Kennedy and Meyer, 1996; Kennedy and Becker, 2006; O'Reilly, 1995）
- ホルモンの変化（Kennedy and Becker, 2006; Taylor *et al.*, 1993a）
- 薬物の影響（Kalachnik *et al.*, 1995; Taylor *et al.*, 1993a）
- カフェインの摂取（Podboy and Mallery, 1977）
- ダイエットや食事制限（Talkington and Riley, 1971; Wacker *et al.*, 1996）

　また、一部の精神疾患や気分状態も確立操作となる可能性があり、それによって、オペラントプロセスで維持されているチャレンジング行動が起こる動機づけの基礎となることもあります（Carr *et al.*, 1996; Emerson *et al.*, 1999b）。
　例えば、うつ病は、教育や社会的活動に参加したがらないことと関連する可能性があり、そのためにそれらの活動が負の強化子（つまり、その終了が強化となる）として確立されることになります。もしその人が、チャレンジング行動がそうした嫌悪的事象を終了させることをそれまでに学習していたとすると、うつ病のエピソードはチャレンジング行動の増加と関連していると予測できます。繰り返しになりますが、うつ病がチャレンジング行動を引き起こすわけではありません（すなわち、チャレンジング行動が起こる十分条件ではではありません）。チャレンジング行動の生起は次の組み合わせによって決まるのです。（1）負の強化子を確立するうつ病の動機づけの影響、（2）過去に逃避機能を果たしていたチャレンジング行動がその人のレパートリーにすでにあること。繰り返しますが、このような概念化は、二つの補完的な介入アプローチを示唆します。（1）動機づけ状態を変える（例えば、その人のうつ病の治療をする）、（2）その人のチャレンジング行動の機能を変える。
　例えば、ローリーとソヴァーはこのようなプロセスが作用しているように見える二つの事例を記述しています（Lowry & Sovner, 1992）。どちらの事例も急速交代型双極性障害（情動と活動の詳細な行動記録による診断）があり、自傷行動（事例1）と攻撃行動（事例2）の変動と密接に関係しているように見えました。しかし、どちらの事例でも、次のことを示唆する逸話記録がありました。（1）特定の環境事象（介護スタッフからの指示）がチャレンジング行動のエ

ピソードを突然引き起こしていて、それは特定の気分状態の時だけであること（事例1ではうつ状態、事例2では躁状態）、（2）そういった状態において、その人のチャレンジング行動がそうした突発的な刺激を終わらせたり遅らせたりする機能を果たしていた可能性があること。

　同じような意味で、特定の症候群とチャレンジング行動の関連性も、その症候群に関連した動機づけの特徴が関係している可能性があります。つまり、症候群特有の動機づけの特徴が、その人が望むものに影響を与える可能性があるのです。チャレンジング行動は、（ある文脈で、ある人にとっては）その人が求めているものを確実に手に入れるための機能的で適応的な反応であるかもしれません。例えば、以下のようなものがあります。

- 自閉スペクトラム症の診断の特徴には、同一性や予測可能性を強く好み、あるいは限定された興味関心に夢中になることがある。そのような人にとっては、同一性を保つ機会が乱されることは非常に嫌悪的で、そうした乱れを回避したりそれから逃避する上で、チャレンジング行動は重要な役割を果たす可能性がある（Clements and Zarkowska, 2000; Machalicek *et al.*, 2008）。
- ダウン症の人の認知症の発症は、攻撃性、恐怖心、悲しみ、睡眠の問題の増加と関連することが示唆されている（Urv *et al.*, 2008）。（機能的な）攻撃性の増加は、気分状態や動機づけの変化を通じて、認知症と間接的に関連している可能性がある。
- プラダー・ウィリ症候群に見られる食欲と満腹感の調節機能不全は、食べ物の強化効力を確立することに明らかに広範で長期にわたる影響を及ぼす。そのことによって、食べ物を手に入れることにチャレンジング行動が機能的である場合に、その行動が生起する機会に間接的に影響を及ぼす（Whittington and Holland, 2004）。
- スミス・マギニス症候群の人に報告されているチャレンジング行動の割合の高さは、この症候群の特徴である大人の注目を強く好むことに関連した動機づけ状態が関係しているようである（Taylor and Oliver, 2008）。

社会的文脈、養育および行動的プロセス

　これまでの章で、子どもの行動面の困難の出現と経過は、（一般に）その子どもの社会的環境の広範な側面（例えば、家族の社会経済的地位）と強く関連していることを見てきました（Broidy *et al.*, 2003; Jenkins, 2008; Maughan *et al.*, 2004; Tremblay, 2000; Tremblay *et al.*, 2004; Tremblay, 2006）。そして、養育習慣や養育行動は、この関連性が媒介されると思われる重要な経路の一つであることについても述べてきました（Bradley and Corwyn, 2002; Conger and Conger, 2002; Conger and Donnellan, 2007; Linver *et al.*, 2002）。例えば、社会経済的地位の指標と養育習慣・行動の間に、中程度の強い関係があることを示唆するエビデンスが多数あります。ここで言う養育習慣・行動は、子どもに向けられた言葉の総量、子どもが話したことに対する母親の応答、刺激になる物や活動に触れる機会、子どもへの理詰めの対応、厳格で権威的で一貫性のない養育、体罰などです（Bornstein and Bradley, 2003; Fabian Commission on Life Chances and Child Poverty, 2006; Ghate and Hazel, 2002; Seccombe, 2007）。

　家族の社会経済的地位と養育習慣の関連性を説明するために、いくつものモデルが提案されています。その中に、家族ストレスモデル（Conger *et al.*, 1992; Conger and Conger, 2002; Conger and Donnellan, 2007; Emerson and Hatton, 2010）と家族投資モデル（Bradley *et al.*, 2001; Bradley and Corwyn, 2002; Davis-Kean, 2005; Linver *et al.*, 2002; Yeung *et al.*, 2002）があります。家族ストレスモデルでは、貧困による経済的な圧力やストレスが親のウェルビーイングに影響を与え、そのことを通して子どもに影響が及ぶことを示唆しています。親のウェルビーイングの低さは、直接的には優しさがなく関わりの薄い養育につながり、間接的には両親の葛藤が増え温もりや養育力が減ることによって子どもに影響が及ぶと仮説されています。優しさがなく関わりの薄い養育は、子どもの達成の乏しさにつながると考えられています。対照的に、家族投資モデルでは、社会経済的地位と子どもの発達の関係は、裕福な家庭が子どもの発達と将来に投資する機会が増えることによって媒介されると示唆されています。もちろん、これら二つのモデルは、互いに相容れないものではありません。

チャレンジング行動の出現と維持に関する行動的モデルも、知的障害のある人と主な介護者の間の相互的な社会的相互作用による「善意の隷属化」のプロセスに焦点を当て、養育（少なくとも乳幼児期）の重要性を強調しています（Guess and Carr, 1991; Kennedy, 2002; Langthorne and McGill, 2008; Oliver, 1993; Oliver *et al.*, 2005; Richman, 2008）。しかし、知的障害のある子どものチャレンジング行動の出現や持続のリスクを高める可能性のある養育行動が、社会経済的地位と関係しているかどうかについては、まだ調査されていません。

　しかし、家族機能の広範な側面と知的障害のある子どもの行動面の困難の関係に着目した研究はいくつかあります（Chadwick *et al.*, 2008; Emerson, 2003c; Hardan and Sahl, 1997; Wallander *et al.*, 2006）。さらに、数は限られていますが、一般集団で報告されている社会経済的地位と養育習慣の関連性（褒める割合が低い、やりとりが少ない，子どもに対する否定的な行動の割合が高い）が、知的障害のある子どもの親にも見られることを示唆するエビデンスがあります（Floyd and Saitzyk, 1992）。このことから、社会経済的地位による養育習慣の差異によって、知的障害のある年少児の情緒や行動面の困難の差異に社会経済的地位が関係していることを、少なくとも部分的に説明できる可能性があります。

　その人の社会的文脈のより広い側面も、（機能的な）チャレンジング行動の出現と持続のための条件を作り出すことで、子どもの動機づけ状態を変化させることに関係しているかもしれません。したがって、例えば、ライフイベントへの度重なる曝露や、虐待や親の死などの特定のライフイベントを経験することは、社会的接触の強化特性（正または負）に大きな影響を与える可能性があります。その人が社会的接触を得る（あるいは回避する）ための効果的な手段がそれ以外にない状況では、チャレンジング行動が出現する可能性があります。

チャレンジング行動の出現と持続に関係する可能性のある
生物学的、行動的および環境的影響

　重度知的障害のある人のチャレンジング行動の初期形成に関係するプロセスについては、ほとんどわかっていません。しかし、以下のことが明らかになっています。

■ 発達に遅れのある就学前の子どもは、同年代の子どもと比較して、情緒や行動面の困難を示す割合が著しく高い（Baker *et al.*, 2002; Emerson and Einfeld, 2010; Merrell and Holland, 1997; Plomin *et al.*, 2002）。

■ これらの困難の有病率と持続は、家族の社会経済的地位（Emerson and Einfeld, 2010; Emerson *et al.*, 2011）、および特定の遺伝性症候群（第4章参照）と関係している。

■ これらの困難は小児期の間、持続することが多い（Einfeld *et al.*, 2006）。

したがって、以下で述べる説明は主に推論的なものです。しかし、私たちは、知的障害のある子どものチャレンジング行動の出現と持続を理解するためには、知的障害による特殊な発達的文脈において、反復的で、傷がつく可能性がある、あるいは軽微な攻撃性や癇癪行動が形成されていく段階での出現と生起に関連する要因と、それらの長期的な持続に関連する要因を、別々に取り上げることが重要だと考えています（Berkson and Tupa, 2000; Guess and Carr, 1991; Kennedy, 2002; Langthorne and McGill, 2008; MacLean *et al.*, 1994; Murphy *et al.*, 1999a; Oliver, 1993; Oliver *et al.*, 2005; Richman, 2008）。

出　現

障害のない子どもでも知的障害のある子どもでも、反復的な動きは運動発達の転換点でよく見られます。例えば、ハイハイが始まる前に手や膝を使ったロッキングが見られます。多くの研究で、5～17カ月の障害のない乳児の最高で20％に頭打ちが見られることが明らかにされており（de Lissovoy, 1962; Werry *et al.*, 1983）、それには耳感染症や歯が生えてくることが影響していると考えられています（de Lissovoy, 1963）。ほとんどの親が知っているように、癇癪や攻撃性、物を壊す行為は障害のない幼児でもよく見られ、2～3歳でピークに達し、その後、ほとんどの幼児ではその深刻さや頻度が徐々に減少していきます（Broidy *et al.*, 2003; Cairns *et al.*, 1989; Cummings *et al.*, 1989; Loeber and Hay, 1997; Nagin and Tremblay, 1999; Tremblay, 1999; Tremblay *et al.*, 1999; Tremblay, 2000; Tremblay *et al.*, 2004）。

知的障害があることによる特殊な発達の文脈は、いくつかの点で重要と考え

られます。

■ 重度知的障害のある子どもは発達が遅いために、発達的には適切であっても、年齢的には不適切な行動を示すことがある（子どもの体格によってはチャレ・・・ンジングになることもある）。また、そうした行動が長期にわたることがある（MacLean *et al.,* 1994）。

■ 知的障害を伴う遺伝性症候群は、中立の（オペラント以前の）行動の生起や、・・・刺激の強化特性の確立に影響を与えることで、特定の行動の形成に対する脆弱性を高める可能性がある（Langthorne and McGill, 2008）。

■ 同様に、知的障害のある幼児によく見られる特定の障害（例えば、摂食困難、自閉症）は、介護者との情緒的きずなの確立の困難と関連したり、普通の出来事（例えば、食事、介護者とのやりとり）がストレスや嫌悪的経験となるリスクの増加と関連している可能性がある。

■ 最後に、知的障害に伴う社会経済的パターンと社会的な結果は、子どもが有害なライフイベントを経験するリスクを高める可能性がある（Hulbert-Williams and Hastings, 2008）。これらのことも、普通の出来事をストレスや嫌悪的なものにする可能性がある。

　以上のことから、おそらく正常な発達プロセスの一環として現れるきわめて軽微なあるいは原初的なチャレンジング・・・・・・・行動があり、それが知的障害のある子どもではより多く見られ、深刻度も高く、また長期にわたることと関連している可能性が示唆されます。

持　続
　しかし、障害のない子どものチャレンジング行動の発達経過に関する研究で、ほとんどの子どもでは、こうした原初的なチャレンジング・・・・・・・行動は比較的早い段階でその深刻度や頻度がどちらも減少することが明らかになっています（Broidy *et al.,* 2003; Cairns *et al.,* 1989; Cummings *et al.,* 1989; Loeber and Hay, 1997; Nagin and Tremblay, 1999; Tremblay, 1999; Tremblay *et al.,* 1999; Tremblay, 2000; Tremblay *et al.,* 2004）。例えば、イギリス・ミレニアムコホート研究における「定型発達」の

子どもに関する有病率の調査では、「強さと困難さ質問票（Strengths and Difficulties Questionnaire）」（Goodman, 1999）のスコアが「異常」域だった子どもの割合は、3歳で31％だったのが5歳では9％に下がり、有病率は71％減少しました（未発表データ）。これらの行動面の困難の割合の大幅な減少には、問題解決、言語コミュニケーション、自己調整、および自立の領域で子どもの能力が急速に発達することや、効果的な養育や行動管理方略の使用によって発達が促進されることなど、多くの要因が関係していると思われます（Loeber and Hay, 1997; Tremblay, 2000）。しかし前述したように、貧しい家庭や恩恵を受ける可能性が最も低い地域で生活している子どもでは、上記のことが同様に見られるわけではありません。

　繰り返しになりますが、知的障害があることによって生じる特殊な発達の文脈は、いくつかの点で重要であると考えられます。

■ 最も明らかなことは、知的能力が低いと、問題解決、自己調整、および自立に関連する潜在能力（capacity）・スキル・能力（ability）の発達が遅れる可能性が高い。
■ さらに、重度知的障害に伴う特定の機能障害（例えば、特異的感覚機能障害、特異的言語発達遅滞、身体障害、衝動制御の問題）によって、子どもの行動レパートリーがさらに制限される可能性がある。とりわけ、重度知的障害のある子どもでは、受容・表出コミュニケーションスキルが制限される。
■ 社会経済的地位の低さによるリスクの増加は、あまり効果的でない養育方略（Floyd and Saitzyk, 1992）や、発達に有益な教材・活動・出来事などに触れる機会が少ないために、発達がさらに阻害される可能性がある。
■ 最後に、あからさまな差別（例えば、いじめ）や、体制的あるいは制度的な差別による社会的排除を経験することは、発達に有益な教材・活動・出来事などに触れる機会がさらに減り、知的障害のある人の逆境が続く原因となる可能性がある（Emerson, 2010）。

　これらのプロセスの結果として予想されることは、チャレンジング行動に対する建設的で効果的な代替行動の形成が難しいために、知的障害のある子ども

は原初的なチャレンジング行動を示す割合が初めから高く、またこれらの原初的なチャレンジング行動が長期にわたって持続する可能性も高いということです。後者の問題に関するデータはほとんどありませんが、イギリス・ミレニアムコホート研究における発達の遅れのある子どもの有病率の調査では、「強さと困難さ質問票」のスコアが「異常」域だった子どもの割合が、3歳の55%から5歳では22%に下がり、有病率は60%減少しました（未発表データ）。

　もし知的障害のある子どもは原初的なチャレンジング行動を示す割合が初めから高く、また原初的なチャレンジング行動を長期にわたって持続する可能性も高いとすると、別の維持メカニズムが働く機会が大きくなることになります。したがって、例えば、ストレス誘発性の癇癪に対する介護者の慰める反応が、時間の経過とともに、その行動を維持する重要な役割を果たすようになる可能性があります。つまり、正常発達プロセスの一部として出現する行動が、後の段階で、オペラントプロセスによって維持されるようになる可能性があるのです（Guess and Carr, 1991; Kennedy, 2002; Langthorne and McGill, 2008; MacLean *et al.*, 1994; Murphy *et al.*, 1999a; Oliver, 1993; Oliver *et al.*, 2005; Richman and Lindauer, 2005; Richman, 2008）。これらのプロセスの相互的な性質は、シェイピングのプロセスによって最初の行動より激しく、異常で、深刻な行動が選択されるように作用する可能性があります（Carr *et al.*, 1991; Oliver, 1993; Oliver *et al.*, 2005; Taylor and Carr, 1993）。

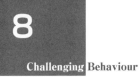

8

Challenging Behaviour

介入の基礎

　本章では、知的障害とチャレンジング行動のある人を支援するアプローチにおける現在の「ベストプラクティス」の一般的特徴を取り上げます。私たちは、可能な限りどんな場合でも、介入は建設的で、機能に基づいていて、社会的に妥当で、もちろん倫理的であるべきであると主張しています。

建設的アプローチ

　イスラエル・ゴールダイヤモンドは、応用行動分析学の発展に貢献した古典的文献の中で、ほとんどの介入アプローチにおける二つの幅広い方向性を明らかにしています（Goldiamond, 1974）。一つは、行動（例えば、自傷行動）や状態（例えば、不安や苦痛）の消失に焦点を当てた「病理学的（pathological）」アプローチです。彼は次のように指摘しています。

　　このようなアプローチでは、問題を病理の観点から考えることが多く、その病理がどのように形成され、進展し、あるいは維持されているかにかかわらず、病理そのものを消失させようとする。

　彼はこれと「建設的（constructional）」アプローチと名づけたものを対比させ、その方向性を次のように指摘しています。

　　問題の解決方法はレパートリーの消失ではなく、レパートリーの構築（あるいはその回復または新しい場面への転移）である（Goldiamond, 1974）。

例えば、新しいスキルを教えようとすると攻撃行動を示す、重度知的障害があるジョンという若者を例にとってみましょう。病理学的アプローチでは、この問題を次のように捉えるでしょう。ジョンを攻撃的でなくすにはどうすれば良いだろうか？　建設的アプローチでは、この問題を次のような観点で問題設定するでしょう。彼の攻撃行動を引き起こす場面に対して、ジョンがより適切に反応できるように支援するにはどうすれば良いだろうか？　ここからわかるように、病理学的アプローチは、単に攻撃行動の消失を目的にしていますが、建設的アプローチでは、現在攻撃行動を引き起こしている状況でより適切に行動する仕方を確立することを目的にしています。

　建設的アプローチの適用には、少なくとも三つの理由があります（Cullen *et al.*, 1981）。まず、ゴールダイヤモンド（Goldiamond, 1974）が述べているように、建設的介入は人権の考え方とより一致しています。確かに、個人的にも社会的にも適切な代替行動の形成に基づくアプローチは、治療の力の濫用のより露骨な例に対して、いくつかの安全策を提供するように思われます。

　第二に、応用行動分析的アプローチの基盤となっているエビデンスである基礎および応用行動研究のほとんどは、新しいスキルの学習を支援する方法に焦点を当てています。実際に、これは建設的介入に対して、非常に強固な実証的基盤を提供しています。

　第三に、病理学的介入が成功するためには、建設的な要素を伴わなければなりません。ある行動が消失すると、他の行動が代わりに出てくる可能性があります。この代わりに出てきた行動はその人の状況に対してポジティブな適応反応であることもあれば、別のチャレンジング行動であることもあります（チャレンジング行動が別のものに置き換わることは、「症状代理形成（symptom substitution）」と呼ばれることもあります）。行動はダイナミックなプロセスであり、（自然と同じように）真空を嫌います。この事実について、病理学的な方向性は、介入プロセスのこの側面を偶然に任せてしまいます。建設的介入はこの点に直接取り組むのです。そうすることが潜在的に有益だということが、知的障害のある 15 歳のアランが示す攻撃行動と癇癪に対する病理学的介入と建設的介入を検討したスプレイグとホーナーの研究によって示されています（Sprague & Horner, 1992）。アセスメントによって、アランの攻撃行動と癇癪は、難しい課

題が提示された時に教師の援助を引き出すという負の強化プロセスによって維持されていることがわかりました。それぞれの介入が、アランのチャレンジング行動のうちの一つである殴りかかることにのみ、順番に適用されました。病理学的介入（言語的叱責と反応阻止）は彼の攻撃行動を著しく減少させましたが、他の問題行動（頭や体揺らし、泣き叫び、物を叩く、両手を顔に当てる）はすべて増加し、結局、チャレンジング行動全体の生起率に変化は見られませんでした。建設的介入（難しい課題の時には援助を要求するようアランをプロンプトする）ではすべての問題行動が消失し、その結果は2カ月後も維持されました。介入に対する反応共変動や症状代理形成のリスクを考えると(Schroeder & MacLean, 1987)、代替行動の導入を中核としたアプローチには優れた点が多いと言えます。

　もちろん、建設的アプローチよりも病理学的アプローチを採用する方が簡単で、シンプルで、効果的で、倫理的であるという状況もあるでしょう。例えば、チャレンジング行動がその人の健康、発達あるいは QOL にとってそれ自体は特に重要ではないという状況でのみ生起する場合を考えてみましょう（例えば、特定のルートで登校すること ; Kennedy & Itkonen, 1993）。このような状況に対する目立たず効果的である可能性のある非常に倫理的な病理学的アプローチは、チャレンジング行動を引き起こすような状況を単に回避することでしょう。そのアプローチが建設的かどうかは、検討すべき次元の一つです。しかし、それが唯一の検討事項というわけではありません。

機能的視点

　1980 年代の知的障害に関連する行動的実践におけるまさに最も重要な発展は、おそらく分析や介入に対する「機能的アプローチ（functional approach）」の再台頭です(Carr *et al.*, 1990a; Mace *et al.*, 1991)。このアプローチは、「介入アプローチの選択や計画は、その人のチャレンジング行動の根底にある発生要因と維持要因に関する知識を反映すべきである」という信念に基づいています。もちろん、このような信念はほとんどの医療行為にとって自明のことです。症状の除

去に関心がある場合は、治療に先立って診断がなされなければなりません。実際に、介入の根拠を提供する分析についての同様の関心は、応用行動分析学の初期には明らかでした。しかし、その間に「行動変容」が優先されるようになりました。メイスとロバーツは、このアプローチについて次のように指摘しています。

> 問題行動を維持する強化随伴性や生物学的プロセスを無効にするために、強力な強化子や弱化子（の使用）に大きく依存していた。治療は効果的だったが、しばしば不自然で仰々しく、長期にわたって実施することが難しく、介護者によっては受け入れにくいと判断されるものだった（Mace & Roberts, 1993）。

これらも、方向性としては主に病理学的なものでした。機能的アプローチを採用することの重要性は、タイムアウトの使用を例に容易に説明できます。この手続きのロジックは、チャレンジング行動が生起したら強化機会が確実に減るようにその人の環境を調整することによって、チャレンジング行動は時間の経過とともに減少していくはずだということです。実際、正の強化（例えば、大人からの注目が随伴する）によって維持されているチャレンジング行動にタイムアウトを適用すると、このような結果になる可能性が最も高いのです。この場合、タイムアウトの手続きは消去（大人からの注目の獲得阻止）と背景にある強化率の一時的な減少を効果的に組み合わせたものになるでしょう。しかし、チャレンジング行動が負の強化（例えば、嫌悪的な課題や望まない注目からの逃避）によって維持されている場合はどうでしょうか？　この場合、伝統的な「タイムアウト」手続きを適用すると、チャレンジング行動の各エピソードが嫌悪的な物や注目（例えば、教師の指示）の随伴的撤去によって、（負の強化で）強化されることは明らかです。このような介入は、少なくとも効果的でなく、下手をするとその行動をさらに強固にする可能性があります（Durand *et al.*, 1989; Solnick *et al.*, 1977）。

ポジティブ行動支援（後述）の新しい技術の多くを含む介入アプローチは、それが成功するかどうかは、その人のチャレンジング行動を維持している要因についての正確な知識に依存しています。根底にあるプロセスの知識がないままにそれらのアプローチが適用されると、比較的効果がない（例えば、単純な

分化強化手続き）か、多くの文脈で手続き的に受け入れられない（例えば、弱化手続き）傾向があります。実際、機能的アプローチを適用することの潜在的な利点の一つは、より侵襲的な方法への依存を減らすことにつながる可能性があることです。

　根底にあるメカニズムの複雑さに関する前章での議論は、機能的アプローチの適用には以下の点が必要であることを示しています。

■ チャレンジング行動の型と機能の間に明確な結びつきはない。実際、同じ人が示す行動の型がよく似ていても、その機能が異なることもある。
■ ある人のチャレンジング行動の根底にある維持要因は、時間や文脈によって変わる可能性がある。
■ チャレンジング行動が異なる複数の強化随伴性による制御を受けていたり、生物学的プロセスと行動的プロセスが組み合わさっている場合がある。

　したがって、このアプローチの実行可能性は、信頼でき、妥当で、使いやすいアセスメント方法が利用できるかどうかにかかっています。この問題は次の章の基礎となっています。

社会的妥当性

　第2章で、社会的妥当性の概念について紹介しました。社会的に妥当な介入は、（a）社会的に重要な問題を扱い、（b）主要な利害関係者に受け入れられる方法で、（c）社会的に意味のある成果や効果を生み出すものです。その章では、チャレンジング行動の社会的意義や、介入による意味のある成果を測定するアプローチについての議論に時間を費やしました。次章では、後者の話題をもう一度取り上げます。

ポジティブ行動支援の登場

　これら三つの流れは、応用行動分析学から「ポジティブ行動支援（positive behaviour support）」という分野が登場したことで、非常にはっきりした形にまとまり（Carr *et al.*, 1999; Carr *et al.*, 2002; Koegel *et al.*, 1996）、その発展は 1999 年に *Journal of Positive Behavior Interventions* が発刊されたことによって顕著になりました。

　カー（Carr, 2007）は最近、ポジティブ行動支援の主要なビジョンについて、以下のように記しています。

> 　ポジティブ行動支援は……サポーティブな環境に埋め込まれ、それによって可能になる質の高い生活や目的のある生活を創り出すことが、専門家としての我々の努力の中心であるべきだという考えに基づいている。我々の主な関心事は問題行動ではなく、ましてや問題のある人でもなく、その問題の文脈である。……我々の仕事は、障害の有無に関係なく、多くの人々が日常生活の中で直面しなければならない、非生産的で不公平な環境的文脈を再設計することである。我々の仕事は、生活の中で避けられないフラストレーションに上手く対処するためのスキルやコーピング方略や意欲を人々に授けることである。

　これからの章の内容の大部分は、ポジティブ行動支援に関連する方法や手続きを取り上げたものです。

介入：アセスメントと事例定式化

　これまでの章で議論した問題を考慮に入れたアセスメントでは、いくつかの要因に対処する必要があります。第一に、機能的視点を採用することは、アセスメントの重要な課題が、その人のチャレンジング行動を維持する原因となっている行動的または他のプロセスを同定することであることを意味します。これは「機能的アセスメント（functional assessment）」と呼ばれます。第二に、介入に建設的アプローチを選択することは、個人の既存の能力やスキルを評価し、新しい行動を確立する際に活用できるその人の好みや潜在的な強化子を同定する必要があることを示唆しています。最後に、介入は倫理的・社会的に妥当であることが求められ、その介入の実行可能性と潜在的なリスクやコストおよび利点を評価する必要があります。

機能的アセスメント

　近年、多くのレビューや実践ガイドで、機能的アセスメントの手続きと技術に焦点が当てられています（Carr *et al.*, 1994; Demchak and Bossert, 1996; Durand, 1990; Feldman and Greffiths, 1997; Hanley *et al.*, 2003; Matson and Minshawi, 2007; Maston and NebelSchwalm, 2007; O'Neill *et al.*, 1997）。次のセクションでは、この分野におけるいくつかの重要な問題と傾向について議論します。包括的な機能的アセスメントを行うプロセスには、相互に関連した四つのプロセスがあります。

1．介入の潜在的な標的としてチャレンジング行動を選定し定義すること。
2．チャレンジング行動、環境事象、および生体行動状態の間の関係の記述的

分析。

3. その人のチャレンジング行動を維持しているプロセスの性質、およびチャレンジング行動が生起する機会となる確立操作と弁別刺激の確立に関する仮説の生成。

4. 可能であれば、機能分析（functional analysis）による介入の前に、これらの仮説をさらに評価すること。

　これらの目的を別々のステージとしてではなく、相互に関連するプロセスと捉えることが重要です。仮説の定式化（hypothesis formulation）とデータ収集の関係は直線的ではありません。記述的分析は、それ自体がチャレンジング行動の根底にある可能性があるプロセスに関する仮説に基づいています。単に観察するだけではありません。記述的分析と実験的分析の結果は、行動の定義をより的確なものにするためにフィードバックすることができます。わかりやすくするために、これらの四つの分野について以下の節で別々に取り上げます。

行動の同定と定義
　行動の同定と定義については、以下の四つの問題を考慮する必要があります。

1. 個人的・社会的影響に基づいて、介入する標的行動を選定すること。
2. チャレンジング行動の個々の型ごとに、機能をアセスメントすることの重要性。
3. 機能的に等価な行動をアセスメントに含めること。
4. アセスメントの単位の選択。

社会的に妥当な介入の標的行動の選定
　介入が社会的に妥当であるためには、標的行動の選定は個人的および社会的意義を反映したものでなければなりません。つまり、標的行動には、もし軽減できたら、社会的に最も重要な（または意味のある）結果がもたらされる行動が含まれるべきです。これには、その人が示したチャレンジング行動が次のような要因に、どの程度直接影響を与えているか、あるいは与える可能性がある

かについてのアセスメントが必要になります。

■ 本人や他の人に対する短期・中期的な身体的リスク
■ 年齢に応じた地域活動への参加制限
■ 家族や地域のサービスからの排除
■ 介護者や介護スタッフが経験するストレスや緊張
■ サービス利用者と他の人との関係の質
■ より制限の強い管理方法の必要性（例えば、拘束、鎮静、隔離）

　残念ながら、この分野はほとんど注目されてきませんでした。これらの問題の重要性に注目し、いくつかの一般的な測定方略のアウトラインには注目されていますが（Evan and Meyer, 1985; Meyer and Janney, 1989; Meyer and Evan, 1993）、現在のところ、特定の状況におけるその人のチャレンジング行動のより広範な影響を同定する構造化されたアプローチはありません。

行動の型と機能
　介入すべき標的行動の選定と定義は、行動と維持プロセスとの間に存在する可能性のある関係性に関する知識に基づいてなされるべきです。第5章で説明したように、チャレンジング行動の型と機能の関係は単純ではありません。維持要因は複雑で、個人によって大きく異なり、また個人の中でも文脈や時間経過とともに変わる可能性があります（Lang et al., 2008; Lng et al.,2009a）。その人のチャレンジング行動のさまざまな型やトポグラフィーが、異なるプロセスによって維持されている可能性もあります（Derby et al., 1994; Emerson et al., 1995; Richman et al., 1998; Sigafoos and Tucker, 2000）。

　これは、標的行動の選定と定義に大きな意味をもっています。つまり、アセスメントでは、「自傷行動」や「攻撃性」などの一般的な用語でチャレンジング行動をまとめるのではなく、個人が示すチャレンジング行動のそれぞれの行動の型ごとに機能を同定することを目的とすべきであることを強く示唆しているのです。後者の示唆は、異なるプロセスによって維持されている行動を一緒にまとめてしまうと、アセスメントの結果が不正確になってしまう危険性があ

るということです。そのため、アセスメント結果に判別できないパターンが見られたり、相対的に低い頻度で生起する行動の機能を見落としてしまう可能性もあります。

　アセスメントの課題の一つは、行動間の関係を同定する（専門的に言えば、どの行動がどの反応クラスに属するかを同定する）ことです。もちろんこのことは、アセスメントの始めに、その人が示す複数のチャレンジング行動を行動の型で区別して定義することによってのみ、達成することができます。行動をより大きな単位にまとめるかどうかは、アセスメント結果によって判断すべき実証的な問題です。

機能的に等価な行動をアセスメントに含める

　行動の型ではなく機能に焦点を当てることは、標的とするチャレンジング行動と機能的に等価である行動をアセスメントに含めることの意義に注目することです。これには二つ意義があります。第一に、既存の社会的に適切な機能的で等価な行動が同定できれば、介入の際に標的行動の代わりに、あるいは置き換えるためにその行動を用いることができます（Carr *et al.*, 1994）。

　第二に、低頻度のチャレンジング行動の文脈制御を調べる機会を増やすことができます。機能的アセスメント（特に、実験的機能分析）は、非常に低頻度で生起する行動に適用する場合には難しくなります。そのような場合、チャレンジング行動よりも高頻度で生起する、同じ反応クラスに属する行動を同定することができるかもしれません。このことは、介入の主要な標的行動の指標であるより頻度の高い行動の文脈制御を調べることにつながります。例えば、予備的な記述的分析では、（比較的頻繁に生起する）泣き叫びと（非常に稀にしか生起しない）攻撃行動が、同じ反応クラスに属する行動であることが示唆されることがあります。つまり、両方の行動とも同じ随伴性（例えば、嫌悪的な社会的接触からの逃避）によって制御されているように見えることがあります。そして、攻撃行動の代理指標として、その人の泣き叫びの文脈制御に関するより詳細な情報を収集することにより、アセスメントをさらに進めることができるでしょう。もちろん、最終的には、このような代理指標の記述的分析と機能分析から生成された仮説が本来の標的行動に適用可能であることは、単にそう

仮定するだけではなく、実証される必要があるでしょう。

　リッチマンらは、知的障害のある３人の子どもが示した攻撃行動の機能分析において、そうしたアプローチの例を示しています（Richman *et al.*, 1999）。最初の実験的機能分析では、攻撃行動は生起しなかったか、もしくは非常に低頻度で散発的に生起していました。しかし、それほど深刻ではないチャレンジング行動（破壊的行動、泣き叫び）は、特定のアセスメント条件（２人の子どもは課題からの逃避、３人目の子どもはおもちゃへの接近）と確実に関連していました。その後の分析で、実際に、攻撃行動がそれほど深刻ではない型のチャレンジング行動と同じ反応クラスの行動であることが示されました。

アセスメントの単位

　行動の機能分類は、分析のために選択された行動の「単位」の大きさにも影響を及ぼします。また、スコッティらは、心理学において「行動は、その要素が人間の観察者に定義され、概念化された複雑な流れから成り立っている」こと以上の真理はないことを指摘しています（Scotti *et al.*, 1991a）。明らかに、アセスメントの目的のための行動の単位や塊を概念化する方法は、重要な意味を持つ可能性があります。

　機能的アプローチでは、機能的な厳密性に基づいて単位を概念化しようとします。つまり、最終的に維持している結果によって制御される行動の塊を同定することを目的とします。例えば、起きて台所に行くことから、淹れたてのコーヒーを片手に座るまでのすべての行動を含む、一杯のコーヒーを作ることに関する一連の行動は、おそらくほとんどの人にとってコーヒーを飲むという強化的な結果によって制御される一つの機能的単位です。しかし、これは、一連の行動が最終的に特定の随伴性の制御下にある場合にのみ当てはまります。もちろん、コーヒーを作る教育プログラムでは、そうではないかもしれません。そのような場合、この大きな一連の行動は、いくつもの機能的単位で構成されることが考えられ、例えば、指導者の賞賛によって制御される単位もあれば、指導者のプロンプトから逃れることによって制御される単位もあるでしょう。

　このアプローチをチャレンジング行動の同定に適用することは、チャレンジング行動を含む機能的単位の構成は個人や状況によって変わる可能性があるこ

とを常に認識しておく必要があることを意味しています。ある人では、顔を叩く行動が社会的注目によって維持されている機能的単位となっていても、別の人では、「癇癪」というまとまりが機能的単位で、自傷行動はその一部である場合もあるかもしれません。ハルとオリバーは、重度知的障害のある 28 歳の男性が示した自傷行動について、この点を説明しています（Hall and Oliver, 1992）。彼らは、高頻度の自傷行動のバーストが正の社会的強化によって維持されていることを示す記述データを提示しました。しかし、彼らが低頻度のバーストや単発の自傷行動の生起と介護者の注目との関係を調べると、そのような機能的関係は示されませんでした。もちろん、行動の生起率、強度、同時に生起している行動の存在などの問題が、機能的単位またはオペラントを定義する上で重要であることを示唆するもっともな理由があります。

まとめ

要約すると、以下のことが示唆されます。

- ■ （アセスメントの最初の段階の）介入の標的行動は、主に、現在のその行動の個人的・社会的影響、および効果的な介入結果としてより広範な変化がもたらされる可能性によって選定すべきある。
- ■ アセスメントの重要な目的は、本人が示しているチャレンジング行動のどれがどの反応クラスに属しているかを同定することである。そのため、個々の行動に関連する行動の機能を同定することから、アセスメントを開始することが重要である。
- ■ 介入の主な標的行動と機能的に等価と思われる行動をアセスメントに含めることは、実際的な価値がある可能性がある。
- ■ 標的行動の定義は、機能的に統合された行動単位を捉えることを目的とすべきであり、それは、人によって、また場合によっては文脈によっても異なる可能性がある。

記述的分析

「記述的分析」の主な目的は、その人のチャレンジング行動を維持している

原因となっているプロセスを同定することです。記述的分析が実験的機能分析（後述）と技術的に異なる点は、その人のチャレンジング行動に対する実験的制御を実証するために環境変数を系統的に操作することを含まないという点です。最初に、情報提供者に基づくアプローチの価値を検討し、次に、より複雑な観察法の使用について検討します。このことは、情報提供者に基づくアプローチは実施が簡単で包括的な予備的情報を提供しますが、情報提供者の報告の正確性に関する懸念から、信頼できる有効な結論を得るためにより詳細な観察法や実験的方法と組み合わせる必要があることを意味しています。

情報提供者に基づくアプローチ

「構造化面接と半構造化面接」

　主な情報提供者との構造化面接と半構造化面接は、チャレンジング行動の記述的分析に最も広く使用されているアプローチです（Desrochers *et al.*, 1997）。これらの面接法は実施が容易で、機能的アセスメントの主な目的と副次的な目的の両方に直接関連する広範な問題に関してたくさんの情報を得ることができます。実際、これらの面接法の使用は、より複雑な観察的アプローチや実験的アプローチの論理的な前提条件として考えるべきものです。現在、第三者から情報収集するための構造化された多くのアプローチが利用できます（Carr *et al.*, 1994; Carr *et al.*, 2008; Demchak and Bossert, 1996; Donnellan *et al.*, 1988; Durand and Crimmins, 1988; Durand, 1990; Feldman and Griffiths, 1997; Hanley *et al.*, 2003; Matson *et al.*, 1999; Matson and Minshawi, 2007; Matson and NebelSchwalm, 2007; MaAtee *et al.*, 2004; O'Neill *et al.*, 1997）。

　例えば、オニールらは、主な情報提供者から以下のことについて情報収集することを目的とした、構造化面接について述べています。

■ 本人のチャレンジング行動の型、頻度、持続時間、強度、影響、および共変動
■ 潜在的な状況事象（例えば、投薬、医学的な病気、睡眠サイクル、食習慣やダイエット、一日の活動スケジュール、予測可能性、活動の制限と多様性、混雑度、スタッフ配置のパターン）。これはチャレンジング行動の生起可能

性の一般的な変動と相関している可能性がある。

■ チャレンジング行動の生起率が高いか低いかを予測する特定の事象や状況（例えば、時間帯、場面、活動、介護者が同じかどうか）
■ チャレンジング行動の環境的影響
■ 身体的労力、強化の速さや遅さに関連したチャレンジング行動の効率
■ 日常生活の中で本人が使用している代替コミュニケーション手段
■ 潜在的な強化子
■ 既存の機能的に等価な行動
■ これまでの介入アプローチの履歴（O' Neill *et al.*, 1997）

　これらの事項に加えて、臨床面接では次のような問題を取り扱うことが望ましい場合があります。

■ チャレンジング行動が生起する状況で利用可能な資源（人的および物的）
■ チャレンジング行動の原因や機能に関するスタッフの考え
■ チャレンジング行動のエピソードに対するスタッフの身体的・感情的な反応パターン（一貫性も含めて）
■ チャレンジング行動の生起を防ぐために支援者が採用した非公式の方略

　構造化面接の形式は行動的インタビューを進める上で参考になるという点で非常に価値があり、上述のように、特別なものは必要とせず、しかも幅広い問題を扱うことができます。しかし残念ながら、このような流れで収集された情報の信頼性や妥当性については、よくわかっていません（Matson and Minshawi, 2007）。

　「評価尺度」
　行動や情緒面の困難のアセスメントは、面接に構造化アプローチと非構造化アプローチを組み合わせて使う場合に最も多くの情報が得られるというエビデンスがあります。アインフェルドとタングは、知的障害のある子どもの親70人を対象に、行動障害について、構造化された質問票の回答と非指示的な質問

の回答を比較しました（Einfeld and Tonge, 2002）。平均して、質問票では 35 項目
が支持できるものであったのに対し、非構造化アプローチでは 9 項目が支持で
きるものでした。さらにアセスメントすると、質問票でのみ答えられた項目は、
行動問題の理解の定式化に非常に適していたことが示されました。

　行動面の困難に関する構造化された質問項目（介護者が記入）には、以下の
ようないくつかの利点があります（Einfeld and Tonge, 2002）。

■ 事例定式化に重要と思われる行動について、包括的な説明を引き出す時間を
　節約できる。
■ 理解しやすさと信頼性が評価された用語で行動を記述できる。
■ 知的障害のある人の行動障害の有病率が高いことを考えると、行動データの
　日常的な収集が容易になり、チャレンジング行動の自然経過をモニターする
　ことができる。
■ その評価尺度が変化に敏感であれば、介入効果を評価できる。
■ 個人の行動障害の重症度を、適切な比較群と比較できる（例えば、基準があ
　る場合は、同程度の知的障害のある人たちとの比較）。
■ カットオフ値の感度と特異度がわかっている場合は、最重度またはカットオ
　フ値を超えたチャレンジング行動を示している人を選定することができる。
　これは、例えば、より集中的なアセスメントが必要な場合に役立つ。

　構造化された質問票は、サービス計画に役立つ可能性があります。例えば、
あるサービス環境で、一定のレベルを超えたチャレンジング行動を示す人の人
数を評価する場合などです。例えば、特別支援学校では、このようなデータは、
必要な学校心理士の人数の指標として使われるかもしれません。

　構造化された行動評価尺度は、知的障害に関する多くの研究の中核ともなっ
ています。その例としては、疫学研究（Einfeld et al., 2006; Emerson and Einfeld,
2010）、単一原因の知的障害の人たちの行動を比較群の行動と比較する行動表
現型研究（Einfeld et al., 2004）、介入研究があります（Aman et al., 2002a）。

　知的障害のある人のチャレンジング行動をアセスメントするために構造化
された評価尺度は、かなりの数開発されています（Charlot and Mikklesen, 2006;

Zimbelman, 2005)。それらは、文書化された尺度特性の範囲や頑健性はさまざまで、焦点も異なります。例えば、うつ病を示唆する行動など、特定のタイプのチャレンジング行動や精神病理に向けられたものもあれば、もっと一般的なものもあります。ここでは、広く使用されている三つの評価尺度を取り上げます。いずれも広範なチャレンジング行動を対象としています。

「異常行動チェックリスト（The Aberrant Behavior Checklist：ABC）」（Aman *et al.,* 1985）は、五つの下位尺度からなる 58 項目の尺度です。この尺度は研究で広く使用され、特に薬物治療の研究で広く使用されてきました。中等度から最重度の知的障害のある子どもと大人の規準があります。その因子的妥当性は、施設、地域、教育現場において確立されています。評価者間の信頼性は、評価者のタイプによって異なります。

「発達行動チェックリスト（The Developmental Behavior Checklist：DBC）」（Einfeld and Tonge, 1995b）は、五つの下位尺度からなる 96 項目の尺度です。子どもの保護者・介護者用、教師用、大人の介護者用のバージョンがあります。この尺度は 21 の言語に翻訳されています。規準は、オーストラリア、オランダ、イギリス、ドイツ、フィンランドの子ども用、およびオーストラリアの大人用で開発されていて、アメリカでも準備中です。変化に対する感受性も含め、頑健な尺度特性を有しています。

「ニゾンガー児童行動評価用紙（The Nisonger Child Behavior Rating Form：NC-BRF）」（Aman *et al.,* 1996）は、問題行動に関する 71 項目のほか、社会的能力に関する 10 項目も含まれています。この評価用紙には親用と教師用があり、良好な相関関係があります。行動問題の下位尺度は、「異常行動チェックリスト（ABC）」の下位尺度と類似しています。この評価用紙は薬物治療の効果についての研究で使用されています。

チャレンジング行動の特定の行動機能を明らかにすることを目的とした評価尺度もいくつかあります。

「動機づけ評定尺度（Motivation assessment scale：MAS）」：デュランドとクリミンスは、MAS の開発について説明しています（Durand and Crimmins, 1988; Durand, 1990; Durand and Crimmins, 1992）。これは 16 項目の質問票で、各項目は、感覚的な結果、正の社会的強化、正の物質的強化、あるいは負の社会的強化に

よって維持される行動に関連した条件で、チャレンジング行動がどの程度生起するかを確認するように設計されています。当初は、情報提供者間の一致、再検査信頼性、およびより詳細な機能分析の結果との対応関係について、それぞれ許容範囲にあることが報告されていましたが、最近のエビデンスではMASの有用性に疑問が投げかけられています。第一に、MASの因子構造を調査した研究では、相反する結果が得られています（Bihm *et al.*, 1991; Duker and Sigafoos, 1998; Singh *et al.*, 1993）。第二に、多くの研究がMASによって生成されたデータの信頼性を疑問視しています（Duker and Sigafoos, 1998; Kearney, 1994; Newton and Sturmey, 1991; Sigafoos *et al.*, 1994; Spreat and Connelly., 1996; Thompson and Emerson, 1995; Zarcone *et al.*, 1991）。第三に、MASの結果と、より詳細な記述的分析や実験的分析の結果との対応関係が、許容できないほど低いことが報告されています。

「行動機能質問票（Questions about behavior function：QABF）」：QABFは25項目の評価尺度で、負の社会的強化（逃避）、正の社会的強化（注目）、正の物質的強化、非社会的強化、あるいは痛みによって維持される行動に関連する条件で、チャレンジング行動がどの程度生起するかを確認するために設計されています。入手可能なエビデンスは、QABFが5因子構造で、十分な内部一貫性と優れた評価者間信頼性があり、実験的機能分析の結果との収束的妥当性があるなど、十分な心理測定特性を示していることを示唆しています（Freeman *et al.*, 2007; Matson and Minshawi, 2007; Singh *et al.*, 2009a）。最近、15項目の短縮版が開発されています（Singh *et al.*, 2009a）。

「問題行動文脈評価票（Contextual assessment inventory for problem behavior：CAIPB）」：CAIPBは93項目の評価尺度で、チャレンジング行動の生起が、社会的・文化的要因（ネガティブな相互作用と失望）、日常生活のルーティンを含む課題や活動の特性、物理的環境の側面（快適さ、変化）、および生物学的要因（投薬、病気、生理的状態）とどの程度関連性があるかを記述するために設計されています。初期の報告では、CAIPBは再検査信頼性および収束的妥当性・予測的妥当性は認められるものの、評価者間信頼性には疑問があることが示唆されています（Carr *et al.*, 2008; McAtee *et al.*, 2004）。

情報提供者による評価尺度から得られた情報の評価者間信頼性に関する懸念

は、次のことが必要であることを示唆しています。（1）評価尺度は複数の情報提供者に実施すること、（2）一致／不一致のレベルをモニターすること、（3）不一致の領域は積極的に調査すること、（4）得られた情報はより詳細な観察による機能分析や、可能であれば実験的機能分析から得られた情報と照らし合わせること。

観察法

機能的アセスメントにおける観察法の使用には、以下のようないくつかの課題があります（Barlow *et al.*, 2008; Thompson *et al.*, 2000）。標的行動・並立行動・環境事象の選定と定義、記録法とサンプリング法の選択、観察法の信頼性と妥当性、観察者の訓練、観察者間一致率の測定、対象者の反応性、観察者ドリフト、データ分析の図式化と統計的手法の使用。これらの課題をすべてレビューすることは、本書の範囲を超えています。そのためここでは、応用場面でのチャレンジング行動の記述的分析で使用されてきたいくつかの観察法に限定して検討します。

「ABCチャート」

臨床実践で最も頻繁に使用される記述的分析の観察法は、先行事象（A）の生起、標的であるチャレンジング行動（B）、結果事象（C）のサンプルを、介護スタッフが記述・記録するものです（Desrochers *et al.*, 1997）。例えば、カーはチャレンジング行動の生起を記録するために、インデックスカードの使用を提案しています（Carr *et al.*, 1994）（図9.1参照）。

ABC記録によって生成されたデータは、簡単に言えば、採用されたサンプリング法に応じて、三つのタイプの情報を提供すると言えるでしょう。第一に、この記録によるデータは、特定の期間（例えば、日）、あるいは文脈（例えば、グループ指導セッション）で生起したチャレンジング行動のエピソードの生起率や生起確率の推定値を提供できるでしょう。第二に、チャレンジング行動のエピソード全体に共通すると思われる環境的文脈を同定できるでしょう（例えば、好きでない活動への参加を求められること）。第三に、チャレンジング行動のエピソードが現在進行している社会的活動やその他の活動に与える影響に

名前：ソフィー	観察者：エリック	日付：2000年1月9日
一般的文脈：家庭		時間：午後4時30分

対人的文脈：ソフィーはテレビを見ていた。そこにクリスが入ってきて、彼女に部屋を片付けるように言った。

チャレンジング行動：ソフィーは大声で叫び、足を踏み鳴らし始めた。

社会的影響：クリスは苛立った様子で、独り言を言って出て行った。ソフィーはテレビを見に戻った。

名前：ニック	観察者：エリック	日付：2000年1月10日
一般的文脈：パブ		時間：午後4時30分

対人的文脈：ニック、ビッキー、ソフィーはコーヒーを飲んでいる。ビッキーとソフィーは二人で話し込んでいた。

チャレンジング行動：ニックはうめき声を上げたり、叫んだり、足を踏み鳴らし始めた。

社会的影響：ビッキーは心配そうにニックの肩を軽く叩き、彼を会話に加えた。

図 9.1 機能的アセスメントでチャレンジング行動のエピソードを記録するために使用したインデックスカードの例（Carr *et al.*, 1994 より改変）

ついて、全般的なクラスが同定できるでしょう（例えば、要求の撤回、介護スタッフからの心地よい注目）（Aman *et al.*, 1985）。このようにして、先行事象と結果事象の記述から、さらなる調査に繋がるいくつかの暫定的仮説を生成できたり、あるいはインタビューや評価尺度によって収集された情報と照らし合わせるために情報を提供できたりします。

　ABC分析をより構造化したアプローチの中で、ガードナーは知的障害のある青年男性の攻撃行動が生起する機会となる先行条件を同定するために、1カ月間の条件付き確率（conditional probabilities）の使用について述べています（Gardner *et al.*, 1984; Gardner *et al.*, 1986）。これらの事象には、スタッフの注意喚起、修正、繰り返し提示されるプロンプト、指示、賞賛、仲間によるからかいが含まれていました。これらの事象に続いて生起した攻撃性の条件付き確率は、0.01（賞賛に続く攻撃性）から0.32（からかいに続く攻撃性）の範囲でした。さらに彼らは、週末の家族の訪問、朝なかなか起きられなかったこと、特定のスタッ

フの存在、日中プログラムに到着する前の仲間との言い合いなどを含む、さまざまな潜在的な確立操作に関する情報も収集しました。これらの結果から、以下のことがわかりました。（1）すべての攻撃性のバーストの81％は、これらの状況事象の一つが含まれていた日の43％の日で生起した。（2）記録された先行条件の平均生起率は、状況事象を含む日では1日あたり21.7％だったが、それ以外の日では1日あたり8.3％であった。（3）攻撃性を誘発する先行事象の全体的な条件付き確率は、状況事象を含む日は0.17％だったが、それ以外の日は0.07％であった。

「スキャタープロットと関連技法」

　記述的分析の主な目的は、可能性のある確立操作を同定するために、チャレンジング行動の生起の変動パターンを同定することです（Carr *et al.*, 2008; McAtee *et al.*, 2004）。トゥーシェットらは、チャレンジング行動の生起における時間的・文脈的変動を同定するスキャタープロットの使用について述べています（Touchette, *et al.*, 1985）。この比較的簡単な技法では、チャレンジング行動の生起率が高い時間帯や場面を同定するために、連続した数日にわたって区分されたインターバルにおける観察データを図に表示します。つまり、観察者がすべきことは、指定された時間帯（例えば、30分ブロック）や活動内で、チャレンジング行動のエピソードが生起したかどうかを記録することだけです。スキャタープロットの例を図9.2に示しました。スキャタープロットの使用は比較的一般的になってきていて（Desrochers *et al.*, 1997）、文脈制御の明確な例を同定する上でかなりの価値があると考えられます。しかし、時間的または文脈的な変動のより複雑なパターンを同定するには、あまり意味がないかもしれません。

「逐次分析」

　ABCチャートに関する問題の中には、チャレンジング行動とその前後の環境事象（例えば、介護者との関わり）の関連性を同定するより複雑な記録・分析法を使用することで解決できるものもあります。例えば、エデルソンらは、10秒部分インターバル観察法を用いて、施設に入所している知的障害のある

ジョンの他者への攻撃行動の記録							
ジョンがその時間帯に誰かを叩いたり、殴ったり、噛んだりした場合は、その枠にXを記入してください。30分ごとのブロックで何度起きても、Xは一つだけ記入します。							
週の始まり：2010年6月7日							
	月曜日	火曜日	水曜日	木曜日	金曜日	土曜日	日曜日
07:00 – 07:30							
07:30 – 08:00		X				X	
08:00 – 08:30		X	X		X		
08:30 – 09:00			X		X		
09:00 – 09:30							
09:30 – 10:00							

図9.2　スキャタープロットの例

青年20人の自傷行動、およびスタッフの指示、拒否、あるいは罰の生起（または生起なし）を約5時間記録しました（Edelson *et al.*, 1983）。彼らは、参加者20人中19人について、自傷行動のエピソードの前にスタッフの関わりが急激に増加したことを報告しました（参加者の自傷行動が、スタッフの関わりからの逃避の機能を果たしていた可能性を示唆しています）。最近では、ハンドヘルド・コンピュータを用いてデータを記録することで、こうした関連性を同定するためのこれまで以上に複雑な研究ベースの手続きがさまざまな形で使用できるようになっています（Emerson *et al.*, 1995; Emerson *et al.*, 1996b; Emerson *et al.*, 1999a; Martens *et al.*, 2008; McCome *et al.*, 2009; Oliver at al., 2005; Pence *et al.*, 2009; Samaha *et al.*, 2009; Thompson *et al.*, 2000; Toogood and Timlin, 1996）。このような手続きの使用に伴う困難としては、リソース要件と技術的な複雑さ、チャレンジング行動に対する介護者の対応が一貫していない可能性がある比較的貧弱な環境での使用、比較的薄い強化スケジュールを同定するために記述的分析を使用することに固有の困難さ、記述的分析で適切な機能的単位を同定することができないこと、行動の型が類似した行動間で明確な反応クラスを同定することがで

きないことが挙げられます。

仮説の生成

　記述的分析の主な目的は、その人のチャレンジング行動を維持しているプロセスに関する仮説を生成することであり、その行動が生起する機会を作る確立操作の同定も含まれます。本章の冒頭で述べたように、仮説の定式化とデータ収集の関係は相互に影響します。記述的分析はそれ自体がチャレンジング行動の根底にある可能性のあるプロセスに関する仮説に基づいていて、その仮説を検証する最初の方法でもあるのです。しかし、機能的アセスメントの中間段階では、以下のことについてより正確な仮説を立てる必要があります。

■ その人のチャレンジング行動を維持する原因となっているプロセスについて
■ これらのプロセスの文脈的制御について
■ その人が示すチャレンジング行動のさまざまな行動型の相互関係について

　これまで見てきたように、これらの関係が複雑な場合があります。維持要因は行動、時間、場面によって異なる可能性があります。さらに、チャレンジング行動が多重制御を受けている可能性があります。したがって、その人のチャレンジング行動の各行動型の根底にあるプロセスを同定すること、および根底にあるプロセスが文脈を通じてどの程度一定であるかを検討することが適切です。

　表9.1は、根底にあるさまざまなプロセスを示す可能性のある「文脈―行動―結果」関係のタイプを示しています。特定の仮説の信頼性を確立するためには、インタビュー、評価尺度、および観察法から得られた情報を照らし合わせることで十分な場合があります。一方で、不確実性が高いために、さらなるアセスメントが必要な場合もあります。そのためには、より詳細な観察を実施したり、あるいは特定の状況に合うように評価尺度を調整したりすることが必要かもしれません。このような測定が不十分な場合は、実験的機能分析の使用を検討する価値があるかもしれません。

表9.1　根底にある特定のプロセスを示唆する可能性のある先行事象、
　　　　チャレンジング行動、結果事象の関係

社会的に媒介される正の強化
- その人のチャレンジング行動によって、他の人との接触が増えたり、あるいは異なる形の接触を受けるようなことがありますか？（例えば、エピソードへの対応中や、「落ち着かされている」時）、あるいは新しい活動ができるようになることがありますか？
- 接触や活動ができる可能性があるのに提供されていない場合（例えば、介護者がそばにいても、他の人に関わっている状況）に、その行動はより起こりやすいですか？
- 高レベルの接触がある状況や好きな活動中では、その行動は起こりにくいですか？
- 接触や好きな活動が終了した時に、その行動は起こりやすいですか？

社会的に媒介される負の強化（逃避または拒否）
- 周囲の人はやりとりや活動を終了することで、その行動に対応していますか？
- その人に何らかの要求が課せられたり、好きでないようなやりとりや活動をしている状況で、その行動は起こりやすいですか？
- 嫌いなやりとりや好きでない活動が終了すると、その行動は起こりにくくなりますか？
- 好きな活動に参加している状況では、その行動は起こりにくいですか？
- その人が好きでないやりとりや活動への参加を求められる可能性がある状況で、その行動は起こりやすいですか？

正の自動強化（感覚刺激、知覚的強化、あるいはオピオイドの放出）
- 外部からの刺激がほとんどない時に、その行動は起こりやすいですか？
- その人が好きな活動に参加している時は、その行動は起こりにくいですか？
- その行動は後続する事象に影響を及ぼさないように見えますか？

負の自動強化（覚醒度低下）
- 外部から過度の刺激がある時、あるいはその人が目に見えて興奮していたり、覚醒している時に、その行動は起こりやすいですか？
- その人が落ち着いていたり、静かで穏やかな環境にいる時は、その行動は起こりにくいですか？
- その行動は後続する事象に影響を及ぼさないように見えますか？

実験的機能分析

　実験的機能分析は、環境条件を実験的に操作することによって、チャレンジング行動の環境的制御を実証することです。計画された環境変化の結果として、

チャレンジング行動の重要な側面（例えば、頻度、持続時間、強度）が系統的に変化すれば、実験的制御が実証されます。機能分析で用いられる方法は、単一被験者実験デザイン（Barlow *et al.*, 2008）に含まれるものです。最も頻繁に用いられている機能分析の方法は、撤去デザイン（〔訳注〕ABAB デザインのこと）（Carr *et al.*, 1997）または条件交替デザイン（Iwata *et al.*, 1982）です。

　機能分析の一般的なモデルは、イワタらの研究に示されています。第5章で述べたように、イワタは条件交替デザインを用いて、自傷行動に対する社会的文脈の影響を調べました。彼らは四つの異なる条件で、自傷行動の割合を記録しました。これらの条件は、オペラントのプロセスによって維持されている自傷行動が生起する可能性のある文脈の三つの一般的ケース（「社会的非承認」「課題指示」「一人」）、および一つの統制条件として選択されました。「社会的非承認条件」では、大人一人がその部屋にずっと一緒にいますが、自傷行動が起きた時に心配そうな表情をしたり、あるいは軽い非承認（例えば、「やめなさい」）を示す以外は、子どもに関わりませんでした。この条件では、正の社会的強化によって維持されている自傷行動が生起する可能性が高いと考えられます。「課題指示条件」では、大人一人がその部屋にずっといて、段階的なプロンプト手続き（指示する―やり方を見せる―ガイドする）を使って、子どもに学習課題を完了するように促しました。しかし、子どもが自傷行動を起こしたら、大人はその後30秒間注目を与えないようにしました。この条件は、負の社会的強化によって維持されている自傷行動を同定すると仮定されました。「一人条件」は、その部屋に大人はおらず、物も何もありませんでした。この条件は、自動強化または知覚的強化によって維持されている行動を同定すると仮定されました。「統制条件」は、自傷行動が起こっていない時に社会的注目が与えられるという刺激のある環境でした。各条件は15分で、少なくとも4回提示され、提示順序はランダムでした。行動の機能のエビデンスとしては、条件間の反応の一貫性を目視で確認する方法が採られました。

　過去10年間、この方法と同様のアプローチ（English and Anderson, 2006; Northup *et al.*, 1991）は、応用研究といくつかの大学ベースの治療プログラムで広く使用されてきましたが（Asmus *et al.*, 2004; Hanley *et al.*, 2003; Kuhn *et al.*, 2003）、より広範な臨床実践への影響は比較的小さいものでした（Desrochers *et al.*, 1997; Maston and Minshawi, 2007)。

　実験的機能分析の潜在的な価値は次の通りです。（1）機能的関係を同定するための直接的な方法を提供する。（2）本人の環境を短時間変更することだけが必要であり、系統的な環境変更を維持することが非現実的あるいは非倫理的な場合に特に価値がある。（3）重要と思われても本人の日常的な環境ではめったに起きないような環境条件の影響を検証するのに特に適している。（4）チャレンジング行動の文脈制御における確立操作の役割に関する仮説を検証する実用的な方法を提供する（Kuhn *et al.*, 2009）。しかし、これらの手続きの使用にはいくつかの制限があります。リソースと専門知識を必要とし、たとえ短時間であっても、チャレンジング行動がより頻繁に生起する条件を設定することになります。明らかに、実験的機能分析の実施に伴う負担は、そのような活動から得られる利益と慎重にバランスをとる必要があります。

まとめ

　これまでのセクションでは、チャレンジング行動の機能的アセスメントに対するより一般的な記述的アプローチと実験的アプローチのいくつかをレビューしました。

　表9.2は、これらのアプローチの主な長所と短所をまとめたものです。見てわかるように、それぞれのアプローチの使いやすさと、得られる情報の詳細さ、信頼性、妥当性の間には、明確な（そして当然の）関係があります。構造化面接は使いやすく包括的ですが、得られた情報は慎重に扱う必要があります。リソースを多く必要としますが、記述的分析（例えば、スキャタープロット、構造化された観察）と仮説に基づいた実験的機能分析を組み合わせる場合は、明確で信頼性が高い有効な情報を得る最も良い機会になるでしょう。

　もちろん、機能的アセスメントは、リソースが限られている状況や、できるだけ早く介入する必要性が明らかな状況で行われることが多いものです。さらなるアセスメントにもっと多くのリソースと時間を投入するかどうかを決定する際には、アセスメントの目的、つまり、その人のチャレンジング行動を維持したり、あるいは根底にあるプロセスを同定することに留意することが重要です。個々の手法の役割は、潜在的なプロセスに関する仮説を生成し、それを検

表 9.2　機能的アセスメントの記述的アプローチと実験的アプローチ

	長　所	短　所
構造化面接	・使いやすい ・包括的 ・低頻度の行動に適用可能	・信頼性と妥当性が不明（おそらく低い）
評価尺度	・使いやすい ・特定の維持要因に焦点を当てる ・低頻度の行動に適用可能	・信頼性と妥当性が低い
ABC チャート	・使いやすい ・事象 - 行動 - 事象の系列に関する情報が得られる ・低頻度の行動に適用可能	・信頼性と妥当性が不明（おそらく低い）
スキャタープロット	・使いやすい ・文脈制御の幅広い側面に関する情報が得られる ・信頼できる ・低頻度の行動に適用可能	・維持している随伴性に関する詳細な情報は得られない ・解釈が難しい可能性
状況事象質問票	・使いやすい ・文脈制御の幅広い側面に関する解釈しやすい情報が得られる ・信頼性がある ・低頻度の行動に適用可能	・維持している随伴性に関する詳細な情報は得られない
構造化された部分インターバル記録	・信頼性が高い ・即時の事象―行動―事象の系列に関する詳細な情報が得られる ・正確な測定	・より多くのリソースが必要 ・低頻度の行動への適用は難しい ・正と負の強化の区別が難しい場合には妥当性に疑問がある
逐次分析を用いた構造化リアルタイム記録	・信頼性が高い ・直接的な事象 - 行動 - 事象の系列に関するきわめて詳しい情報が得られる ・意思決定のための健全な統計的基礎 ・正確な測定	・とても多くのリソースが必要 ・低頻度の行動への適用は難しい
標準的な実験的機能分析	・文脈制御を実験的に実証できる ・正確な測定	・より多くのリソースが必要 ・低頻度の行動への適用は難しい ・自然な環境で作用している重要な変数を見落とす可能性がある
短縮版の標準的な実験的機能分析	・文脈制御を実験的に実証できる ・正確な測定	・低頻度の行動への適用は難しい ・内的妥当性に制限がある ・自然な環境で作用している重要な変数を見落とす可能性がある
仮説に基づく実験的機能分析	・記述的分析との関連づけ ・文脈制御を実験的に実証できる ・正確な測定	・より多くのリソースが必要 ・低頻度の行動への適用は難しい

証することです。したがって、個々のアプローチの価値は、その人のチャレンジング行動の根底にあるプロセスについての不確実性を減らす点で、効果があるかどうかで決まります。時には、これらの仮説が簡単な記述的手法を使用することで、疑いの余地なく明白になることがあるかもしれません。このような場合には、不確実性を最小限にするために、追加のリソースを投入することは正当化されません。

　しかし他の状況では、単純な記述的手法を使用することで、その人のチャレンジング行動に対する文脈制御の複雑でわかりにくいパターンが明らかになることもあります。その場合、より詳細な分析を行う前に介入することは、倫理的に正当化できません。前章で述べたように、分析と介入が一致しないと、効果がなかったり、場合によっては有害であったりする可能性があります。

既存のスキル、能力および潜在的な強化子のアセスメント

　建設的アプローチは、「レパートリーの除去ではなく、レパートリーの構築（あるいはレパートリーの復元や新しい状況への移行）」問題の解決策を求めます（Goldiamond, 1974）。その結果、初期のアセスメントに次の三つの目的が追加されます。

- 本人が持っている全般的なスキルと能力（competencies）を評価し、新しい行動の確立を制限する可能性のある付加的な機能障害を同定すること。
- 重要な状況における本人の現在の行動と、より望ましい代替行動との間の不一致を同定すること。
- 可能性のある代替活動に関する本人の好みを同定すること。

全般的能力

　重度知的障害のある人の全般的能力や適応行動を評価するために、多くの質問票やチェックリストが開発されています（Hogg and Langa, 2005; Schalock, 1999, 2004; Thompson *et al.*, 2004）。特定の手法に加えて、チャレンジング行動を示す人

にそうした方法を適用することに焦点を当てたテキスト（Carr *et al.*, 1994）を含め、適応行動のアセスメントに関する手引きを実践者に提供する上で役立つかなり包括的な解説がいくつかあります（Browder, 1991, 2001）。

　25年以上前、多くの著者が、チャレンジング行動は社会的に不適切なコミュニケーション方略の例として概念化される可能性があることを示唆し始めました（Carr and Durand, 1985a, 1985b; Carr *et al.*, 1994; Donnellan *et al.*, 1984; Durand, 1986;, 1990; Evans and Meyer, 1985）。さらに、後述するように、チャレンジング行動と同じ機能を果たす代替コミュニケーション行動をその人に形成することによって、チャレンジング行動が迅速に軽減される可能性があることを示唆するエビデンスが蓄積され始めています（第11章参照）。そのため、本人のコミュニケーション能力とコミュニケーションスタイルの評価が特に重要です（Sigafoos, 2000; Sigafoos *et al.*, 2007; Stuart, 2007）。

不一致分析

　チャレンジング行動を改善するための機能に基づく建設的アプローチに固有の目的の一つは、チャレンジング行動を誘発することがわかっている条件で必要とされる行動の欠如を同定することです。エバンとマイヤー（Evan and Meyer, 1985）は、本人のチャレンジング行動に関連するスキルの不足（および介入の標的行動）を同定するために、「不一致分析（discrepancy analysis）」の使用を提案しました。不一致分析では、問題のある状況での本人のパフォーマンスを、より能力の高い仲間のパフォーマンスと比較します。このような質的な比較に基づいて、特定のスキルの不足が介入の標的として同定できることがあります。

好みの同定

　チャレンジング行動に対する代替行動の形成や般化には、本人が非常に好む活動や道具の同定が必要になる場合があります。例えば、知覚的強化によって維持されているチャレンジング行動を軽減するための一つの可能な方略は、好きな道具や活動の使い方を教えたり、それを利用できるようにすることです（第11章参照）。もちろん、機能的アセスメントによって、チャレンジング行動その

ものを維持している、きわめて強力な強化子や随伴性を同定できることがあります。機能置換の考え方に基づく介入アプローチは、代替行動を支援するためにこれらの随伴性を利用するものです（第11章参照）。

　しかし、他の状況では、チャレンジング行動を維持している強化子が不明確であったり、他の手段では容易に入手できない場合もあります（例えば、β-エンドルフィンの放出）。この場合、代替となる非常に好きな活動を同定することがより重要になります。重度知的障害のある人の好みを同定するためには、情報提供者のインタビューを含む間接的アプローチと実証的アプローチの二つのアプローチがあります。

　「間接的アプローチ」：間接的アプローチでは、特定の活動に対する本人の好みについて、主要な情報提供者に判断を依頼することが含まれます。間接的アプローチは、可能性のある刺激や活動を選択する上で重要な役割を果たしますが、一方で、情報提供者の報告の妥当性を確認するために、より詳細な評価が必要になる場合があります（Hatton, 2004; Lancioni *et al.*, 1996; Reid *et al.*, 1999）。

　「実証的アプローチ」：実証的アプローチは、道具や活動が行動に与える実際の影響を調べることによって、好みを同定するために使用できます。そのために、以下の測定を含めさまざまな方法が採用されてきました。一列に提示された個々の刺激に対する接近反応、強制選択場面での接近反応、一列に提示された道具への接近反応（選択された刺激を再度置く方法または撤去する方法を用いる）、フリーオペラントのベースラインでの時間配分、刺激を随伴的に提示することによる最重度の重複障害を有する人の運動行動の生起率増加の程度、などです。入手可能なエビデンスでは、選択された刺激を撤去する方法で一列に提示された道具への接近反応を測定することが、好みの活動を選択するための最も効率的な手続きであることが示唆されています（DeLeon and Iwata, 1996）。

アセスメントと介入に対する生物学的要因の意義

　介入を計画する際には、一般に、生物学的要因に関連する行動は学習に起因する行動と比較して、本人自身は制御できないことが多いと考えるのが妥当で

す（Einfeld, 2005）。例えば、PWS（プラダー・ウィリ症候群）の子どもが、学校の売店で余計な食べ物を買うことを止められた時に、教師を殴ったり、家具を壊したりする怒りの発作を起こすことがあります。この反応は視床下部の機能障害によって引き起こされるため、PWS の子どもが抑制することは非常に困難です。したがって、この行動を制限するための随伴的な強化方略はほとんど成功しないでしょう。成功する可能性が高い行動的方略は、PWS の子どもを食べ物のあるエリアから移動させることです。例えば、PWS の子どもが昼休みのほとんどを学校の図書館で過ごすように調整することが考えられます。PWS の子どもの家族は、台所を閉め、食品庫や冷蔵庫に鍵をして、食べ過ぎないようにすることが最善の方法であることを学ぶでしょう。ウィリアムズ症候群の場合、その人が恐怖を示す刺激に直面するような活動にいやいや参加することがフラストレーションになるかもしれません。この場合も、報酬や弱化の方略でこの激しい不安を克服することはできないでしょう。その代わり、ウィリアムズ症候群の人には、セルトラリンやクロミプラミンなどの抗不安薬が有効であることの方が多いでしょう。これらの薬は通常、恐怖症をなくすものではありませんが、恐怖症に伴う不安をかなり軽減することができます。

　しかし、知的障害の原因となる遺伝性疾患のある人も、環境的な状況や学習した経験に起因する行動障害を有する可能性があることを理解しておくべきです。例えば、ある脆弱 X 症候群の青年は、家庭で厳しくかつ一貫性のないしつけを習慣的に経験している可能性があり、これは行為障害の発現に繋がりやすい経験です（Patterson and Reid, 1984）。この場合、反社会的行動に対しては、脆弱 X 症候群の有無にかかわらず、同程度の精神年齢の他の子どもと同じように対処するのが最善であると考えられます。

　評価をする臨床家には二つの課題があります。第一に、上述の行動表現型は、知的障害の原因となる数百のうちのほんの一部でしかありません。臨床家が、そのような原因による行動表現型すべてを知っていることは期待できません。しかし、これらの他の原因の多くは一般的ではなく、知的障害のある人でも珍しいものです。それでも、その人の知的障害の原因の行動表現型としてどのようなことがわかっているかについて、文献の中に助言を探すことは賢明なことです。第二に、チャレンジング行動を示す人は、同時に複数の原因に起因する

行動障害を有している可能性があります。一つの行動であっても、複数の原因が絡み合っている可能性があるのです。例えば、怒りの発作を起こすPWSの子どもの場合、視床下部の機能障害によって引き起こされる可能性がありますが、同時に、不適切なほど厳しく、また一貫性のない対応によって強化されている可能性もあります。

　生物学的要因を含むさまざまな要因が関係している可能性を検討し、行動問題を慎重かつ包括的に評価することに代わるものはありません。

介入の潜在的リスク、コストおよび利益の評価

　本書のいろいろなところで、介入の社会的妥当性を検討する必要性に注意を向けてきました。以下のように主張してきました。

- チャレンジング行動は、本人、家族や友人、同居者や同僚、介護スタッフや一般市民の生活の質のより広い側面に与える影響を含め、社会的文脈で理解する必要がある。
- 社会的に妥当な介入は、介入プロセスにおける主要な利害関係者に受け入れられる手続きで行われるべきである。
- 社会的に妥当な介入は、社会的に意味のある成果をもたらすものでなければならない。これらは、通常の場合よりも広い社会的文脈の中で組み立てられる必要があり、手続きの受容性と成果の速さと大きさの間にトレードオフを伴う場合もある。

　これらの指摘は、介入のリスク、コスト、および利益を徹底的に評価するために、可能性のあるさまざまな成果に関する情報をアセスメントで収集する必要があることを示しています。しかし、これまで述べてきたように、アセスメントは個別化され、介入の合理的な成果に焦点を当てることが重要です。そのためには、とりわけ、介入の目標をより一般的な人生設計のプロセスとは切り離して考えることが必要です。

例えば、自傷行動を示す若い女性が、重度知的障害のある他の女性二人と一緒に小さな家に住んでいる状況を考えてみましょう。彼女たちのうち、デイプログラムに参加している人はいませんでした。実際、その機関でサービスを受けている人たちのほとんどは、非常に制限された生活を送っていました。ライフスタイルの面では、この若い女性は仲間と比べて特に目立つものではありません。この例では、彼女のチャレンジング行動は彼女の乏しいライフスタイルと機能的に関係しているようには思われません。むしろ、彼女の社会的・物理的孤立は、サービス機関の失敗によって生じています。したがって、自傷行動を減らす介入プログラムの成功を、勤労収入、社会的・物理的統合などの一般的なライフスタイルの変数に基づいて判断することは、不適切であると思われます。

　フォックスとエマーソンは、知的障害のある人たち、知的障害のある人の親、臨床心理士、精神科医、看護師、管理者、直接支援者を含む多くの利害関係者グループが、特に顕著であると考えた介入成果を同定しようとしました（Fox and Emerson, 2001）。彼らはこの情報をもとに、知的障害がありチャレンジング行動を示す人にとって「意味のある成果」を同定し、それに向けた進捗状況をモニタリングするツールキットを開発しました（Fox and Emerson, 2002）。ルーシーシンらは、生命を脅かす自傷行動を示す若い女性に対する地域ベースの支援の社会的妥当性を評価するために、多様な測定アプローチを使用した例を示しています（Lucyshyn *et al.*, 1995）。彼らはさまざまな量的・質的アプローチを用いて、自傷行動や攻撃行動の頻度、地域ベースの活動への参加、活動の好み、社会的統合、家族との関係、表現された満足感、薬の使用、スタッフの離職率などにおける成果を測定しました。

まとめ

　これまでのセクションでは、チャレンジング行動のアセスメントに関するいくつかの重要な技法と課題について検討しました。アセスメントでは、次のことが必要であると主張してきました。

■ 介入すべき社会的に重要な標的行動を同定し、優先順位をつけること
■ その人が示すチャレンジング行動の根底にあるプロセスを決定すること
■ その人の既存のスキルと能力を、全般的な面と特定の側面からアセスメント
  すること
■ 好みを同定すること
■ 介入の合理的な目標の達成度を評価するための情報を収集すること

薬物療法

　知的障害のある人への向精神薬の処方状況、またそれが臨床的に妥当な処方になっているかについての調査はいくつか行われています。これらの調査では、高い薬物処方率と処方内容の妥当性の乏しさがしばしば報告されています（Matson and Neal, 2009; Rinck, 1998; Spreat *et al.*, 2004）。例えば、ホールデンとギテルソンは、ノルウェーのある郡の知的障害のある人の37％が向精神薬を使用していて、特に一般開業医が処方した場合には、現行のガイドラインに反していることが多いことを指摘しています（Holden and Gitlesen, 2004）。例えば、多くの処方は診断によって示されたものではなく、薬の代替案はほとんど検討されておらず、効果や副作用のきちんとした評価は稀でした。

　医師はしばしば、チャレンジング行動を減少させたり、抑制したりするために薬を処方しなければならない、というかなりのプレッシャーにさらされます。向精神薬には強力な即効性、精神安定化作用があり、かつ薬物療法の訓練を受けていない介護者でも与薬にはほとんど専門知識を必要とせず、行動分析や行動的介入と比べて比較的費用をかけずに導入しやすいため、これは驚くべきことではありません。しかし残念なことに、向精神薬は、少なくとも一部の人にはほぼ必ずといってよいほど、望ましくない副作用を伴います。これらの副作用は些細な不快感から生命を脅かすものまでさまざまです。望ましくない副作用があるため、薬物処方に対して過度に慎重になることもあります。いくつかの地域では、知的障害のある人への投薬、特に向精神薬の処方を認可または監視するための機関が設置されています。これらの機関の専門性の高さ、理解度、医師に対する協力関係や敵対関係の程度にはばらつきがあります。そのため、処方する医師は、絶望的な状況を緩和するために処方しなければならないというプレッシャーと、一方でそのような処方に対する異議にさらされること

で、身動きが取れなくなることも多いのです。

　したがって、処方する医師にとっては、知的障害のある人の薬物処方を体系的に検討することが重要です。このようなアプローチは、何人かの著者によって記述されており（de Leon *et al.*, 2009; Deb *et al.*, 2006; Einfeld, 1990; Kalachnik *et al.*, 1998; Szymanski and King, 1999; Unwin and Deb, 2008）、以下に要約します。

一般的なガイドライン

1. 向精神薬を処方するかどうかの決定は、本人の情緒的および行動的健康度を包括的に評価して行うべきです。このような包括的評価には、行動の記述、増悪因子と緩和因子だけでなく、過去のすべての治療法の有効性の評価も含まれます。処方する医師は、危機的状況下でプレッシャーを受けても、反射的な（knee-jerk）処方は避けるべきです。
2. インフォームドコンセントの問題については、特に法的要件に耐えうるような適切な検討が行われるべきです。しばしば医師は、同意能力に関して全か無かの判断を求められますが、実際には同意能力にはかなりの幅があります。例えば、軽度知的障害のある人は、抗精神病薬を服用することで気持ちが落ち着くことは理解できるかもしれませんが、その利点と副作用のリスクを比較検討することはできないでしょう。
3. 向精神薬治療は、他の治療と合わせ全体の治療の一部として行う必要があります。向精神薬治療だけで十分な治療効果が得られることは稀です。そのために、専門分野間での良好なコミュニケーションが必要です。
4. 向精神薬を処方する場合、正確な標的症状を記載すべきです。言い換えれば、向精神薬で具体的に何を治療することを期待しているか、ということです。「破壊的でなくなる」とか「より従順になる」などの全般的な印象では、信頼性の高い情報を得ることが非常に困難です。「他の人を叩く頻度が減る」などの具体的な記述を使用する方が良いでしょう。
5. 治療経過中の標的症状の変化を、信頼性が高くかつ妥当な形で記録する方法を確立する必要があります。

6. 向精神薬の投薬が継続される前に、この記録によって、標的症状が投薬により有効な反応を示していたことを示す必要があります。これは当然のことですが、一方で、行動面の困難が継続していて、その改善に有効であるというエビデンスがないにもかかわらず、長年にわたって大量の抗精神病薬を投与されている人もよく見られます。

7. 標的症状が妥当な期間減少したか、または消失した場合には、処方量を減らす試みを行うべきです。この場合も、投与量変更の影響について、信頼性が高く妥当な形の測定法が利用できるようにすべきです。同様に、状況が変化したにもかかわらず、症状が治まった後も、その行動が再発することを恐れて、長期にわたって投薬を継続されている人が頻繁に見られます。

8. 向精神薬を中止する際には、適切な減量計画を立てる必要があります。長期にわたる治療を受けていた患者が突然休薬した場合、離脱症状がよく見られます。抗精神病薬の減量計画としては、1日量を月に20％減らすのも考えられる方法の一つです。

9. 器質的な脳機能障害が存在するため、向精神薬に対する反応はしばしば特異的です。このことは、副作用の出現に細心の注意を払って、最初は少量から開始すべきであることを示唆しています。

10. 上記に加えて、薬物療法の一般的な原則として、他の場合と同様に、内服コンプライアンス、薬物動態、薬物相互作用、副作用の問題に十分な注意を払う必要があります。

特定の薬を処方することの有効性とその適応

抗精神病薬

抗精神病薬はこの分野で最も研究されている薬物ですが、精神病や破壊的行動の治療に価値があるかどうかについて結論を出すことができるほど厳密な研究はほとんど行われていません。デブらは知的障害のある成人における抗精神病薬の有効性に関する研究をレビューしていますが、ランダム化比較試験（RCT）は1件のみでした（Deb *et al.*, 2007）。総じて、多くの研究は対照のない

症例報告であり、標準化されていない尺度を用い、さまざまな精神疾患やチャレンジング行動を含む多様な適応症に対して抗精神病薬を使用していました。タイラーらは、知的障害と攻撃行動を有する成人に対するリスペリドン、ハロペリドール、プラセボ投与を比較しました（Tyrer *et al.*, 2008）。他の精神医学的または行動的要因のアセスメントは行われませんでした。結果として、すべての被験者は等しく改善しました（〔訳注〕プラセボに対するリスペリドン、ハロペリドールの有意な効果は見られなかった）。同じグループはまた、このような使用法の場合、抗精神病薬治療に費用対効果の優位性はないことを示しています（Romeo *et al.*, 2009）。

　しかし、知的障害のある小児や青年では、多くのリスペリドンの二重盲検プラセボ対照試験で良好な結果が示されています。アマンらとスナイダーらは、知的障害のある小児と青年を対象に、リスペリドンを 0.02 ～ 0.06mg/kg/ 日の用量を用い報告しています（Aman *et al.*, 2002b; Snyder *et al.*, 2002）。これらの研究では、チャレンジング行動が約50％減少し、プラセボよりも有意に効果が高いことが示されました。副作用としての眠気は一過性のもので、認知障害は認められませんでした。しかし、体重増加はよく見られ、プロラクチン値は持続的に上昇していました。これらの薬剤は、定型抗精神病薬と比べて短期的な錐体外路系副作用はより低いレベルですが、遅発性ジスキネジアのリスクを軽減させることに関しては限られたエビデンスしかありませんでした（Beasley *et al.*, 1999）。また肝酵素上昇との関連もありますが（Benazzi, 1998）、その臨床的意義は不明です。新しい抗精神病薬が従来の抗精神病薬よりも有効性が高いという実質的なエビデンスはありません。

　ブザンらは、知的障害のある成人におけるクロザピンの使用報告例84 例を検証しました（Buzan *et al.*, 1998）。彼らは、クロザピンは有効性と忍容性の両方を有していると結論づけました。クロザピンの血液学的副作用が、臨床家にその使用を過度に慎重にさせている可能性があります。

　抗精神病薬はしばしば鎮静を引き起こし、認知機能や自立度を低下させます（Unwin and Deb, 2008）。さらに、錐体外路系副作用も一般的です。例えば、キャンベルらは、ハロペリドールを長期間投与されていた自閉症児の 34％がジスキネジアを発症し、そのほとんどが離脱に関連していたことを報告しています

（Cambell *et al.*, 1997; Matson *et al.*, 2010）。

　アカシジアは、知的障害のある人で考慮すべき抗精神病薬の重要な副作用です。言語能力の低い人は、しばしば落ち着きのなさや焦燥感を表現することができず、非常に苦痛を感じることがあります。そのために興奮が激しくなり、抗精神病薬の用量を増やした方がよいと誤解され、問題をさらに悪化させてしまうことがあります。介護者は、抗精神病薬の投与量を減らした際に、興奮や攻撃性が低下するのを見て非常に驚くことがあります。抗精神病薬の服用によるもう一つの稀な、しかし重大な副作用に、悪性症候群があります。ボイド（Boyd, 1993）（Reiss & Aman, 1998 から引用）によると、悪性症候群の致死率（21%）は知的障害のない人の２倍に上ることがわかっています。抗精神病薬の処方に関するガイドラインが、デ・レオンらによって提示されています（de Leon *et al.*, 2009）。

抗うつ薬と電気けいれん療法

　患者の言語能力が低い場合、うつ病と自信を持って診断することが困難なことがあります。しかし、選択的セロトニン再取り込み阻害薬（SSRI）の安全性を考えると、抗うつ薬を開始するための閾値は低い方がよいと言えます。SSRI は副作用の影響が少ないことから、この集団のうつ病の治療において三環系抗うつ薬に代わって使われています。最も一般的な副作用は焦燥と吐き気です。特定の SSRI が他の SSRI よりも優れた有効性を持つという決定的なエビデンスはありません。前述したように、薬物療法は少量から始めることが重要であり、この理由から、液体で処方可能な SSRI は微調整が容易であるという利点があります（〔訳注〕海外ではパロキセチンやフルオキセチン〔国内未承認〕などの SSRI に液剤の剤型がある）。

　SSRI は自閉スペクトラム症の儀式的行動や、アスペルガー障害の没頭、自傷行動などの保続的・反復的行動の治療にも広く用いられています。これに関しては、ソーハンパルらによるレビューがありますが、ランダム化比較試験（RCT）の報告は一つのみです（Sohanpal *et al.*, 2007）。ルイスらは、クロミプラミンが常同行動、多動、易刺激性を軽減することを報告しています。複数の症例報告や非対照試験からは、これらの症状の改善の可能性は、改善しない可能性

より有意に高いとは言えません（Lewis *et al.*, 1995）。

抗不安薬

　知的障害のある人の不安の治療に関する具体的な研究は行われていません。臨床医は、一般集団で見られるのと同じように、SSRI による治療で、強迫性障害と同様に恐怖症または全般性不安障害の改善が得られることを報告しています。モクロベミド（〔訳注〕可逆性モノアミン酸化酵素 A 阻害薬）は選択肢の一つですが、著者の経験では SSRI よりも有効性は低いです。ブスピロン（〔訳注〕非ベンゾジアゼピン系抗不安薬）は補助療法として有用であると症例報告に記載されています。ベンゾジアゼピン系薬剤は、てんかんの治療には一般的に使用されていますが、行動情緒障害の治療にはほとんど適応がありません。ベンゾジアゼピン系、特にクロナゼパムは、脳の器質的障害を持つ人に高頻度で脱抑制と易刺激性を引き起こします。

気分安定剤

　典型的な双極性障害は時折見られますが、知的障害のある人は気分の不安定性、すなわち興奮、易刺激性、過活動と引きこもりや興味の喪失が急速に変動し、交互に起こることが多いです。デブらは、知的障害のある人に対する気分安定薬の報告をレビューしていますが、ランダム化比較試験（RCT）は 1 件のみでした（Deb *et al.*, 2008）。ランゲ（Langee, 1990）は、リチウムで治療された人の 42％が有意に改善したことを明らかにしています。リチウムはまた、衝動的な攻撃行動に対しても広く使用されていますが、この症状に対する有効性のエビデンスは曖昧です。

　ダウン症では甲状腺機能低下症が多く、知的障害のある人では振戦などの運動障害が多いため、リチウムの副作用モニタリングには特に注意が必要です。アルバマゼピンとバルプロ酸塩は、知的障害のある小児および青年の気分安定薬として広く使用されており、リチウムよりも毒性リスクが低いです。広く使用されているにもかかわらず、それらの使用に関する報告は驚くほど少なく、主に症例報告です。カルバマゼピンは、血清濃度のモニタリングをより頻繁に必要とするという欠点があり、SSRI の併用は血清濃度を上昇させる傾向があ

ります。バルプロ酸塩は、特に低年齢の小児では肝疾患を引き起こす可能性があり、使用の初期段階では肝機能をモニターする必要があります。

中枢神経刺激薬

　主な適応症は、知的障害のない子どもと同じ目的、すなわち注意欠如・多動性障害の治療です。DSM-IV の注意欠如・多動性障害の診断では、不注意や多動性、衝動性などの症状が発達レベルに対して不相応で過剰であることが必要とされています。中等度および重度知的障害のある人は、軽度の知的障害のある人ほど中枢神経刺激薬に反応しないことを示唆するいくつかのエビデンスがあります（Aman *et al.*, 1991）。なお ICD-10 には、「精神遅滞および常同運動に関連した過動性障害」が含まれていますが、これは妥当性が不確かなカテゴリーです。中枢神経刺激薬はてんかん、不安、チックを悪化させる可能性があり、これらはすべて知的障害のある小児により一般的に見られるものです。

　SSRI は、ADHD 治療において中枢神経刺激薬よりも副作用が少ないですが、効果は少し劣るように思われます。クロニジンは多動性に対し鎮静効果がありますが、その代償としてしばしば（過）鎮静や耐性の問題、血圧モニタリングの必要性などがあります。不思議なことに、中枢神経刺激薬の食欲抑制作用があるにもかかわらず、プラダー・ウィリ症候群に対する中枢神経刺激薬投与に関する体系的な研究は、著者が知る限りでは行われていません。

抗けいれん薬

　抗けいれん薬は、知的障害のある人には、てんかんの管理や上記のような気分安定剤としてよく処方されています。ビガバトリンは視野障害や時折精神病を引き起こすことがあるため、以前に比べて使用されることは少なくなりました。また、知的障害のある人と重度のてんかん患者では、認知機能が改善して覚醒度が向上したり、逆に覚醒度や意識レベルが低下するなど、覚醒度に著しい変化をもたらすことがあります。ラモトリギンは、覚醒度を向上させることができますが、認知機能の低下も引き起こす可能性があります。また、時折、不眠症や易刺激性、攻撃性を引き起こすことも指摘されています。トピラマートは、覚醒度と認知機能を改善または低下させることがあり、これは時に非常

に顕著です。さらに、しばしば吐き気や食欲不振を引き起こします。ベンゾジアゼピン系薬剤はてんかんにも使用されますが、脱抑制や易刺激性を引き起こすことがあります。知的障害やてんかんのある人がこのような症状を呈した場合、可能であれば必ず代替の抗けいれん薬を検討するべきです。

抗性欲剤

一部、思春期の知的障害のある人に見られる性的逸脱行動は、他者にかなりの不安を与え、本人にとっても制約になったりすることがあります。その結果、性欲を減らすためのテストステロン拮抗薬の使用が増えています。シプロテロンは経口投与で活性があり、今では広く用いられていますが、体重増加を引き起こします。LHRH 類似体は、長期にわたってテストステロンのレベルを低下させるための最も効果的で安全な方法ですが、高価で、入手が限られています。性欲を薬理学的に減少させることは、倫理的問題をはらんでいます。処方に先んじて、行動的・教育的手段を用いて不適切な性的行動を修正する努力をしてからのみ、処方へと進むべきです。そうした場合、人間の機能の自然な側面を抑制することが、知的障害のある青年の最善の利益につながるのかもしれません。この問題については、クラーク（Clarke, 1989）がより詳細に論じています。

オピオイド受容体拮抗薬

オピオイド受容体拮抗薬は知的障害のある人の自傷行動の治療に用いられてきましたが、これは、このような自傷行動は β-エンドルフィン系の乱れによって維持され、自傷行動が嫌悪的なものではなく快楽的なものになっている、という可能性に基づいています。この考え方を支持するいくつかのエビデンスがあり、特に β-エンドルフィンと副腎皮質刺激ホルモン分泌のバランスの乱れに関連しているという報告がいくつかあります（Sandman *et al.*, 2008）。ナルトレキソンは、経口的に吸収されるため、最も使用されるオピオイド受容体拮抗薬です。シモンズらは、ナルトレキソンを自傷行動の治療に使用した 27 の研究結果をまとめています（Symons *et al.*, 2004）。これらの研究では、86 人の参加者が対象とされました。被験者の 80％で、ナルトレキソン投与中にベー

スラインと比較して自傷行動のレベルが低下し、約半数の被験者で自傷行動が50％以上低下したと報告されました。1mg/kg以上の投与はより効果的でした。理由は不明ですが、男性の方が女性よりも治療反応性が強かったです。しかし、いくつかの研究は対照研究ではなく症例報告であり、否定的な結果が過小に報告された可能性もあります。

まとめ

　チャレンジング行動に対する向精神薬使用に関する文献は、一般的な向精神薬使用の文献と比較して、数少ないのが現状です。その主な理由は、精神薬理学的な研究のほとんどが製薬会社から資金提供を受けているからです。これらの企業は、知的障害のある人を対象とした研究の実施に多額の費用がかかる一方で、潜在的な市場が限られていることから、商業的な投資価値があるとは考えていないのです。著者らが知っている一つの例外は、発達障害のある小児を対象としたリスピリドンの臨床試験への商業的資金提供です。結果として、リスペリドンの使用に関する文献は、他の第二世代以降の抗精神病薬よりもはるかに広範囲に及んでいます。

　文献が限られていることは、いくつかの結果を引き起こします。第一に、ランダム化比較試験（RCT）を実施した研究が少ないことです。その結果、治療効果に関するエビデンスのレベルは限られています。第二に、多くの研究では、きちんと判別されてない知的障害のある人集団での薬物使用を調査しています。知的障害のある人は生物学的、心理学的、社会的側面で不均一であることを考えると、向精神薬が一貫した方法で作用することは期待できないでしょう。現在、この分野で必要とされているのは、意義のある方法で選定されたグループにおける、特定の症状（チャレンジング行動）または障害（例えば、うつ病）に対する個別の薬または薬剤比較的な研究です。意義のある研究参加者のグループ化の例としては、知的障害の共通の病因の結果としてチャレンジング行動を示す人たち（行動表現型）、共通の歴史を持つ人たち（例えば、特定の行動的介入に反応しない人たち）、共通の心理社会的特徴を持つ人たち（例

えば、社会的に困窮している家庭の軽度知的障害のある人たち）などが考えられます。最後の例は、薬物治療において、薬理的な効力だけでなくエフィカシー（〔訳注〕現実的な臨床場面での効果）も示す必要があるということを考慮したものです。

第三に、臨床医は、薬の使用に関して合理的かつ実証的なアプローチを採用しなければならないことが多いことです。すなわち、有効性が実証されている集団で見られる症状とどの程度類似しているかに基づき、有効である可能性を評価した上で、薬物療法を試すことです。そして、この推定された効果を副作用のリスクと照らし合わせる必要があります。効果を妥当性のある形で評価し、それに応じて投薬計画を修正する必要があります。

行動的アプローチ

　本章では、チャレンジング行動を減らすためのさまざまな行動的アプローチについて検討します。しかし、この広範な領域の包括的なメタ分析（Bell *et al.*, 2004; Campbell, 2003; Didden *et al.*, 1997; Didden *et al.*, 2006; Harvey *et al.*, 2009; Lang *et al.*, 2009b; Marquis *et al.*, 2000; Scotti *et al.*, 1991b）を行うことは意図していません。その代わりに、ポジティブ行動支援の新しい技術の重要な要素を形成しているアプローチに焦点を当てます（Carr *et al.*, 1999; Carr *et al.*, 2002; Carr, 2007; Koegel *et al.*, 1996）。

　本章の内容は、介入における特定のアプローチの背後にある一般的な理論的根拠の観点から整理したものです。したがって、それぞれのアプローチは、チャレンジング行動の生起を予防するための先行刺激の操作または文脈の修正、行動の競合または反応共変動、維持している随伴性の分断、および弱化またはその他のデフォルトの技術に基づいて議論しています。もちろん実際の介入プログラムは、いくつかの異なるアプローチから構成されるのが通常です。そこで本章の最後に、複数の要素からなる方略の例を挙げてまとめとしています。

確立操作の修正によるチャレンジング行動の生起の予防

　包括的な機能的アセスメントの結果から、（1）チャレンジング行動が生起する可能性が著しく高い文脈や状況、（2）本人のチャレンジング行動を維持している随伴性を有効にしたり無効にしたりする確立操作、（3）随伴性そのものの性質が明らかになるはずです。この知識は、先行する変数を間接的に操作することによって、チャレンジング行動の生起を予防したり減らしたりする

可能性をもたらします。

　先に述べたように、チャレンジング行動が特定の状況で一貫して生じること
は稀です。より一般的なのは、対象とする行動がある状況（例えば、特定の種
類の学習課題の時）で生起する可能性が高いとしても、その行動の実際の生起
には、時間の経過とともにかなりの変動があります。人には良い日もあれば悪
い日もあります。そのような変動性を説明する確立操作を同定することで、そ
の修正を通じて、チャレンジング行動の根底にある動機づけの基盤を事実上断
ち切るという、非常に効果的で非侵襲的な介入アプローチを開発することが
できます（Carr, 1988; Carr and Smith, 1995; Carr *et al.*, 1996; Friman and Hawkins, 2006;
Kennedy and Meyer, 1998; Kern *et al.*, 2006; McGill, 1999; Smith and Iwata, 1997）。

　例えば、機能的アセスメントによって、ある人の攻撃行動が他者の指示か
らの逃避によって維持されていることが示されるかもしれません（Miltenberger,
2006）。さらに分析すると、指示を嫌悪刺激として確立し、その結果として負
の強化子として確立する確立操作を同定できるかもしれません。これらには、
疲労、病気、鎮静、二日酔い、カフェイン摂取、前の活動の性質、競合する好
みの活動の存在、指示の種類やペースなど、多様な要因が含まれます。同定さ
れた確立操作を修正することで、他の人からの指示が嫌悪的な特性を持つよう
になることを予防し、それによって動機づけの基盤を断ち切り、攻撃行動を減
らすことができるでしょう（指示が嫌悪的でなくなれば、指示から逃避しよう
とするでしょうか？）。第 4 章で説明した研究（Carr *et al.*, 1976）では、指示を
物語の文脈に埋め込むことで、自傷行動の生起率が即座にかつ有意に減少しま
した。おそらくこの驚くような結果には、確立操作を操作したことが反映され
ているでしょう。

　上述のように、特定の文脈でこれら根底にあるプロセスがどの程度作用する
かについては、多くの変数が影響する可能性があります。それらには、個人の
生体行動状態（bio-behavioural states）、先行する相互作用、行動の現在の文脈な
どが含まれます（Luiselli, 2006）。

　「生体行動状態」：生体行動状態には、覚醒、疲労、睡眠・覚醒パターン
（Brylewski and Wiggs, 1999; Espie, 1992; Green *et al.*, 1994; Guess *et al.*, 1990; Honer *et al.*,
1997; Kennedy and Meyer, 1996; O'Reilly, 1995）、ホルモンの変化（Taylor *et al.*, 1993b）、

服薬の影響（Kalachnik *et al.*, 1995; Taylor at al., 1993a）、カフェイン摂取（Podboy and Mallery, 1997）、発作活動（Gedye, 1989a, 1989b）、精神疾患（Emerson *et al.*, 1999b; Lowry and Sovner, 1992）、食事の欠乏（Talkington and Riley, 1971; Wacker *et al.*, 1996）、気分（Carr *et al.*, 1996）、病気や痛み（Bosch *et al.*, 1997; Carr and Smith, 1995; Carr *et al.*, 1996; Gardner and Whalen, 1996; Kennedy and Meyer, 1996; Kennedy and Becker, 2006; Peine *et al.*, 1995; Symons *et al.*, 2008; Symons *et al.*, 2009）などがあります。

　「先行する相互作用」：先行する相互作用には、先行する指示従事（Harchik and Putzier, 1990; Honer *et al.*, 1991; Mace *et al.*, 1988）、課題の繰り返し（Winterling *et al.*, 1987）、先行する活動の遅延や取り消し（Honer *et al.*, 1997）、他者からの批判的コメント（Gardner *et al.*, 1986）、直前にあった相互作用（O'Reilly, 1996; O'Reilly *et al.*, 1999）、時間的に前にあった対人相互作用（Gardner *et al.*, 1986; O'Reilly, 1996）、身体運動（Lancioni and O'Reilly, 1998）、ある場所に行くためのルート（Kennedy and Itkonen, 1993）、起床時間（Gardner *et al.*, 1984; Kennedy and Itkonen, 1993）などがあります。

　「現在の文脈」：行動の現在の文脈には、騒音、気温、スタッフからの指示やポジティブなコメントのレベル（Kennedy, 1994a）、場所（Adelinis *et al.*, 1997）、音楽（Durand and Mapstone, 1998）、混み具合（McAfee, 1987）、その時の活動の好みや選択（Cooper *et al.*, 1992; Dunlap *et al.*, 1994; Dunlap *et al.*, 1995; Dyer *et al.*, 1990; Ferro *et al.*, 1996; Foster-Jahnson *et al.*, 1994; Lindauer *et al.*, 1999; Ringdahl *et al.*, 1997; Vaughn and Horner, 1995; Vaughn and Honer, 1997）、その場面での非随伴性強化の量（Derby *et al.*, 1998; Hagopian *et al.*, 1994; Hanley *et al.*, 1997; Roscoe *et al.*, 1998; Vollmer *et al.*, 1993; Vollmeret *et al.*, 1995）、その時の対人的相互作用や周囲の活動の性質（Carr *et al.*, 1976）、小さなボール・パズル・雑誌などの特異な変数の存在（Carr *et al.*, 1997）などがあります。

　広範囲の先行事象の操作によって、さまざまな種類のチャレンジング行動の生起率を減少させることができることが明らかにされています。その多くは、チャレンジング行動を維持している強化子の効力を弱めることで効果を発揮していると考えられます。つまり、それらは、行動が生起する機会を設定する確立操作や刺激を変えるのです。いくつかの特定の技法や一般的なアプローチについて、以下で概説します。

生体行動状態の修正

　先に述べたように、さまざまな生体行動状態がチャレンジング行動の生起に関連していることが明らかになっています。これらには、覚醒、疲労、睡眠・覚醒パターン、ホルモンの変化、服薬の影響、発作活動、精神疾患、気分、病気や痛みが含まれます。例えば、カーらは、生理に伴う痛みがスタッフの指示の負の強化効力を確立する（すなわち、スタッフの指示が嫌悪的になると、逃避に動機づけられた攻撃行動が誘発される）ことを示唆する予備的データを報告しています（Carr and Smith, 1995; Carr et al., 1996）。これらの研究や他の研究の結果は、いくつかの事例で、生体行動状態の修正によってチャレンジング行動が効果的に減少するのは、機能的アセスメントによってその状態がチャレンジング行動の生起率の増加と関連していた時であることを示唆しています。こうした間接的な介入アプローチには、睡眠障害の治療（Durand et l., 1996; Kennedy and Meyer, 1996; Lancioni et al., 1999; O'Reilly, 1995; Piazza et al., 1998）、病気の適切な治療（Bosch et al., 1997; Kennedy and Meyer, 1996; Peine et al., 1995）、投薬計画の変更（Kalachnik et al., 1995）があります。

先行する活動の性質を変える

　先行する活動の性質は、進行中の出来事への人々の反応に著しい影響を与える可能性があります。例えば、クランツとリズリーは、プリスクールでの破壊的行動に対する活動スケジュールの効果を同定しました（Kranz and Risley, 1977）。彼らは、読み聞かせの時間の前に激しい活動がある時よりも休み時間がある場合に、読み聞かせの時間の破壊的行動のレベルが大幅に減ることを報告しました。同様に、ウェイラは、低所得の親が親戚やサービス機関の職員と嫌なやり取りをしたことが、その後の親子間の感情的なやり取りのきっかけになることを支持するデータを提示しています（Wahler, 1980）。

　いくつかの研究は、さまざまな種類の先行する活動とその後のチャレンジング行動の生起率との関係を調べています。これらの研究では、指示従事を増やして指示不服従に伴うチャレンジング行動を減らす行動モメンタム、選択、課題の多様化と刺激フェイディング、身体運動、その他さまざまな確立操作の効果を調べています。

　メイスらは、チャレンジング行動を減らすために、「行動モメンタム」という現象の応用について述べています（Mace *et al.*, 1988）。行動モメンタムは、一定期間の強化の後に、一般的な反応クラスの反応確率が一時的だが顕著に増加することを指しています。つまり、強化が繰り返されると、行動は「勢い（momentum）」を得たように見え、それが変化に対して一時的な抵抗力をもたらすのです。彼らは、知的障害のある4人の男性成人に対して、指示従事を増やすために行動モメンタムの考えを応用しました。彼らはまず、高い指示従事率になる指示（高確率指示）と低い指示従事率になる指示（低確率指示）を同定しました。そして、低確率指示に従事する行動が、その前に高確率指示を繰り返し行うことによって有意に増加したことを報告しています。その後の研究でも、この手続きが、指示不服従に伴うチャレンジング行動を減らすことにも効果的であることが実証されました。例えば、（チャレンジング行動を引き起こすことの多い）薬を飲むように指示する前に、「5個ちょうだい」の指示を続けて行うと指示に従うことが増え、チャレンジング行動も減少しました（Harchik and Putzier, 1990）。指示に従うという一般的な反応クラスがその前に強化されたことによって勢いを持ち、問題のある指示に対してもその勢いが引き継がれたのです。それ以来、多くの研究でこの手続きがさまざまな場面で実行可能であることが明らかにされています（Davis *et al.*, 1992; Horner *et al.*, 1991; Mace and Belfiore, 1990）。

　ウィンターリンクらは、課題の多様性を増やすこと（および課題の反復提示を減らすこと）が、知的障害と自閉症のある3人の若者の攻撃行動と癇癪を即時にかつ顕著に減らすことに関連していることを報告しました（Winterling *et al.*, 1987）。これらの結果は、短時間に課題を繰り返し提示することが確立操作として作用し、その後の課題提示が負の強化子として作用することにつながるという指摘と一致しています。しかし、ランシオニは、重度知的障害のある参加者4人のうち3人が（課題の反復提示よりも）課題の多様性に強い好みを示したのに対して、1人は課題の反復提示に強い好みを示したことを報告しています（Lancioni *et al.*, 1998）。環境豊饒化（environmental enrichment）の研究結果と同様に、これらのデータは個人個人の機能的アセスメントに基づいた介入の必要性を強調しています。

少数ですが、刺激フェイディングの潜在的な治療効果を調べている研究があります（Heidorn and Jensen, 1984; Kennedy, 1994a）。刺激フェイディングは、チャレンジング行動の機会となる刺激を一時的に除去し、その後徐々に再導入することです。この技法は、逃避に動機づけられた自傷行動の治療における負の消去手続きと組み合わせて用いられています。これらの研究結果は、刺激フェイディングは消去バーストの予防に役立ち（Zarcone et al., 1993）、必ずしも消去手続き自体の有効性を高めるものではないことを示唆しています（Zarcone et al., 1993）。

　刺激フェイディングの技法は、恐怖や恐怖症の治療における系統的脱感作や段階的実践強化（reinforced graded practice）の技法と、手続き的に類似しています。これは、覚醒と両立しない手続き（例えば、リラクゼーション、マッサージ、食事）と組み合わせることで、刺激フェイディングの効果が高まる可能性を示唆しています。この仮説は検証されていませんが、少数の事例研究で、複合的な治療パッケージの構成要素としてリラクゼーション訓練やマッサージを取り入れることの有効性が報告されています（Bull and Vecchio, 1978; Dossetor et al., 1991）。例えば、ステーンとザリフは、重度知的障害のある 21 歳の女性の拘束を段階的に解除する際の、リラクゼーション訓練と実践強化の使用を記述しています（Steen and Zuriff, 1977）。彼女はこの介入の前に、3 年間、指を噛む自傷や脚・顔・頭皮の掻きむしりを予防するために、（足首と手首をベッドに縛り付ける）完全な拘束を受けていましたが、計 17 時間にわたる 115 セッションで、彼女の自傷はほとんどなくなりました。

　多くの研究で、身体運動によって、その直後の活動での常同行動、自傷行動、攻撃行動あるいは破壊的行動が減少することが報告されています。チャレンジング行動の大幅な減少は、より激しい活動（例えば、球技と比較してジョギング）で報告されています（Kern et al., 1984）。いくつかの研究では課題や作業の時間が長くなることが報告されているため、これらの結果を全体的な活動低下によって説明することはできません（Kern et al., 1982）。これらの結果は、運動がドーパミン代謝回転に与える影響を反映しているかもしれません（Schroeder and Tessel, 1994）。そのメカニズムが何であれ、これまで蓄積されたエビデンスは、後続する活動に対する有酸素運動の短期効果が確実とは言えないまでも一

貫して見られることを指摘しています（Lancioni and O'Reilly, 1998）。

　最後に、ホーナーらは、確立操作の効果を取り除く中和ルーティン（neutralizing routines）の使用について述べています（Horner *et al.*, 1997）。彼らは、重度知的障害のある3人の子どもそれぞれについて、攻撃行動や自傷行動が確実に生起したのは、確立操作（1人の参加者は睡眠不足、他の2人は前の活動の中止または遅延）や弁別刺激（スタッフによる間違いの修正や阻止）の後だけだったことを明らかにしました。彼らは、個別に計画された中和ルーティン（1人の参加者は1時間の睡眠、他の2人は大好きな活動への参加）を確立操作として実施した結果、すぐにチャレンジング行動が起きなくなったことを実証しました。

並行する活動の性質を変える

　多くの研究は、並行する活動の性質や文脈を変えることで、チャレンジング行動が実質的に減少する可能性を示しています。

カリキュラム編成と支援付きルーティン

　トゥシェットらは、自閉症と重度知的障害のある14歳の女子の攻撃行動が高頻度で生起する場面を同定するスキャター・プロットの使用について述べています（Touchette *et al.*, 1985）。この記述的分析の結果、攻撃行動のエピソードのほとんどは、特定の活動、特に職業訓練や地域生活の授業に関連していることがわかりました。彼女の週時間割を変更して、これらの授業を攻撃行動がほとんど生起していなかった活動に変更した結果、彼女の攻撃行動はほとんどゼロに急速に減少しました。彼らはまた、介護スタッフの再配置によって、23歳の自閉症の男性の深刻な自傷行動が迅速に解消されたことも実証しました。この二つの事例では、治療効果を維持しながら、高頻度のチャレンジング行動に関連していた活動や人を時間をかけて徐々に再導入する（あるいはフェイド・インする）ことができることも検証しています。

　チャレンジング行動に影響を与える先行事象を同定する巨視的（molar）アプローチの例の中で、フェローらは、アメリカ東南部の64の教室に在籍する知的障害のある生徒288人の学習活動とチャレンジング行動の関連性を調べるた

めに、非参与型の行動観察を行いました（Ferro et al., 1996）。その結果、機能的でない活動、年齢にふさわしくない活動、あるいは好みでない活動の場合に、チャレンジング行動の生起が有意に多いことが明らかになりました。

　同様のアプローチを用いたいくつかの研究では、教育や職業のカリキュラムを編成する際に参加者の好みのアセスメントを用いた結果、チャレンジング行動が減少したことが報告されています（Cooper et al., 1992; Dunlap et al., 1994; Dunlap et al., 1995; Dyer et al., 1990; Foster-Johnson et al., 1994; Vaughn and Horner, 1997）。例えば、フォスター - ジョンソンらは観察法を用いて、知的障害のある３人の子どもの学習活動の好みをアセスメントしました（Foster-Johnson et al., 1994）。次に撤去デザインを用いた実験的分析を行った結果、好みでない活動でチャレンジング行動が高率になり、３人の参加者のうち２人では好みの活動で望ましい行動が高率になることが明らかになりました。

　少数の研究では、選択を実際に行うことが、参加を増やし（Sigafoos, 1998）、チャレンジング行動を減少させる（Dyer et al., 1990）上で重要であることが示唆されています。例えば、ダンラップらは、情緒や行動面に重度の困難のある３人の年少児童に対する研究で、選択を行うことと選択の結果（好みの活動ができること）の効果を検討しました（Dunlap et al., 1994）。彼らは、子どもが課題を選んだ時の方が、別の時間に同じ課題が単に提示された時と比べて参加の程度が有意に増大し、チャレンジング行動が減少することを明らかにしました。これは明らかに、好みの一時的な変動を説明するものではなく、選択するという行為自体が重要である可能性を示唆しています（Bannerman et al., 1990; Sigafoos, 1998）。

　このようなアプローチは、チャレンジング行動の治療として、以下の点でとても魅力的です。（１）チャレンジング行動の即時的かつ顕著な減少をもたらすこと、（２）介護者や支援スタッフがチャレンジング行動の対応方法を変えるのではなく、組織としての変化（〔訳注〕選択の機会を設ける）が必要で、（導入は難しくても、一端導入すれば）継続は比較的容易であること。しかし、次のような根本的な欠点もあります。（１）チャレンジング行動を誘発する場面自体は、本人の健康や安全、発達、生活の質（例えば、他者とのやり取り、活動に参加するための指示）のいずれにとっても重要であること、あるいは（２）誘

発する環境を避けることが難しい可能性があること。

環境豊饒化と非随伴性強化

多くの研究で、環境を全体的に豊饒化すること、例えば、物との相互作用を増やしたり、あるいは物が乏しい環境に物を増やすことによって、チャレンジング行動の生起率が減少することが示唆されています。例えば、他者との関わりの増加（Mace and Knight, 1986）、玩具の提供（Favell *et al.*, 1982）、一人ひとりの好みの活動（Lindauer *et al.*, 1999）、視覚的刺激（Forehand and Baumeister, 1970）、余暇活動（Sigafoos and Kerr, 1994）、音楽（Mace *et al.*, 1989）は、常同行動や自傷行動の生起率の減少と関連しています。同様に、物質的にも社会的にも乏しい入所施設から、それらが豊富にある地域ベースの居住施設へ移行することは、一般に（それほど深刻なチャレンジング行動ではありませんが）常同行動の減少につながります（Emerson and Hatton, 1994; Kozma *et al.*, 2009; Walsh *et al.*, 2008）。

これらの結果は、行動理論から得られる予測と一致しています。反応に随伴する強化率と行動の生起率の間には、双曲線の関係が存在します（McDowell, 1982）。しかし、その関係は背景にある強化率、あるいは反応に依存しない強化率によって変わります。この観察の一つの意義は、特定の強化率がより高い反応率を維持するのは、豊かな環境よりも乏しい環境でその可能性が高いということです。別の言い方をすると、自由な強化あるいは反応に依存しない強化の比率を高くすることによって、ある特定の随伴性強化率に対する反応率が低下するのです。このように、正の強化（外的または自動的）によって維持されている行動の生起率は、背景にある強化レベルが上がるにつれて減少するはずです。

しかし、先に述べたように、他の研究では、視覚ディスプレー（Duker and Rasing, 1989）、テレビ（Gary *et al.*, 1980）、人混み（McAfee, 1987）によって環境の刺激レベルを増大させると、常同行動や攻撃行動の生起率が高くなり、課題遂行が低下することも示されています。これらの結果は、一部の人にとっては、環境豊饒化が負の強化の割合の増加（例えば、過覚醒、仲間とのネガティブな接触の増加）と関連している可能性を示唆しています。この矛盾した結果は、同じ環境変化が行動型が同じような行動に対して非常に異なる効果をもたらす

可能性があるため、事前に行う機能的アセスメントの結果に基づいて介入を行うことの重要性を強調しています。

　背景にある強化率を増加することでチャレンジング行動の生起率を減らすことについてのより詳しい説明は、非随伴性（あるいは反応に依存しない）強化の効果に関する研究によって提示されています（Carr and LeBlanc, 2006）。これらの研究では、チャレンジング行動を維持している特定の強化子の背景にある強化率は、固定時間スケジュールにより増加されることが多いです。もちろん、背景にある強化率が十分に高い場合は、刺激を強化刺激として確立する剥奪状態（deprivational condition）がなくなることになり、その結果としてチャレンジング行動が消失します。つまり、特定の文脈で強化子として作用する維持刺激を未然に防ぐのです。

　例えば、メイスとラリは、中等度知的障害のある46歳の成人男性の妄想や幻覚による発語が、注目によって維持されていることを実証しました（Mace and Lalli, 1991）。続いて、論理積（conjunctive）固定時間DROスケジュールによる非随伴性注目の提示（標的行動が生起しない時間が一定時間経過した後に強化子を提示する）を行うと、奇異な発語が即時にゼロに近いレベルまで減少しました。ハゴピアンらは、知的障害と広汎性発達障害がある5歳の一卵性四つ子の4人が示す、注目で維持されている攻撃行動、破壊的行動、自傷行動について、非随伴性強化の濃い（〔訳注〕時間間隔が短い）スケジュールと薄い（〔訳注〕時間間隔が長い）スケジュールの効果を調べ（Hagopian *et al.*, 1994）、次のことを報告しています。（1）濃い（固定時間10秒）スケジュールでは、薄い（固定時間5分）スケジュールよりも破壊的行動が大きく減少した（事実上なくなった）。（2）治療効果を維持しながら、各20分のセッションで55回から85回（〔訳注〕参加児ごとのフェイディング・ステップ数）で、濃いスケジュールから薄いスケジュールに徐々に希薄化することが可能だった。（3）固定時間5分のスケジュールが確立すると、子どもの母親を治療者として、家庭場面に治療効果を般化させることができ、その効果は1カ月後と2カ月後のフォローアップでも維持された。

　飽和化（satiation）は、チャレンジング行動を維持している強化子に一定時間、自由に触れるようにすることです。この技法は、最重度知的障害のある人の反

芻行動（飲み込んだ食べ物を逆流させて口で噛むこと）を減らすために効果的
に使われています（Rast *et al.*, 1981; Rast *et al.*, 1984）。これらの研究の参加者は低
体重であったため、カロリー摂取量の増加そのものも有益な成果でした。

　非随伴性強化を用いたアプローチの価値は、次のとおりです。（1）実施が
比較的容易であること、（2）副作用はほとんどないように思われること（Vollmer
et al., 1997）、（3）チャレンジング行動が生起する機会となる剥奪状態が生じる
ことを防ぐことができる可能性があること。しかし、一つの一般的な懸念は、
このようなアプローチは機能に基づいているものの、建設的ではないというこ
とです。つまり、本人が特定の刺激に接近する仕方を学ぶ場面で、何か新しい
行動ができるようになったり、般化したりしたわけではないのです。それどこ
ろか、重度の障害のある人が自分の環境を制御する機会が全般的に失われるこ
とになります。制御するという私たちの能力の一般的な重要性（Bannerman *et
al.*, 1990）と、重度の障害のある人は制御する機会が非常に限られているという
ことを考えると、非随伴性強化の使用は慎重に行うべきです。

埋め込み

　先に述べたように、チャレンジング行動が起こる文脈のどちらかといえば
表層的な側面を変えることで、著しい影響を与えることがあります（Carr *et al.*,
1976）。同様に、多くの研究で、リスクの高い状況で正の強化子や好みの道具
の利用を増やすことによって、逃避に動機づけられたチャレンジング行動が大
幅に減ることが示されています（Carr and Newson, 1985; Carr *et al.*, 1997; Kennedy,
1994a）。例えば、デュランドとマップストーンは、チャレンジング行動が高頻
度で起こる場面に、テンポの速い音楽を取り入れると、チャレンジング行動が
大幅に減少し、ネガティブな感情（顔の表情の評価で測定）も減少したことを
報告しています（Durand and Mapstone, 1998）。

まとめ

　先行事象や文脈要因を変えることに基づくアプローチには、いくつかの潜在
的な利点があります。第一に、チャレンジング行動を急速かつ大幅に減少させ
ることができます。報告されている変化の速さと大きさの両方とも、これまで

の伝統的な介入アプローチと十分比較できるものです。実際、もし介入によってチャレンジング行動の動機づけの基盤を生み出す確立操作を取り除くことができるのであれば、私たちはチャレンジング行動が即時になくなるような介入方法を期待してしまうかもしれません。しかし、現在まで、そのような劇的な効果が報告されているのは、事前の記述的分析や実験的分析によって明確な環境的な確立操作が同定できた、逃避に動機づけられたチャレンジング行動に関してのみです。

　第二に、先行事象を変えることに基づくアプローチは、実施が比較的容易で、長期間継続できるものです。介護者の対応はチャレンジング行動自体の強さによって決まってしまうことが多いですが、このアプローチは、チャレンジング行動のエピソードに対する介護者の対応の仕方を変えることをそれほど必要としません（Taylor and Carr, 1993）。成功した介入プログラムを継続できずにチャレンジング行動が再発してしまうことは、応用行動分析的アプローチが直面する永遠の課題です。

　最後に、これまでの研究では、先行事象を変えることに基づく介入のネガティブな副作用は何も報告されていません。繰り返しになりますが、このことはこのアプローチの根底にある理論と一致します。チャレンジング行動の動機づけの基盤を取り除くことができれば、消失した行動に代わって新しいチャレンジング行動が出現しなければならない特別な理由はなくなるのです。

行動の競合と反応共変動

　これから検討する二つ目の介入アプローチはいずれも、他の行動の割合を増やすことによってチャレンジング行動の減少が間接的にもたらされる、という考え方に基づいています。この共通の目的を共有する二つの手続きを見ていきます。一つは、チャレンジング行動を同じ反応クラスのより適切なメンバーと置き換える、「機能的置換（functional displacemant）」を用いた手続きです（Carr, 1988）。もう一つは、他行動、代替行動、または競合行動の「分化強化」を含む手続きです。

　しかし、これらの技法を論じる前に、こうしたアプローチの根底にある概念とエビデンスのいくつかを簡単にレビューします。行動分析学の観点では、行動間、および行動と環境変数間の機能的関係を見つけることが基本的な関心事です。それは、人が示す行動を、さまざまな要素が複雑で予見し難い方法で相互作用するダイナミックなシステムの産物と見なすことでもあるのです。行動間の機能的関係の発見は、「反応クラス」という考えを生み出しました。それは、環境事象に対して同じ機能的関係を持つ、行動型が異なる行動から構成されています。例えば、照明のスイッチを親指で押しても、人差し指で押しても、環境への効果は同じです。これら二つの行動は、同じ反応クラスのメンバーです。行動型が異なるチャレンジング行動が同じ反応クラスのメンバーであったり、あるいは異なる反応クラスのメンバーであったりし、また、ある行動がある反応クラスのメンバーであるかどうかも、時間や場面によって変わる可能性があります。機能的置換による介入は、チャレンジング行動を含む反応クラスの中で、社会的に適切な行動を確立したり分化強化したりするものです。

　行動間の相互関係を記述するために、行動クラスター、中核行動（keystone behaviours）、行動カスプス（behavioural casps）、機軸行動（pivotal behaviours）を含め、いくつかの概念が考え出されています。

　「行動クラスター」は、同じ文脈で一緒に起こる傾向のある行動を指す、理論的に中立な用語です。例えば、エッセイを書く、コーヒーを飲む、窓の外を眺めるというのは、書くという「中核行動」の周りに集まる行動クラスターを形成すると言えます。つまり、中核行動の知識があれば、クラスターの中で他の行動が生起することを予測できるのです。例えば、ワーラーは、2人の少年について、二つの場面での社会的・環境的事象の六つのカテゴリーと、少年の行動の19のカテゴリーとの相関を調べました（Wahler, 1975）。彼は、すべてが特定の場面に固有で、自然に共変動する行動クラスターをいくつか同定しました。しかも、これらのクラスターは、時間経過や実験フェイズを経ても安定していたのです。例えば、一人の参加者の自己刺激行動は、家庭での対人接触、および学校の授業で継続的に注目を得ることと正の相関がありました。彼は、このような分析は、目につかない、あるいは低頻度の行動に間接的に対処する方法を示している可能性があり、そうすることで、より広範囲にポジティブな

変化をもたらす中核行動の同定に役立つことを示唆しています。

「機軸行動」（Koegel and Koegel, 1988）、あるいはより広い意味での「行動カスプス」（Rosales-Ruiz and Bear, 1997）は、ある人のその後の行動に広範囲に影響を及ぼす結果事象を含む新しい随伴性や機会に触れさせることによって、幅広い効果がもたらされる行動変化を指します。機軸行動の例としては、自閉症の子どもについて、動機づけを高めたり、複数の手がかりに対する反応性を高めたりすることがあります（Schreibman *et al.*, 1996）。

「反応連鎖」は、行動連鎖の各ステップが前のリンクの生起に依存している行動系列のことです。例えば、風呂に入ることには、連鎖の中で各ステップの完了が次のステップの機会を設定するという、一連の行動（栓をして、お湯を出して、……）が含まれています。連鎖を完成させるパフォーマンスは、最後にある強化随伴性によって維持されます。一緒に生起するいくつかのチャレンジング行動が反応連鎖を形成している可能性があります（Parrish and Roberts, 1993）。その場合には、連鎖の最初の構成要素に焦点を当てた介入は、その後の連鎖が起こるのを防ぐことになり、全般的な効果をもたらすはずです。

機能的置換

機能的置換による介入は、チャレンジング行動を構成する反応クラスの中で、社会的に適切なメンバーを確立したり分化強化したりするものです。つまり、行動が起こる機会を設定する先行事象を変えたり、あるいはチャレンジング行動を維持している随伴性を変えたりすることを目的にはしません。そうではなく、既存の随伴性を活用して、チャレンジング行動に置き換わる新しい行動（または既存の行動の割合の増加）を導入しようとするものです（Carr, 1988; Carr *et al.*, 1994; Dyer and Larsson, 1997; O'Reilly *et al.*, 2006）。

この分野で影響力のある研究は、カーとデュランドによって行われたものです（Carr and Durand, 1985a）。彼らはまず、知的障害のある４人の子ども（ジム、イブ、トム、スー）が示す破壊的行動（攻撃、癇癪、自傷、指示不服従）の根底にあるプロセスを同定するために実験的機能分析を行いました。ジムとイブの破壊的行動は、難しい課題からの逃避による負の強化によって維持されているようでした。トムの破壊的行動は、教師の注目による正の強化によって維持

されているようでした。スーの破壊的行動は、難しい課題からの逃避による負の強化と教師の注目による正の強化の両方によって維持されているようでした。

　彼らはその次に、チャレンジング行動を誘発する状況に関連するコミュニケーション反応と関連しないコミュニケーション反応を子どもたちに教えました。関連する反応は、チャレンジング行動と機能的に同じもので、「わかりません」と言って、教師に難しい課題の助けを求めること（ジム、イブ、スー）、「わたし、うまくできた？」と言って、教師に簡単な課題のフィードバックを求めること（トムとスー）でした。関連しない反応は、子どものチャレンジング行動と機能的に関係しないもので、難しい課題に対して教師にフィードバックを求めること（ジムとイブとスー）、簡単な課題で教師に助けを求めること（トムとスー）でした。この研究の結果は、子どもに関連する（機能的に等価な）コミュニケーション反応を指導した時に、それぞれのチャレンジング行動に即時に劇的な減少が見られることを実証しました。

　初期の二つの研究は、より重度の障害のある人が示すチャレンジング行動を減らすために機能的置換を使用する例として役立ちます。スティージらは、2人の重度重複障害のある子どもに、身辺自立活動中に休憩を求めるために、テープレコーダーを動かすマイクロスイッチを押すことを教えました（Steege et al., 1990）。この補助機器の使用により、子どもたちの逃避に動機づけられた自傷行動は有意に減少しました。バードらは、重度知的障害のある2人の成人男性（グレッグとジム）の逃避に動機づけられた重度のチャレンジング行動をなくすために、機能的コミュニケーション訓練の使用について述べています（Bird et al., 1989）。グレッグには、職業課題中に少し休憩するためにトークンの交換を教えました。ジムには、「休憩」のマニュアルサインを使うことを教えました。その結果、チャレンジング行動が即時かつ顕著に減少したことに加えて、さまざまな場面で自発的コミュニケーションが増加し、興味深いことに二人とも以前より課題に従事する時間が増え、以前は避けていた課題を要求するようにもなりました。この介入の一つの効果は、負の強化をもたらす課題の嫌悪性を減らしたことだと言えます。もちろん、このことは、潜在的な嫌悪的事象に対する知覚された制御感（perceived control）が、経験したストレスレベルの重要な調節要因であることを示唆する文献と一致しています（Bannerman et al., 1990）。

他の多くの研究では、多くの場面、参加者、チャレンジング行動について
この手続きの実行可能性が検証され、その結果は場面や治療者に般化が見ら
れ、長期間維持されることを示しています（Carr *et al.*, 1994; Durand, 1999; Dyer
and Larsson, 1997; Kurtz *et al.*, 2003）。研究ではまた、機能的置換が起こりやすい条
件と起こりにくい条件を同定することも始められています。カーは、置換反応
がチャレンジング行動と機能的に等価で、かつ相対的により効率的な反応であ
る場合に、機能的置換が起こりやすいことを示唆しています（Carr, 1988）。彼
は、反応努力（response effort）と、その反応に随伴する強化の比率、遅延、質
との複合効果を反映した複雑な構成概念として、反応効率（response efficiency）
を定義しました。実際、行動選択に関する多くの基礎研究では、これらの変数
が、並立して可能な二つの反応の配分を予測するものとして同定されています
（Fisher and Mazur, 1997）。

　ホーナーらは、知的障害と脳性麻痺のある14歳の少年の逃避に動機づけ
られた攻撃行動の置換に関して、反応努力の効果を調べました（Horner *et al.*,
1990）。彼らは、かなりの努力が必要な代替反応（一人のコミュニケーション
相手に「手伝ってください」と書いて伝える）を指導している間は攻撃行動に
何の影響もなく、一方、努力の少ない反応（「手伝ってください」というメッ
セージが出るキーを一つ押す）の指導を行うと、攻撃行動が顕著に減少し、適
切なコミュニケーションの使用が増加することを実証しました。同様に、ペッ
クらは、指導された機能的に等価なサイン言語とチャレンジング行動の反応の
配分に、強化の時間と質の両方の変化が同様に影響を与えたことを実証しまし
た（Peck *et al.*, 1996）。

　介入の成果を予測する上での相対的な反応効率の重要性をさらに支持するも
のとして、機能的コミュニケーション訓練に基づく介入プログラムの要素分析
を行った研究があります。ワッカーらは、機能的コミュニケーション訓練と
DRO（〔訳注〕他行動分化強化）、およびチャレンジング行動の生起に対するタイム
アウトの随伴性を組み合わせることにより、機能的コミュニケーション訓練を
単独で行うよりも、チャレンジング行動が有意に大幅に減少することを実証し
ました（Wacker *et al.*, 1990）。フィッシャーらは、機能的コミュニケーション訓
練のみでは、重度知的障害のある3人の成人のうち1人が示す重度のチャレン

ジング行動が減少しただけであったことを報告しました（Fisher *et al.*, 1993）。しかし、チャレンジング行動に対する機能的コミュニケーション訓練とチャレンジング行動の弱化手続き（言語的叱責に加えて、五つの指示を達成するためのプロンプトとガイド、および 30 秒間の身体的拘束）を組み合わせると、すべてのチャレンジング行動が迅速かつ臨床的に有意な減少をもたらしました。

　したがって、蓄積されたエビデンスによると、本人のチャレンジング行動を含む反応クラスの中で、社会的により適切なメンバーを形成したり、分化強化したりすることによって、さまざまなチャレンジング行動が迅速かつ大幅に減少する可能性が示唆されています。加えて、介入の効果は長期間持続し、新しい場面にも般化するように思われます。このアプローチは、機能に基づく建設的なものであること、および、長期間かつさまざまな場面で行動を維持する上で非常に効果的であることが知られている強化随伴性（つまり、チャレンジング行動を維持する随伴性）を利用する点で、魅力的なものです。しかし、このアプローチが成功するかどうかは、代替反応がチャレンジング行動と機能的に等価であるかどうか、およびチャレンジング行動と比べてより効率的であるかどうかにかかっています。

　この最初の要件は、介入の前に機能的アセスメントを徹底して実施することの重要性を強調しています。実際、このようなアセスメントを行って初めて、本人のチャレンジング行動の機能がわかるのです。先に述べたように、チャレンジング行動の根底にあるプロセスは複雑で、時間や行動、場面間で変化する可能性があり、これは簡単なことではないかもしれません。

　二つ目の要件である、代替反応がチャレンジング行動よりも効率的であるというのは、主に二つの意味があります。第一には、介入の影響を最大にするために、代替行動の反応効率を高め、チャレンジング行動の反応効率を下げることが重要だということです。つまり、機能的置換または機能的コミュニケーション訓練と、チャレンジング行動を弱める従来の事後的方略（例えば、消去やタイムアウト）を組み合わせる必要があるかもしれません。チャレンジング行動が生物学的要因と行動的要因によって複合的に制御されている場合では（例えば、自傷行動が外的強化と β - エンドルフィンの放出によって維持されている）、行動的介入と精神薬理的治療の併用が必要になるかもしれません。

第二には、介護スタッフのパフォーマンスに対してチャレンジング行動は強力な影響を及ぼすというエビデンス（Taylor and Carr, 1993）から、反応効率の相対的な違いを維持するのは困難かもしれないということです。実際、シェイピングのプロセスによってチャレンジング行動が発展するという行動的説明では、そのような行動はゆっくり時間をかけて、社会的により適切で機能的に等価な行動に置き換わっていくことを示唆しています。したがって、問題は、本人の行動レパートリーの中に適切な行動がないということではなく、環境の方がゆっくりと時間をかけて、チャレンジング行動の方を優先的に選択してきたということなのです。成功した介入プログラムの実践が徐々に弱くなってしまうのは、長年、応用場面で直面してきた問題です。そのような実践の弱体化によって代替行動の反応効率が下がってしまった場合（例えば、介護スタッフが社会的に適切な休憩や注目の要求に応じない）には、チャレンジング行動が再び現れる可能性が高いのです。多くの点で、機能的に等価な反応をサービス利用者に教えることの方が、介護者や介護スタッフが確実にコミュニケーションの代替方法に耳を傾け、それに基づいて行動するよりもはるかに容易であると思われます。

　機能的置換の主な欠点は、第一に、それを効果的に実施するためには、アセスメントと介入の際に熟練した集中的な支援が必要であることです。第二に、本人のチャレンジング行動が、本人の健康、福祉、安全にとって有害な出来事への接近（例えば、介護スタッフへの性的に不適切な接触によってチャレンジング行動が維持されている）、あるいは、おそらくより一般的なのは、本人の健康、福祉、生活の質にとって重要な状況（例えば、対人相互作用）の回避によって維持されている場合は、適切な方法ではないかもしれないということです。例えば、性的虐待を受けた後、重度知的障害のある人がすべての介護者との身体接触や対人接触から逃避するためにチャレンジング行動を起こすようになった状況を考えてみましょう。この場合、その人に単に接触を避けるための代替方法を提供することは適切でしょうか？　それとも、介入の目的は、本人が虐待のない接触に対して抱く怖れやストレスを克服することを助けることでしょうか？

分化強化

分化強化に基づくより一般的なアプローチは、他の行動の割合を増やすことによって、チャレンジング行動に間接的に介入するものです。これらには、「他行動分化強化」（DRO; differential reinforcement of other behaviour）、「代替行動分化強化」（DRA; differential reinforcement of alternative behaviour）、「非両立行動分化強化」（DRI; differential reinforcement of incompatible behaviour）があります。

他行動分化強化は省略訓練（omission training）としても知られ、ある時間の間、または一般的ではありませんが、特定の時間帯（一時的 DRO）に、標的のチャレンジング行動が生起しないことに対して強化を随伴する非建設的な手続きです。DRO スケジュールでは他の行動の性質は問いません。チャレンジング行動が起こらないかぎり、強化が行われます。事実上、DRO スケジュールは、新たに課された正の強化随伴性からのタイムアウトと同じです（Rolider and VanHouten, 1990）。

代替行動分化強化や非両立行動分化強化は、特定の代替行動（DRA）やチャレンジング行動と物理的に両立しない行動（DRI）の生起に対して強化を随伴させるものです。事実上、機能的置換は DRA の特殊な形式であって、その強化随伴性はチャレンジング行動を維持しているものと同じです。

個々の研究を見ると分化強化の成果にはかなりのばらつきがあり、チャレンジング行動が完全になくなったものから、わずかに改善したもの、ベースラインよりもチャレンジング行動の生起率が増加したものまで、さまざまな報告があります（Carr *et al.*, 1990b; Pretscher *et al.*, 2009）。しかし、一般的には、このような手続きは深刻なチャレンジング行動の減少に特に効果的であるとは言えないようです（Carr *et al.*, 1990b; Didden *et al.*, 1997; Harvey *et al.*, 2009; Scotti *et al.*, 1991b; Whitaker, 1993）。

すでに述べたように、行動選択に関する研究では、並立して遂行可能な行動間（例えば、課題に注目する、自傷行動を行う、窓の外を眺める）の時間配分は、反応努力、および強化の比率・質・即時性の関数であることが示唆されています。そのため、機能的置換と同様に、これらの要因によって分化強化手続きの有効性が予測できるはずです。したがって、手続きが効果的であるためには、次のことを確実にするべきです。

- 代替行動は、その人のチャレンジング行動よりも少ない努力で行えること
- 代替行動に随伴する強化率は、チャレンジング行動を維持している強化率よりも大きいこと
- 代替行動が生起したら即時に強化すること
- 強化子選定の際に実証的手続きを用い、選定した強化子がチャレンジング行動を維持している強化子よりもずっと強力なものであること

　分化強化手続きの有効性は、標的のチャレンジング行動と自然な負の共変動を示す代替行動を選択することによって高くなる可能性があります。例えば、パリッシュは、知的障害のある4人の子どもについて、攻撃行動、器物損壊、反芻、破壊的行動を含むチャレンジング行動と指示従事行動の自然な負の共変動を実証しています（Parrish *et al.*, 1986）。分化強化の効果と指示従事をガイドする効果によって指示従事行動が増えると、チャレンジング行動は減少しました。分化強化手続きの有効性を高めるこれらの示唆は、介入の前に機能的アセスメントを徹底して行うことの重要性を改めて強調しています。

　このような手続きは、介護スタッフの熟練したパフォーマンスを必要としないため、比較的実施が容易です。しかし、これらの手続きの主な欠点は、強化子の飽和化が短い強化間隔で生じやすいこと、その実施には利用者の行動の集中的なモニタリングが必要なこと、効果に賛否があることです。

維持している随伴性の修正：消去

　これまで説明してきたアプローチは、本人のチャレンジング行動を維持している随伴性の直接的な修正を伴うものではありません。もちろん、先行子操作と分化強化はともに、自由な強化あるいは競合行動の強化の割合を高めることで確立操作を変え、それによってチャレンジング行動を維持している随伴性の効力に直接影響を及ぼしています。一方、消去手続きには、チャレンジング行動を維持する原因となっている随伴性を直接修正することが含まれます。

　具体的には、消去手続きは、本人のチャレンジング行動を維持する原因と

なっている随伴性がもはや作用しないようにすることです。したがって、例えば、機能的アセスメントによって、その人の攻撃行動が介護スタッフからの注目を含む正の社会的強化によって維持されていることが示された場合、消去手続きは、それ以後、その人のチャレンジング行動の生起に随伴してそうした正の強化子を提示しないことです。

　例えば、ロヴァースとサイモンズは、重度知的障害のある2人の少年が示す、注目によって維持されている重度の自傷行動を減少させるために、消去手続きを用いました（Lovaas and Simons, 1969）。その手続きは、90分のセッションの間、それぞれの少年一人で観察室に居させることでした。8セッション（計12時間）で、ジョンの自傷行動はなくなりました。しかし、自傷行動がなくなるまでに、ジョンは消去セッション中に9,000回自分を叩いていました。グレッグの自傷行動は、なくなるまでにもっと長い時間がかかりました。しかも、これらの効果は場面に限定されていて、治療効果は他の場面に般化しませんでした。

　「逃避消去」：この手続きは、本人のチャレンジング行動が生起しても、負の強化子を撤去しないことです（例えば、チャレンジング行動が起きても嫌悪的な状況から逃避させないようにする）。このような手続きは、逃避によって維持されているチャレンジング行動を減らすために効果的に使われています（Iwata *et al.*, 1994a）。

　「感覚消去」：この手続きは、自動強化によって維持されているチャレンジング行動による感覚的・知覚的フィードバックをブロックする試みです（Rincover and Devany, 1982）。このような手続きは、明らかに自動強化によって維持されている自傷行動や常同行動を減らすために用いられています（Rincover and Devany, 1982）。

　消去手続きは効果的である一方で、その使用にはいくつかの重要な問題があります。第一に、消去プログラムの初期段階で、ごく稀なケースですがチャレンジング行動の生起率、強度、変動性が増大することがあります（Larman and Iwata, 1995）。こうした消去バーストは本人の身体的安全を脅かす可能性があり、介護者や介護スタッフにとっても苦痛となる可能性が高いものです。第二に、消去手続きは、高度な一貫性を持って実施する必要があります。そうでなければ、この手続きはその人のチャレンジング行動の強化率を単に減らすこと

と同じになってしまいます。これは反応率を低下させる効果があるかもしれませんが（上記参照）、社会的あるいは臨床的に有意な改善をもたらさないでしょう。第三に、すでに述べたように、消去手続きは新しい場面に般化しない可能性があります。最後に、非建設的アプローチであるため、消去は付随する行動（collateral behavior）に望ましくない変化を伴う可能性があります。消去手続きに伴うこうした問題を考えると、単独で実施される可能性は非常に稀で、複合的な治療パッケージの重要な要素として含まれていることが多いと言えます。

デフォルトの技術：弱化

　オペラント行動を直接、減らすまたはなくす上で、時々重要となる行動と強化子の随伴関係が二種類あります。「正の弱化（positive punishment）」は、負の強化刺激（正の弱化子）を随伴提示した結果、行動の生起率が減少することを指しています。正の弱化の例としては、子どもの手に負えない行動の生起率を減らすために親が叱責することが挙げられます。「負の弱化（negative punishment）」は、（正の）強化刺激（負の弱化子）を随伴撤去した結果、行動の生起率が減少することを指しています。負の弱化の例としては、違法駐車を防ぐための罰金（負の弱化子；お金の没収）、および同僚の横柄な行動や失礼な行動を減らすために注目しないようにすることなどが挙げられます。

　過去30年間に行われた多くの研究で、弱化手続きによって重度知的障害のある人が示す重度のチャレンジング行動が有意に減少することが実証されています。実際、介入に関する文献のメタ分析では、チャレンジング行動をなくすことが目的であれば、即時的にもフォローアップの時点でも、消去と弱化に基づいた手続きが最も効果的なアプローチであることが示されています（Didden *et al.*, 1997; Scotti *et al.*, 1991b）。

　しかし、弱化に基づく手続きの使用は、その手続きは（その成果はともかく）今日では社会的に受け入れられないものと考えられ、非常に問題視されています。このことから、弱化手続きは、「デフォルトの技法」〔訳注〕従来は標準的な技術とされていたが、現在では原則禁止で、その他のすべての技術がうまくいかなかった時に最

終的に検討する技術）と見なされる状況になっています（Iwata, 1988）。つまり、次のような場合にのみ検討すべきアプローチといえます。(a)それ以外のアプローチがうまくいかなかったり、実行不可能な場合、（b）介入しないことのコストが、そのような手続きを使用するコストやリスクを上回る場合、（c）すべての適切な同意手続きが実施されている場合。

　以下のセクションでは、重度のチャレンジング行動を減らすために効果的に使われている弱化のアプローチをいくつか簡単にレビューします。

レスポンスコスト：タイムアウトと視覚的覆い

「レスポンスコスト」（または負の弱化）は、ある行動の生起に随伴して正の強化子を撤去した結果、行動の生起率が減少することを指します。「タイムアウト」は、標的行動が生起した後に、一定時間、正の強化の機会を取り除いたり、減らしたりする臨床手続きです。これには、退屈な環境にその人を短時間隔離したり、現在の場所でより刺激の少ない場所に移動さたり、その人の近くから正の強化につながる可能性のある活動や出来事を撤去したりすることが含まれます。

　タイムアウトは、重度知的障害のある人が示すチャレンジング行動を減らす上で、効果的であることが示されています（Cataldo, 1991）。しかし、タイムアウトによって、逃避に動機づけられたチャレンジング行動が増加することがあります（Durand *et al.*, 1989; Solnick *et al.*, 1977）。このような行動に対して典型的な隔離型タイムアウト手続きを実施すると、標的行動が負の強化を受ける可能性があるのです。タイムアウトのパラメータについて行われた研究では、短い時間でも長い時間と同じくらい効果的であること、タイムアウトの解除に随伴する時間遅延の使用（つまり、チャレンジング行動が治まるまで解除を延期する）は必要ないと思われること、および手続きの効果はタイムアウトとより適切な行動の分化強化を組み合わせることによって大きくなる可能性があることが示唆されています。効果的である可能性がある一方で、タイムアウトやレスポンスコスト手続きの実施は、弱化の随伴性から逃避したり回避しようとしている人にとっては、それ自体がチャレンジング行動の出現の機会を設定することになる可能性があります。

「視覚的覆いまたは顔覆い（visual or facial screening）」は、チャレンジング行動の生起に随伴して視覚を短時間（5秒から15秒）ブロックすることで（〔訳注〕柔らかい布を顔にかけて見えないようにする）、自傷行動、泣き叫び、常同行動を急速かつ大幅に減らし、同時にその減少が持続することが実証されている手続きです（Rojahn and Marshburn, 1992）。タイムアウトと同様、視覚的覆いは、弱化の随伴性から逃避したり回避しようとしている人にとっては、チャレンジング行動の生起の機会を与えることになるかもしれません（Rojahn and Marshburn, 1992）。

正の弱化

正の弱化は、嫌悪刺激を随伴提示した結果として、行動の生起率が減少することを指します。さまざまな嫌悪刺激がチャレンジング行動を減らすために用いられてきました。言語的叱責を除くすべてのアプローチで、重度のチャレンジング行動の短期・中期的な減少をもたらす効果が見られた事例が示されています（Cataldo, 1991）。

例えば、アズリンらは、非両立行動分化強化（DRI）と反応妨害と2分間の身体的拘束の随伴提示を組み合わせることで、重度知的障害のある1人の少女、2人の女性、6人の男性の長期間続いていた重度の自傷行動が急速かつ大幅に減少したことを実証しました。すべての対象者で、自傷行動はベースラインレベルの11%まで減少しました（Azrin *et al.*, 1988）。

弱化に基づく手続きの使用には、いくつかの問題があります。何人かの専門家は、弱化の使用によってネガティブな副作用が許容できないほど高頻度で生じていることを示唆しています（Guess *et al.*, 1987）。実際、弱化の使用のネガティブな結果として、標的でないチャレンジング行動の増加、失禁の増加、食欲の減退などがあります（Cataldo, 1991）。しかしながら、応用研究のレビューでは、一貫して以下のことが指摘されています。（a）副作用の報告は逸話的なものが多いこと、（b）応用研究の文献では、ポジティブな副作用（例えば、社会性の増加、応答性の増加、投薬量の減少、身体拘束の使用の減少）の報告がネガティブな副作用の報告を常に上回っていること（Cataldo, 1991）。それにもかかわらず、負の弱化に基づく手続きと同様、正の弱化に基づく手続きの実施は、弱化の随

伴性から逃避したり回避しようとしている人のチャレンジング行動が生起する機会を与える可能性があります（Linscheis, 1992）。さらに、治療効果の維持、特に長期にわたる維持に問題が生じる可能性があります。

認知行動的アプローチ、セルフマネジメントおよびセルフコントロール

　この10年で、知的障害のある人に対する認知行動的アプローチの使用やセルフマネジメントまたはセルフコントロールの使用への関心が高まっています。軽度や中等度の知的障害のある人を対象にした研究では、以下のことが示されています（Dagnan *et al.*, 2007; Kroese *et al.*, 1997）。（1）対象者は、内的状態や認識したことについて確実に自己報告できる、（2）セルフモニタリング単独で、自傷行動、攻撃行動、常同行動が減少する可能性がある、（3）アンガーマネジメント訓練や社会的問題解決スキルを含むより複雑なセルフマネジメント手続きにより、攻撃行動、破壊的行動、常同行動、自傷行動が減少する可能性がある（Dagnan *et al.*, 2007; Kroese *et al.*, 1997）。しかし、より重度の障害のある人へのこのような手続きの適用可能性は、明確ではありません。特に重要なのは、言語発達とルール支配行動（rule-governed behavior）の関係であり、セルフマネジメントや自己制御（self-regulation）はその一例です。

　しかし、自閉症の年少児のセルフマネジメントを調べた研究結果は、このようなアプローチは、一般に考えられているよりも、重度の障害のある人にも適用できる可能性を示唆しています。例えば、ケーゲルらは、自閉症の4人の子どもが示す常同行動を減らすために、セルフマネジメントの適用可能性を調べています（Koegel and Koegel, 1990）。子どもの精神年齢は2歳9カ月から5歳11カ月で、生活年齢は9歳から14歳でした。それぞれの子どもは、3～6種類の常同行動を示していました。外的強化によるセルフモニタリング手続きを実施すると、3人の子どもの常同行動は大幅に減少しました。精神年齢が一番高かった4人目の子どもでは、一貫して常同行動の減少が見られたものの、効果は顕著ではありませんでした。

多要素方略

　多くの研究論文では、個々の介入アプローチの有効性の検討に関心が向けられてきました。しかし、臨床実践では、急速で大幅な変化をもたらす必要がある場合は、複合的な多要素の介入方略の使用が勧められています（Cameron *et al.*, 1998; Carr *et al.*, 1994; Ricciardi, 2006; Risley, 1996）。例えば、カーとカールソンは、自閉症と重度知的障害のある3人の思春期の少年に買い物スキルを教えるために、選択、埋め込み、機能的コミュニケーション訓練、強化の遅延に対する耐性の確立、および問題とならない行動の弁別刺激の提示を含む複合パッケージを実施しました（Carr and Carlson, 1993）。このプログラムの実施によって、参加者全員がスーパーマーケットで買い物できるようになり、その間にチャレンジング行動はほとんど見られませんでした。同様に、サンダースは、支援付きルーティンを確立することによって、チャレンジング行動に取り組む考え方を紹介しました（Saunders and Saunders, 1998）。この基本的に建設的なアプローチでは、チャレンジング行動が誘発される可能性のある状況において効果を発揮するパフォーマンスの「包括的実施可能性」についての詳細な手続きが開発されています。

まとめ

　表11.1 は、本章で取り上げた介入アプローチの主な長所と短所をまとめたものです。これまでの章でレビューしたエビデンスは、重度のチャレンジング行動は非常に持続性があることを示しています。要約すると、以下のようになります。

■ 専門的なサービスの対象となる成人は、一般に10年以上、同じチャレンジング行動を示すことが多い。
■ ある時期に自傷行動を示していた人の大部分は、何年か後にも自傷行動を示

す可能性がある。

■ 成功した介入プログラムの長期フォローアップでは、再発率が非常に高いことが報告されたり、あるいはチャレンジング行動が持続する傾向はあるが、強度や割合ははるかに低いことが示されている。

　また、チャレンジング行動の結果として、本人が経験する可能性のある個人的・社会的な影響にも注意が向けられています。これには次のことが含まれています。身体的損傷や健康障害、二次的な感覚障害または神経性障害の発生。虐待。神経遮断薬の長期の処方を含む不適切な治療。機械的拘束や保護具の使用。不必要に品位を損なったり虐待的な心理的療法。地域の場面や対人関係やサービスからの排除。社会的・物的な剥奪、組織的ネグレクト。

　これらの観察結果を踏まえて、社会的に重要で持続的な変化をもたらすための行動的アプローチの一般的効果を判断することが重要です。入手可能なエビデンスの性質には二つの側面があり、この重要な問題に明快な答えを出すことが難しくなっています。

　第一に、研究論文が単一事例研究デザインに依存しているため、治療の失敗が報告されない傾向と相まって、成功した介入の結果が個人、治療者、場面を超えてどの程度一般化されるかについて、私たちはほとんど知らないと言えます。このように、単一事例研究デザインはしばしば非常に高い内的妥当性（つまり、観察された変化が特定の介入によるものであることを実証する）があるものの、他の参加者や治療者、場面でも同じ結果が得られるかどうかを判断するためには、系統的な再現が必要です。残念ながら、この分野ではそうした系統的な再現はきわめて稀です。その結果、さまざまな行動的手続きによって有意な変化をもたらすことができると結論づけることができる一方で、それが達成される可能性の高い事例の割合を、自信をもって予測することはできません。同様に、単一事例研究デザインへの依存は、介入の結果に影響を与える可能性のある行動や対象者、場面の特性について、限られた知識しかないことを意味しています。

　入手可能なエビデンスにおける第二の主な限界は、評価された成果の範囲、つまり反応般化と刺激般化の側面が限定されていること、および得られた介入

表11.1　行動論的介入アプローチのまとめ

アプローチ	建設的？	機能的？	主な長所	主な短所
生体行動状態の修正				
個々の確立操作の修正	いいえ	はい	チャレンジング行動の即時で大幅な減少。やや実施が容易。	詳細な機能的アセスメントが必要。
先行する活動の性質を変える				
個々の確立操作を変える	いいえ	はい	チャレンジング行動の即時で大幅な減少。やや実施が容易。	詳細な機能的アセスメントが必要。
非随伴性身体運動	いいえ	いいえ	実施が容易。広範囲の効果。ポジティブな副次的変化の可能性（例えば、睡眠、一般的な健康上の利益）。維持要因が不明な場合の適用可能性。	逃避に動機づけられたチャレンジング行動には効果的でなかったり、増加する可能性。効果は一時的。
散在指示（行動モメンタム）	いいえ	はい	チャレンジング行動の即時で大幅な減少。実施が容易。	詳細な機能的アセスメントが必要。
中和ルーティン	いいえ	はい	チャレンジング行動の即時で大幅な減少。やや実施が容易。	詳細な機能的アセスメントが必要。
並行する活動の性質を変える：カリキュラム計画と支援付きルーティン				
チャレンジング行動の先行事象を避けた、または好みに基づく活動スケジュール	いいえ	はい	チャレンジング行動の即時で大幅な減少。実施が容易。	先行事象を避けることが不可能な場合がある（先行事象が本人の健康や福祉にとって重要な場合）。詳細な機能的アセスメントが必要。
課題の多様性を増やす	いいえ	はい	チャレンジング行動の即時で大幅な減少。実施が容易。	詳細な機能的アセスメントが必要。
選択の機会を増やす	いいえ	いいえ	広範囲の効果の可能性。ポジティブな副次的変化の可能性（例えば、ストレスの減少）。維持要因が不明な場合に適用可能性	効果が不確かな場合、複合的な適用が必要になる可能性。
刺激フェイディング	いいえ	はい	条件づけられた覚醒によって誘発される逃避に動機づけられたチャレンジング行動を減らす可能性。本人の健康や福祉のために先行事象を再導入できる可能性。	先行事象の利用を制御することが難しい可能性。効果は比較的ゆっくり。詳細な機能的アセスメントが必要。
個々の確立操作の修正	いいえ	はい	チャレンジング行動の即時で大幅な減少。やや実施が容易。	詳細な機能的アセスメントが必要。

（次ページに続く）

表11.1（続き）

並行する活動の性質の変更：環境豊富化と非随伴強化				
背景にある刺激の増加	いいえ	いいえ	継続するのが簡単。実施が容易。広範囲の効果の可能性。ポジティブな副次的変化の可能性（例えば、覚醒状態）。維持要因が不明な場合に適用可能性。	逃避に動機づけられたチャレンジング行動では効果的でなかったり、増加する可能性。初めて実施するのが難しい可能性。
非随伴性強化と飽和化	いいえ	はい	チャレンジング行動の即時で大幅な減少。	詳細な機能的アセスメントが必要。

埋め込み				
個々の確立操作の修正	いいえ	はい	チャレンジング行動の即時で大幅な減少。やや実施が容易。	詳細な機能的アセスメントが必要。

反応共変動				
機能的置換	はい	はい	チャレンジング行動の即時で大幅な減少。	詳細な機能的アセスメントと複合的な実施が必要。本人の健康や福祉に重要な活動の回避を伴う可能性。
他行動分化強化（DRO）	いいえ	いいえ	維持要因が不明な場合に適用可能性。	複合的または集中的な実施。
非両立行動分化強化（DRI）または代替行動分化強化（DRA）	はい	？	維持要因が不明な場合に適用可能性。	複合的または集中的な実施。
支援付きルーティン	はい	はい	チャレンジング行動の即時で大幅な減少。非常に建設的。	詳細な機能的アセスメントが必要。やや複合的または集中的な実施。

維持随伴性の修正				
消去	いいえ	はい		詳細な機能的アセスメントが必要。複合的または集中的な実施。チャレンジング行動の頻度・種類・強度を一時的に増大させる。効果はゆっくり。般化は乏しい。手続き受容性が低い。

弱化				
タイムアウト	いいえ	いいえ	チャレンジング行動の即時で大幅な減少。	詳細な機能的アセスメントが必要。
視覚的覆い	いいえ	いいえ	維持要因が不明な場合に適用可能性。チャレンジング行動の即時で大幅な減少。	複合的または集中的な実施。やや般化が乏しい。手続き受容性が低い。
正の弱化	いいえ	いいえ	維持要因が不明な場合に適用可能性。チャレンジング行動の即時で大幅な減少。	複合的または集中的な実施。やや般化が乏しい。手続き受容性が低い。

効果の持続性の評価期間が限定されていることです。治療効果の維持あるいは持続性が評価されていないことは、カーらによってレビューされたポジティブ行動支援に関する 109 の研究から得られた 366 の成果について、1 年以上の期間にわたる維持の情報が得られていたのは、そのうち 7 事例（2％）だけだったことからも明らかです（Carr *et al.*, 1999; Dunlap *et al.*, 1999; Scotti *et al.*, 1996）。

　これは、次のような要因に関してまだ十分に明らかになっていないことを意味しています。介入の付随的変化または副作用。チャレンジング行動の文脈制御、および介入効果の新規な場面、行動、人への般化。介入の長期にわたる成果。地域ベースの場所で適用された場合の介入の広範な社会的妥当性。それにもかかわらず、蓄積されたエビデンスは、行動的アプローチは重度のチャレンジング行動の急速で大幅で、かつ広範な減少をもたらすのに有効であり、そのような変化はさまざまなポジティブな副作用を伴い、新しい場面に般化し、長期間維持される可能性があることを示しています（Cambell, 2003; Carr *et al.*, 1999; Didden *et al.*, 1997; Harvey *et al.*, 2009; Marquis *et al.*, 2000; Scotti *et al.*, 1991b）。

チャレンジング行動の状況管理

デビッド・アレン著
ABMUHB 知的障害サービス部門・副臨床主任で、
ウェールズのカーディフ大学知的障害臨床心理学教授

　本書ではこれまで、チャレンジング行動を変えるために計画された前向き（proactive）な介入について主に取り上げてきました。本章では、このような行動が生起した際の管理に関連する重要な問題と考慮事項を取り上げます。そして、状況管理（situational management）の方略は、知的障害がありチャレンジング行動を示す多くの人にとって、包括的な介入の中で必要な要素であることを提案します。これらの方略の特徴と、その使用法と有効性に関するデータを解説します。そして、状況管理方略の社会的妥当性を確立する上での現在の課題を明らかにし、これらの課題に対処するための要点を検討します。

行動管理方略の必要性

　チャレンジング行動の明確な特徴は、その行動を示す本人、およびその人たちの介護や支援をしている人にリスクをもたらすことです。これまでの章で述べたように、これらの行動は深刻な身体的被害をもたらすこともあれば（Allen *et al.*, 2006; Allen, 2008; Jones *et al.*, 2007; Konarski *et al.*, 1997）、重大な精神的被害をもたらすこともあります（Bromley and Emerson, 1995; Cambridge, 1999; Cottle *et al.*, 1995; Jenkins *et al.*, 1997; Lundstrom *et al.*, 2007; Qureshi, 1990; Rowett and Breakwell, 1992）。
　本書の他の章で説明した建設的な行動的介入方法が正しく適用されれば、多

くの知的障害のある人と介護者に大きな利益がもたらされることは明らかです。それぞれの強調点や成果に多少の違いはあるものの、いくつかのメタ分析で、この事実は繰り返し確認されています（Ball *et al.*, 2004; Campbell, 2003; Carr *et al.*, 1999; Didden *et al.*, 1997; Didden *et al.*, 2006; Harvey *et al.*, 2009; Marquis *et al.*, 2000; Scotti *et al.*, 1991b; Scotti *et al.*, 1996; Whitaker, 1993）。これらのメタ分析は、一方で、こうしたアプローチには実践的・臨床的に重要な意味を持つ制限があることも示しています。つまり、比較的よく統制された条件下で成功した介入であっても、個人の行動レパートリーからチャレンジング行動を完全になくすことは難しいという事実があるのです（Didden *et al.*, 1997; Scotte *et al.*, 1991b; Whitaker, 1993）。さらに、成功率については、内向きの行動（自傷行為など）に比べて外向きの行動（他者への身体的攻撃など）の方が低い可能性があります（Didden *et al.*, 1997; Scotti *et al.*, 1991b）。低頻度の行動では介入の効果は低く、その行動の強度が強い場合には問題になります（Whitaker, 1993）。また、初期の行動的介入に関する文献の多くは、それほど重度ではないようなチャレンジング行動（したがって、リスクは少ないと思われる行動）に焦点を当てていました（Carr *et al.*, 1999）。特に重要なのは、ほとんどの建設的介入（特に、知的障害のある人や介護者のスキルアップを含むもの）は定着するまでに時間がかかり、その間は危険な行動が継続して起きているということです。

　これらの考慮事項からわかることは、行動支援計画が本当に包括的であるためには、行動変容の建設的介入とともに、チャレンジング行動の状況管理のために推奨される事項を行動支援計画に組み入れる必要性があります。状況管理には、チャレンジング行動が起こった時にどう対応するかについて、明確な指針を提示することが含まれます。「事後方略（reactive strategies）」という用語は、そのような対応によく使われる表現です（La Vigna *et al.*, 1989）。

　状況管理に取り組まないと、さまざまな事態が生じます。最も明白なことは、チャレンジング行動が起こった時にサービス利用者と介護者が怪我をするリスクを負い続けることです。二次的な結果として、彼らが恐れている人と一緒に建設的な行動変容方略を実施することに対して消極的になる可能性があります。また、以下で述べるように、行動に対応するための推奨方略の規定がない場合、介護者は自身の主観で対応する傾向があります。善かれと思ってしたことで

も、そのような即興的なアプローチではかえってリスクが大きくなる可能性が
あります。また、状況管理のための適切な基準を明確に規定しなかったり、間
違った基準を規定したりすると、知的障害がありチャレンジング行動を示す人
の身体的・精神的虐待（Baker and Allen, 2001）や、介護スタッフの怪我や補償請
求の増加につながる可能性があります（Bowie, 1996; National Taskforce on Violence
Against Social Care Staff, 2000）。

状況管理方略の特徴

　状況管理方略には、以下の特徴があることが指摘されています（Allen *et al.*,
2005; Carr *et al.*, 1994; La Vigna *et al.*, 1989）。

- 状況的な行動管理方略は、それ自体は治療ではない。つまり、建設的なもの
  ではなく、長期にわたってチャレンジング行動を変えることにも関連してい
  ない。
- この方略の唯一の目的は、危険な行動を短期的に安全かつ迅速に管理するこ
  とである。
- そのため、状況管理方略は、より前向きな行動変容介入を行うための絶好の
  機会を提供する。

　これらの指摘は、状況管理は非常に重要であるとよく言われるものの、チャ
レンジング行動を示す人の支援においては限定的な役割を果たすものであると
いう点を、さらに強調しています。

状況行動管理方略の類型

　チャレンジング行動にはさまざまなレベルのリスクがあり、そのためさまざ
まなレベルの対応が必要です。行動はダイナミックなものであり、リスクのレ

ベル、それに伴って必要な対応のレベルは、特定のインシデントの中でも変化すると考えられます。この事実を反映して、状況管理の対応は、身体的でないものと身体的なものという二つの基本的なタイプに分類できます（表12.1 参照）。

身体的でない状況管理方略は、身体的な方略よりも明らかに侵襲性が低く、

表12.1　状況管理の種類

介入のカテゴリー	方　略	例
身体的でないもの	積極的傾聴	チャレンジング行動の生起が差し迫っている可能性がある前兆となる行動指標（例：発話の増加や減少、行ったり戻ったりする等）ときに「傾聴」し（La Vigna and Willis, 2002）、その行動を発散させるために早期に介入する。
	刺激の変更または除去	早期介入として、チャレンジング行動に関する既知の有害な環境的・対人的きっかけを取り除く、または気を紛らす効果がある新しい刺激の導入などがある（La Vigna and Willis, 1994）。
	動作による(非言語)コミュニケーションを変える	脅威感を最小限に抑えるためにアイコンタクトや体の姿勢や位置を変える（Bowie, 1996）。
	言語コミュニケーションを変える	挑発的な表現や結果の脅しの使用を避ける。穏やかに低い声で対応する。誤った理解にならないように、コミュニケーションは明確かつ簡潔にする(Bowie, 1996)。
	リラクゼーションと対処スキルを用いる	チャレンジング行動を示す人に、アンガーマネジメント・トレーニングなどで学んだリラクゼーション(Cautela and Groden, 1978)や、認知行動的な対処スキルを使うように促す (Black et al., 1997)。
	行動を無視しない（特定の状況下で）	注目に動機づけられた行動は危険な行動がエスカレートする危険性があるため、無視すべきではない（La Vigna and Willis, 2002）。
	強化的な活動や強迫的な活動への転換	本人がしなければならないと感じている強迫的な活動へ転換したり、非常に強化的な活動を導入したりする（La Vigna and Willis, 2002）。
	戦略としての降伏	さらにエスカレートすることを防ぐために、行動エピソードの早い段階で、その行動の既知の強化子を本人に提供する（危機的でない時に強化子に高頻度で触れられるようにすることとの併用が必要）（La Vigna and Willis, 2002）。

表 12.1 （続き）

	自然な結果を避ける	エスカレートしないように、チャレンジング行動を示す人にとって嫌悪的な要素になりやすい自然な結果を避ける（La Vigna and Willis, 2002）。
	罰を避ける	罰を与えることは、逃避よりも闘争的な反応を引き起こす危険性があり、危機的な状況になりうる場合には一般に避けるべきである（La Vigna and Willis, 2002）。
身体的なもの	空間距離	脅威に感じるレベルを下げ、介護者の安全性を高めるために、チャレンジング行動のある人と介護者の間のパーソナルスペースを広げる (Bowie, 1996)。
	接触の使用	軽く撫でながら、怯えているサービ利用者を安心させる (Bowie, 1996) [1]。
	自己防衛手続き	介護者がチャレンジング行動を示す人に掴まれたり抱きつかれたときに、身体的な脱出技法を使って逃れる（Rogers et al., 2006; Wright et al., 2005）。
	人的拘束	1 人または複数の介護者によってチャレンジング行動を示す人を拘束し、動きを抑えるために力を加えること。一般的にはバスケットホールド（介護者が後ろに立ったり膝を着いて、その人の両手を胸に「X」字型に固定する）、仰臥位（上向きで床に押さえ付ける）、うつ伏せ（うつ伏せで床に押さえ付ける）、座位拘束 (McDonnell et al., 1991; Wright et al., 2005)。
	環境的拘束	正式な隔離や勝手に出ていくことを防ぐためにドアを施錠するなど (Mental Health Act Commission, 2006)。
	機械的拘束	チャレンジング行動を示す人の手足の動きを制限したり、その人を完全に固定するために副子、ベルト、紐を使用する (Jones et al., 2007; NYS Commission on Quality of Care for the Mentally Disabled, 1994)。
化学作用によるもの	薬物療法	主なチャレンジング行動が起らないような鎮静レベルを保つために、必要に応じて、または定期的な投与による向精神薬の使用 (National Institute for Clinical Excellence, 2005)

1：行動がエスカレートする初期段階でのみ使用される方略で、特に侵襲的な身体的介入を受けた経験のある人にとっては、触ることが脅威に感じられる可能性があるという点で、潜在的にリスクの高い方略である。

リスクも少ないものです。利用可能な身体的方略の中で、パーソナル・スペースの使用が最も侵襲性の低い選択肢であり、次に、回避技術、拘束や投薬の使用が続きます。しかし、侵襲性を正確に分類することは不可能で、それぞれの方略が階層の中でどの位置にあるかは、ある程度それを受ける人の認識によります。例えば、多くの人はおそらく短時間の拘束は隔離よりも嫌悪感が少ないと感じるでしょうが、対人回避傾向のある自閉症の人にとっては、隔離は比較的嫌悪感のないもの（強化的となる可能性もある）であり、一方、拘束の使用は非常に嫌悪感がある可能性があります（Blackburn, 2006）。さらに複雑なのは、いくつかの介入（例えば、迅速な鎮静剤の投与、あるいは隔離すること）は、ほとんどいつも他の方略（典型的な拘束）の使用と併せて行われていることです。そのため、他の方略と組み合わせて使用されることの多い方略個々の侵襲性の程度を評価することは困難です。

　過去20年間、いくつかの身体的な状況管理方略の本質的な嫌悪性をどのように減らすことができるかについて、かなりの注意が払われてきました。イギリスにおける自己防衛のための身体拘束の使用に関しては、主に、チャレンジング行動を示す人に対して有効であるために、故意に痛みを与えるように設計された手続きへの反対、およびうつ伏せの状態（つまり、床に顔を伏せた状態）での拘束の使用に焦点が当てられてきました。他の文献でも示されているように（Allen and Harris, 2002）、痛みによる服従手続きはもともとイギリスの刑務所で使用するために設計されたものですが、その後、基本的にそのままの形で、さまざまなサービス利用者集団や介護現場に導入されました。当然のことながら、その後、グッドプラクティス・ガイドライン（British Institute of Learning Disabilities, 2006; Harris *et al.*, 2008; Royal College of Psychiatrists, 1995）では、知的障害のある人へのそうした手続きの使用に反対し、知的障害の人の中には痛みの閾値が高い人もおり（Biesdorf, 1991, 1994; Symons *et al.*, 2008）、そのため、痛みによる服従手続きが非常に強い形で適用されてしまう場合があります。しかしおかしなことに、ポリシーステートメントでは、必要な場合にはそのような手続きの使用を認めるという、曖昧な表現が用いられる傾向があります（Department of Health & Department for Education and skills, 2002; Harris *et al.*, 2008; Welsh Assembly Government, 2005）。

うつ伏せ拘束の使用は、拘束中にかなりの数の死亡事故が関係しているため、論争の的になっています（Nunno *et al.*, 2006; Paterson *et al.*, 2003; Weiss, 1998）。明確なエビデンスはありませんが（Lancaster *et al.*, 2008; Mohr *et al.*, 2003; Parkes and Carson, 2008; Whittington *et al.*, 2006）、うつ伏せ拘束はおそらくサービス利用者の健康の観点からは最もリスクの高い体位と言えますが、それが死亡の原因となる必要条件や十分条件とは言えません。何らかの追加的な身体的介入（特に、その人の両手を背中の後ろに固定すること、気道を塞ぐこと、背中・首・体幹に圧迫を加えること、あるいは頸動脈や迷走神経を圧迫すること）がうつ伏せ拘束中に行われたり、あるいは拘束されている人に健康問題（特に、心臓血管の問題）がある場合には、リスクが著しく高くなります。健康状態が一般によくないことを考えると、知的障害のある人は、うつ伏せ拘束の使用の観点からは特に弱いグループであると主張されています。この種の拘束の使用にはこうした懸念があるため、北米の州（Bullard *et al.*, 2003）やいくつかの国（Welsh Assembly Government, 2005）では使用が禁止されています。

このような議論の余地のある状況管理方略の使用に関する議論は、第11章で説明したデフォルトの行動変容方略に関する議論を多くの点で反映しています。行動変容方略に関する嫌悪性議論と同様に、結果として生じた論争は、代替的な介入アプローチの開発にも影響を及ぼしました。この場合、より人道的で倫理的な行動管理を実現するために、痛みによる服従の使用、うつ伏せ拘束および他の侵襲的な身体的介入の使用を認めません（Allen *et al.*, 1997; McDonnell and Sturmey, 2000）。隔離の使用についても同様の議論が行われ、別の名前での隔離（例えば、「治療的隔離」「『落ち着く部屋』への移動」「興奮緩和部屋」）（Mental Health Act Commission, 2006）が、多くのサービスで一般的に行われているのではないかと懸念されています。一部の権威（Maters, 2008）は、チャレンジング行動を示す人を落ち着かせることのできる専用の環境を引き続き使用することを明確に主張していますが、隔離を近代化するために、不快で何もないスペースではなく、非常に魅力的なスペースにする必要があることを強調しています（例えば、ムード照明や適切な音楽の使用）。マスターズはまた、こうした落ち着くスペースが魅力的であれば、そのスペースに連れてくるために拘束が必要になる可能性は低くなるはずであると主張する一方で、不毛で刺激の

ない支援環境の中では、そうした人間化する進取の試みはきわめて強化的な場面を作り出すリスクを伴い、その使用によってチャレンジング行動の生起率を意図せずに増加させる可能性もある、と主張しています。

疫　学

　知的障害のある人に状況管理方略はどのくらいの頻度で使用されているでしょうか？　エマーソンは、一連の疫学研究のデータ分析に基づいて、知的障害がありチャレンジング行動を示している子どもの28～67％、大人の8～57％に拘束が使用されていることを報告しました（Emerson, 2002）。隔離の使用は32～68％と15～39％、緊急時の鎮静剤の使用は1～6％と15～35％でした。他にも同様に高い使用率が報告されています（Deveau and McGill, 2009; Lowe *et al.*, 2005; Robertson *et al.*, 2005; Sturmey, 2009）。知的障害のある人のための多くのサービスでは、非公式の介入（つまり、適切な専門家によって承認されていないものや、正式な支援計画に記載されていないもの）が行われていることを考えると、これらの数字は状況管理方略の使用を実際より過小評価している可能性があります。これらのことは、フェルドマンらによる研究でも支持されています。この研究では、カナダ・オンタリオ州の福祉サービスで使用されている公式および非公式の介入を特定するために、インタビュー調査が行われました（Feldman *et al.*, 2004）。合計で2,500を超える介入が特定され、そのうち26.9％が状況管理に関するものでした。しかもその63％は非公式のもので、そのうち43％は危険なものと評価されました。

　家庭場面での状況管理方略の使用については、限られてはいますが比較可能なデータがあります。アダムズとアレンは、行動的介入の専門家チームに紹介された子どもの56％で、親は子どもの攻撃行動に対する最もよくする対応として身体的介入を用いていたことを報告しています（Adams and Allen, 2001）。一方、全国調査（Allen *et al.*, 2006）では、親の88％がある時点で自分の子どもに身体的介入を使用したことがあり、21％は頻繁に行っていたことがわかりました。後者の調査では人による拘束が最も一般的でしたが、機械的拘束や環境的拘束も報告されていました。状況管理方略のトレーニングを受けた親は25％しかおらず、それゆえ使用された身体的介入の多くは即興的に行われ、非常に

危険なものでした（例えば、うつ伏せ拘束の使用、拘束した子どもの背中に体重をかける、ヘッドロック）。

　状況管理方略の使用のリスク因子を特定しようとした研究は数多くあります。エマーソン（Emerson, 2002）は、知的障害と適応行動の重症度、コミュニケーション困難の有無、年齢（拘束の使用は成人期早期、隔離の使用は児童期後期）、男性、民族性、自閉症やメンタルヘルスの問題の診断があることが、状況管理の使用を予測するものであることを明らかにしました。特別支援学校に在籍していること、入所支援施設で生活していること、デイサービスを利用していないこと、通常の建物でない住居に住んでいること、スタッフとサービス利用者の人数が多いことが、環境的なリスク因子として同定されました。アレンらは、拘束の使用は、破壊的行動があること、特定の行動型のチャレンジング行動に対する行動計画が策定されていること、精神保健法に基づく拘留、および適応行動のレベルが低いことによって予測され、一方、隔離の使用は、より重度のチャレンジング行動があること、破壊的行動があること、および本人の出身地域から離れた場所でサービスを利用していることによって予測され、また、鎮静剤の使用は、精神保健法に基づく拘留、および特定の行動型のチャレンジング行動に対する行動計画が策定されていることによって予測されることを明らかにしました（Allen et al., 2009）。さらに、若年層の対象者は拘束される可能性が高く、成人期以降の対象者は緊急投薬を受ける可能性が高い傾向があり、この知見はおそらく、体格がよく体力のある人に身体的介入を適用することに伴う固有の問題を示しています。拘束された人は、隔離と鎮静剤の両方を経験する可能性も示唆されました。マギルらは、拘束、隔離、あるいは緊急投薬を経験した人は、男性で、若く、法的拘留拘禁の対象ではなく、自閉症スペクトラム障害の人であることが多いことを示しました（McGill et al., 2009）。しかし、スターミーは、二つの入所施設サンプルで拘束の使用を予測できたのは、研究参加者のチャレンジング行動の違いだけであったという、限定的なエビデンスのみを明らかにしています（Sturmey, 1999; Sturmey et al., 2005）。

　メイソンは、非常にリスクの高い行動や法医学的ニーズのある人のための特別な病院で実施された研究で、知的障害のある人はそうでない人よりも頻繁に隔離される傾向があること、一方で、隔離につながる行動はこの対応が正当

化される理由になるとは思われないこと、およびこうした介入への隔離された人たちの反応はよくなかったことを報告しています（Mason, 1996）。ランゲクロフトらによる別の病院の研究では、隔離された人の多くは重度知的障害があり、てんかんの発症率が高く、入所施設生活が長いことを明らかにしました（Rangecroft *et al.*, 1997）。

　スタッフによる行動帰属が状況管理技法の選択に影響を及ぼすかどうかを調べた研究が二つあります。レゲットとシルヴェスターは、拘束、隔離、緊急投薬の使用の記録簿を分析し、隔離の使用は、サービ利用者が制御可能な帰属（つまり、本人が望めばそのインシデントを回避するために何かできたはず）、およびスタッフが制御不可能な帰属（つまり、スタッフの誰かがそのインシデントの経過を変えるために何かができたとは思えない）に関連していることを明らかにしました。緊急投薬の使用は、サービス利用者が制御不可能な帰属と関連していましたが、それは男性に限られていました（Leggett and Silvester, 2003）。ダニャンとウェストンは、帰属の仕方と選択された状況管理技法とに関連性はないものの、身体的介入は言葉による攻撃よりも身体的な攻撃に対して使用される可能性がはるかに高いことを明らかにしています（Daunan and Weston, 2006）。

　知的障害のある人で建設的な行動変容方略を受けている人の数（Harris and Russell, 1998; Lowe *et al.*, 2005; Oliver *et al.*, 1987; Qureshi, 1994）と、制限を伴う状況管理方略を受けていると思われる人の数に間違いなく不均衡があることを考えると、制限を伴う状況管理方略は建設的な行動変容方略がない場合によく使用されていると考えるのが妥当です。これは、次に取り上げるグッドプラクティスの原理に反しているのは明らかです。

状況管理のグッドプラクティス

　状況管理を行う必要がある場合、どのような原則に基づいて使用すべきでしょうか？　強調点はさまざまですが、公開されている国際的なガイドラインにはいくつかの優れた実践ポイントが共通して見られます（Child Welfare

League of America, 2004; Department of Health & Department for Education and Skills, 2002; Department of Human Service, 2009; Harris *et al.*, 2008; Welsh Assembly Government, 2005)。これらには以下のようなものがあります。

- 状況管理は、人々がより適切な適応行動を身に付けることを支援するよう設計され、チャレンジング行動の予防に焦点を当てたポジティブな行動方略のより広い文脈でのみ行われるべきである。
- サービスでの一般的な使用とリスクのある人への特別な使用に関する明確な方針がなければならない。
- 状況管理手続きの適用が、当該サービス利用者の最善の利益になることを明確に示さなければならない。
- 計画的な介入は計画的でない介入よりも安全であり、既にリスクが把握されている場合は、最も適切な対応について合意され、事前に支援計画に組み込まなければならない。
- 計画にない緊急的介入が必要な場合は、その使用は直ちに検証されるべきである。
- 状況管理には、常に最も制限の少ない選択肢を含めるべきであり、身体的方略よりも身体的ではない方略が優先して使用されるべきである。
- 状況管理方略は、チャレンジング行動を不用意に強化してはならない（例えば、意図せず偶発的に社会的注目を与える）。
- 介護者は状況管理に関する認定トレーニングを受ける必要があり、その内容は定期的に更新されるべきである。
- 身体的方略では、安全な制御を達成するために必要最小限の力を用いなければならない。
- 身体的方略は本質的に嫌悪的であってはならない（そして特に、意図的に痛みを与えること、関節の過伸展、または首・胸・背中の圧迫などはしてはならない）。
- リスクが高いことがわかっている方略（例えば、うつ伏せ拘束）は行われるべきではない。
- 身体的な管理方略は、可能な限り最小限の時間で行われるべきである。

■ 身体的な管理方略は、その技術自体によってもたらされるリスクと、すでに健康問題を持っていることがわかっている人に使用する際のリスクの両方の観点から、事前にリスク評価を受けるべきである。

■ 身体的な管理方略は、定期的に機関の内部と外部で評価を受けなければならない。

■ 身体的な管理方略は常に、サービス利用者と介護者の両方に対して適切な報告がなされ、その後の支援が行われなければならない。

　このようなグッドプラクティスの原則を強調した方針ガイダンスが、支援サービスにポジティブな影響を与えるというエビデンスは限られてはいますが、いくつかあります（Murphy *et al.*, 2002）。

状況管理方略の社会的妥当性

　第2章で概説した介入の社会的妥当性を証明する必要性は、チャレンジング行動を管理するために計画された方略にも、そうした行動を変えるように計画された方略にも当てはまります。社会的妥当性の三つのテストは、介入が（a）社会的に重要な問題に取り組むこと、（b）主要な利害関係者に受け入れられる方法で実施されること、（c）社会的に意味のある成果や効果がもたらされること、であることを思い出してください。

　本章や他の章ですでに説明した理由から、チャレンジング行動が社会的に重大な問題を引き起こすことに疑いの余地はありません。そのため、状況管理方略は、社会的に非常に重要な問題に取り組むものです。しかし、他の基準はどうでしょうか？

社会的受容性？

　チャレンジング行動の管理に関して、知的障害のある人の意見を聴くことを目的とした研究は非常に少なく、しかもすべてイギリスで実施されたものです。マーフィーらは、高度に専門化した病院ユニットで治療を受けた26人に意見

を求めました。そのうち 16 人は拘束を受け、16 人は隔離を経験していました（Murphy *et al.*, 1996）。回答者の大多数は、拘束、隔離の手続きに対してともに否定的な反応を示しました。セケイラとハルステッドは、安全な精神科病院に入院していた 5 人の女性へのインタビューで、同様の結果を得ました（Sequeira and Halsted, 2001; Sequeira and Halsted, 2002）。インタビューでは、拘束に対する女性たちの想い（例えば、「それは本当に痛い」「傷つけようとしていた」「介護者たちは私の手を後ろに回した。彼らは背中を本当に押していて、本当に怒っていた」）や、隔離に対する想い（例えば、「そこは寒いです。暖房は全くありません」「ここのスタッフの中には、自分たちの力を証明するためだけに隔離しようとしていた人もいたように思います」）が、はっきりと捉えられていました。ホーキンスらは、地域ベースの研究対象者から同様にネガティブな経験を報告しています（例えば、「足、膝が痛い、膝を痛めた、痛い」「痛い……足と足首が痛い」「彼らは私を押し倒しただけです。本当に……ひどすぎる。動けなかった。そっと下ろしてくれればいいのに」）（Hawkins *et al.*, 2005）。この二つの研究からの引用は事実上ほぼ同じものですが、セケイラとハルステッドの論文で取り上げられたサービスでは、前述の刑務所モデルから派生した身体的介入技法を使用していました（したがって、痛みによる服従手続きを使用していました）。一方、ホーキンスらの論文のサービスでは、そのような手続きの使用を拒否し、本質的に非嫌悪的であることを目的としたアプローチを使用していました。このことは、身体的介入は、支援計画の作成者の意図には関係なく、受け手にとっては不快なもとして経験されたり、あるいは非嫌悪的な手続きであっても、現場の熱気の中では攻撃的な方法で実施される可能性があることを示唆しています。後者の研究の回答者の一人は両方のアプローチの対象となっていて、新しいモデルは嫌悪性が少ないと明確に捉えていましたが、嫌悪性の少ない方法の開発には限定的な支持しか得られませんでした。ジョーンズとクロースは、痛みによる服従手続きが受け入れられないことのさらなるエビデンスを示しています（例えば、「わかった、でも親指を後ろに曲げないでください。それが嫌だった。痛かった」）（Jones and Kroese, 2006）。

　異なるタイプの身体的介入の社会的妥当性を測定することを直接試みた研究は、三つあります。マクドネルらは、大学生、教育スタッフ、入所型介護スタッ

フは、二つの形態の床への拘束よりも、椅子に座らせる拘束の方が有意に許容できると評価していることを明らかにしました（McDonnell *et al.*, 1993; McDonnell and Sturmey, 2000）。カニンガムらは、三つの形態の拘束すべてが、大学の学部生、介護スタッフ、知的障害のある人から否定的に評価されたものの、椅子の拘束は最も嫌悪感が少ないと評価されたことを明らかにしました（Cunningham *et al.* 2003）。知的障害のある人は、他の参加者グループよりも拘束を否定的に評価していました。

　知的障害のある人への身体的介入の実際の使用に対する介護者の態度を調査した研究は少数です。ホーキンスらがインタビューしたスタッフは、本人のチャレンジング行動がエスカレートした時のさまざまな程度の予期不安、拘束を行っている時のポジティブな感情（例えば、「あなたは制御しようとしていて、危険を未然に防いだり、怪我から守ろうとしている」）やネガティブな感情（例えば、「この緊張感で身体が消耗した」「サービス利用者がもがけばもがくほど、私のストレスレベルが上がる」）、および拘束後のネガティブな感情（例えば、「また何か起こるのではないかと、まだ緊張しています」「昨日、私は介入後に肉体的にも精神的にも疲れ切った」）を報告しています（Hawkins *et al.*, 2005）。エドワーズがインタビューした介護者も同様に、拘束の実施に伴うストレスだけでなく、トレーニングの潜在的な利点も反映した回答をしていました（Edwards, 1999a, 1999b）。

社会的に意味のある成果？

　これまでの議論に基づいて、行動支援計画に状況管理方略を含めることにより、いくつかの社会的に意味のある成果が期待されます。これらには、チャレンジング行動を示す人とその介護者両方の負傷率の低下、チャレンジング行動を示す人と接する際の自信の向上、およびリスク行動を管理する技術の向上などです。

　残念ながら、状況管理方略に関する研究は質的にも量的にも貧弱です（そして、身体的でない介入方略については、事実上存在しません）。しかし、これらの研究は近年、多くの研究者によってレビューされており（Allen, 2001; Mc-Donnell, 2009; Richter *et al.*, 2006; Zarola and Leather, 2006）、いくつかの新しい傾向が

特定できそうです。

- 異なるデザインを採用し、異なる利用者グループを対象とした、身体的介入における介護者トレーニングへのさまざまなアプローチに関する研究では、介護者の知識と自信が向上するという、合理的で一貫したエビデンスが得られている。
- 一般的に、研究は、トレーニングのより重要な間接的で（例えば、負傷率）長期的な影響よりも、短期的で即時的な結果（例えば、トレーニングを受けた人の事前・事後の考え方）に焦点を当てる傾向がある。
- いくつかの研究は、トレーニングがチャレンジング行動の割合、怪我の割合、および労働損失にポジティブな影響を与える可能性があることを示唆しているが、全体としてはこうしたデータの説得力は乏しい。
- トレーニングは、チャレンジング行動を減らすように設計されたより広範な組織的取り組みの中で実施された場合に、最も大きな効果がある可能性がある。
- 社会的に妥当な成果に関する利用者の意見が、特に不足している。
- ジョーンズとクロースは、インタビューした回答者の半数が、身体的介入が自分自身や他の人へのさらなるリスクを防ぐのに役立つ役割を果たしていると認識できたことを明らかにしている（例えば、「自分や他の人を傷つけるのを止める」「壁を殴って自分を傷つけるのを止める」）(Jones and Kroese, 2006) が、ホーキンスらの研究では、同様の見解を示した利用者は少数だった (Hawkins *et al.*, 2005)。
- 研究では、有償介護者のトレーニングの成果だけにほぼ焦点が当てられており、家族は除外されていた。

　このような複雑な現象を研究することの難しさが、この分野で実証的エビデンスが少ないことの弁解として提示されることがありますが (Gaskin *et al.*, 2007)、重大なリスクをもたらす可能性がある侵襲的な技法がきわめて頻繁に使用されていることを考えると、結局は弁解の余地などありません (McDonnell, 2009; Sailas and Fenton, 2000)。最近、ベルクらは、拘束と隔離の使用に関するランダ

ム化比較試験を構築するために、いくつかの可能な方法論的テンプレートを提案しています（Bergk *et al.*, 2008）。

状況管理の使用を減らす

　行動的介入において状況管理は明確な位置を占めていますが、入手可能な研究は、知的障害がありチャレンジング行動を示す人に対する拘束と隔離の使用が、驚くほど不適切に多いことを示唆しています。心強いことに、現在では、このようなさまざまな弱さをもつ人たちに対して権利擁護とともに、状況管理方略を使用しないようにしたり、使用を減らすよう組織的に方針を立てて取り組み、その有効性を明らかにした文献が一定数あります（Colton, 2008; Crosland *et al.*, 2008; Miller *et al.*, 2006; Paterson *et al.*, 2008; Thompson *et al.*, 2008）。いくつかの研究では、介護者と利用者の怪我、病気休暇、離職率、およびサービスコストの削減という点で、実質的な利益を証明することができました。

　このような成果をどのように達成するかについては、いくつかの視点があります。最も単純なレベルでは、単にモニタリングを改善するだけで、そのような手続きの使用率に大きな影響を与えることができるというエビデンスがあります。例えば、ランゲクロフトらは、そうした手続きの使用がモニタリングされていることをスタッフに周知しただけで、専門治療ユニットでの拘束の使用が29％減少し、大規模な病院内の専門性の低い入所型ユニットでも5％減少したことを報告しました（Rangecroft *et al.*, 1997）。第二に、本書で説明した行動変容方略の実施は、スタッフの心理的機能を向上するように設計された介入と同様に（Singh *et al.*, 2006a; Singh *et al.*, 2009b）、拘束の使用を減らすことに役立つというエビデンスがあります（Luiselli, 2009）。第三に、より実質的な多要素からなる組織変容方略もまた、有意な減少と付加的なポジティブな利益をもたらすことができるというエビデンスがあります（Allen *et al.*, 2003; Sanders, 2009; Sturmey and McGlyn, 2002）。提案されている主な組織的介入には、以下のようなものがあります（Bullard *et al.*, 2003; Huckshorn, 2005; Singh *et al.*, 2006a; Singh *et al*, 2009b）。

- 状況管理の軽減を優先事項として取り組むリーダーシップ
- 管理者と幹部が削減に積極的に関与すること（例えば、組織としての目標を定期的に強化すること、代替アプローチのモデル提示や指導）
- 状況管理や個別の行動支援計画実施に関する明確な組織方針の策定
- リスクの高い身体的介入の使用規程を設ける
- ベースラインとなる実践と状況管理の先進的取り組みの影響をモニターするためにデータを用いる
- チャレンジング行動の予防、エスカレートの予防、および適切で倫理的な状況管理技法といった重要な領域におけるコンピテンシーに基づくアプローチを用いた全職員の育成
- チャレンジング行動をうまく管理できた事例とうまく管理できなかった事例の両方について、組織的な学習を確保すること、およびそれらの効果的な報告手順の実施
- チャレンジング行動を示す人と関わる介護者のストレスを管理するための前向きなアプローチの活用
- 削減のための介入におけるサービス利用者の役割の強化（例えば、前述の研究でモデル化された身体的方略の使用に関するフィードバックを収集したり、それらを委員会やワーキンググループに正式に伝えることによって）
- 正式な質保証プロセスの適用

　これらの提案はいずれも直観的には正しく、表面的には妥当性があるように思われますが、説明された成果を決定する上でより重要な提案を特定するためには、さらに研究が必要です。

まとめ

　行動支援計画に効果的な状況管理のガイドラインを含めることには、臨床的・倫理的に重要な理由があります。近年、このテーマへの関心が大幅に高まっているにもかかわらず、依然として十分に研究されておらず、したがって、現時

点ではその社会的妥当性について確固たる結論を出すことはできません。まだ取り組まれていない重要な検討領域として、次のような三つの領域があります。状況管理の必要性を減らすために、行動変容方略の実施がもっと広範になされる必要があります。チャレンジング行動の管理に効果的で、チャレンジング行動を示す人とその介護者の両方の安全性を高める、倫理的で健全な状況管理技法の開発について、さらに多くの研究が必要です。そして、そのような技法の不適切な使用を根絶するサービス文化を提示したり、その文化についてのより深い理解と関与が今すぐ必要とされています。

今後の課題：チャレンジング行動に対する エビデンスに基づく公衆衛生アプローチの適用

　この40年間で、重度知的障害のある人が示すチャレンジング行動の理解は飛躍的に進みました。多くの（もちろんすべてではありませんが）チャレンジング行動は、少なくとも短期的には、厳しい状況に対する機能的で適応的な反応であることを、私たちは学んできました。そして、チャレンジング行動が出現し、持続することの根底にある複雑さについて、私たちは理解し始めました。さらに、有効性が実証されたさまざまな介入を開発し、いくつかの国ではチャレンジング行動を示す知的障害のある人に介入を提供するためのシステムも構築され始めています。しかし、まだ重要な課題が残されています。

　おそらく最も大きな課題は、チャレンジング行動に対するエビデンスに基づく公衆衛生アプローチを開発していくことです。公衆衛生は「社会、組織、公共、民間、地域、個人の組織的な取り組みと情報に基づいた選択を通じて、疾病を予防し、生命を延し、健康を増進しようとする科学と技術」と定義されます（Winslow, 1920）。私たちの文脈では、重度知的障害のある人のチャレンジング行動の発生率と有病率を減らすために、一連の保健・社会政策を協調的に実施することが必要です。このようなアプローチは、効果的な介入の提供を拡大するという問題をはるかに超えて、予防という考え方も十分に取り込んだものです。しかし、このようなアプローチはエビデンスに基づくことが必要で、それ自体がこの研究コミュニティの重要な課題となっています。次のセクションでは、このようなアプローチの開発に必要な情報としてのエビデンスの種類について簡潔にレビューします。そして、チャレンジング行動に対する公衆衛生または集団レベルのアプローチのいくつかの潜在的な構成要素について検討します。

何のエビデンス？

　アーチー・コクランは保健政策に必要な情報として、エフィカシー（efficacy：理想的環境での効果）、エフェクティブネス（effectiveness：現実社会での効果）、エフィシェンシー（efficiency：効率）の三つのエビデンスのレベルもしくは種類を区分しました（Cochrane, 1972）。エフィカシーは、理想的もしくは理想に近い環境で、介入がその意図する目的を達成できた程度を意味します。エフェクティブネス（またはインパクト。下記参照）は、ある時点で特定の国の典型的な実践条件下で行われた実際の介入について、その意図した目標が達成されたかどうかを評価するものです。エフィシェンシーは、リソースに関連した介入の効果を測定するもので、例えば、費用対効果や費用便益研究を通して測定されます。エフィシェンシーのエビデンスは、新たな政策、新たなサービス、あるいは新たな介入への投資を決定する時に最も関係する情報です。簡単に言えば、この三つの水準は以下の三つの重要な問いになります（Haynes, 1999）。

- 効果は期待できるのか？
- 実際にうまくいくのか？
- それだけの価値があるのか？

　知的障害がありチャレンジング行動を示す人を支援するアプローチに関する知見にこれらの枠組みを適用した場合、避けがたい結論として、私たちは行動的介入の短期的な「エフィカシー」に関するすばらしいエビデンスを蓄積してきたと言えます。例えば、ポジティブ行動支援はチャレンジング行動の短期・中期的な減少をもたらすことができることは、疑いの余地なく実証されています。しかし、それ以外に、この分野でのエビデンスは実に希薄です（Emerson, 2006）。知名度が高く資金に恵まれた研究開発センターによるその場限りの事例研究の累積（方法論は洗練されているが）は、エフェクティブネスとエフィシェンシーについては何も教えてくれません。エフィカシーのエビデンスはインパクトについてのみ語るだけであり、しかも多くの場合、大変都合の良い環

境でのものです。エフィカシーが高い介入でも、理解度や遵守度が低い場合や効果の持続期間が短い場合は、エフェクティブネスとエフィシェンシーは低い可能性があります。

　もちろん、介入のエフェクティブネスやエフィシェンシーの検証には、いくつかの重要な実際的な困難があります。しかし、これは保健・社会政策を構想する場合には最も価値のある情報と言えます。しかも、この困難は乗り越えられないものではありません。きわめて現実的な方法の一つは、日常的な実践から体系的にエビデンスを生成することを通して、実践に基づくエビデンスを生成することです（Barkham and Mellor-Clark, 2003; Bergstrom, 2008; Green, 2006; McDonald and Viehbeck, 2007）。「エビデンスに基づく実践」や公共サービスの説明責任が問われる時代にあっては、サービスが提供する実際の成果を体系的にモニタリングすることは、「グッドプラクティス」の基本要件であると考えられるようになってきています。このような活動を通して得られた情報を整理することで、エフェクティブネスに関して必要なエビデンスを構築することができます。このことはこの分野にとって非常に重要なことです。なぜなら、エフェクティブネスとエフィシェンシーのエビデンスがないことは、支援を必要としている知的障害のある人とその家族に効果的な支援提供を拡大していくために必要な資金を確保する上で、大きな障害となっているからです。

　公衆衛生の枠組みでは、インパクトに関するエビデンスは、規模を拡大した介入の提供によって、知的障害のある人のチャレンジング行動の集団レベルでの有病率がどの程度変化したかです。インパクトは、（個人ではなく）集団の健康を変えようとする公衆衛生プログラムに適用されるエフェクティブネスの評価基準です。1996 年にエイブラムスとオーリンズらは、介入のインパクトを、介入を受けた人口の割合（到達〔reach〕）と介入のエフェクティブネスの積（インパクト＝到達×エフェクティブネス）と定義しました（Abrams *et al.*, 1996）。その後、グラスゴーらは集団レベルのインパクトを完全に特徴づけるために、この定義を拡張して、採用（adoption）、実施（implementation）、維持（maintenance）という三つの次元を追加しました（Glasgow *et al.*, 1999）。これらの五つの次元（RE-AIM）は、地域ベースの公衆衛生介入を評価するための枠組みを提供しています。それぞれの次元は 0 ～ 100％で表され、インパクトは五つ

の次元を組み合わせた効果から算出されます。「採用」は到達と似ていますが、対象集団へのサービス提供に潜在的に関与している組織・場面レベルで評価されます。「実施」は、プログラムが意図されたとおりに実施されることを保証する能力を意味しています。「維持」は、プログラムを提供した機関と、参加者・家族・地域の両方にとって、目標とされた成果に対するプログラムの長期的な効果を評価するものです。

チャレンジング行動に対する公衆衛生アプローチ

　チャレンジング行動に対する公衆衛生アプローチの重要な構成要素は、予防の枠組みで考えることができます（Allen, *et al.*, 2013）。伝統的に、予防は三つのレベルに区分するのが一般的です（Caplan, 1964; World Health Organization, 2004）。

■「一次予防」方略は、チャレンジング行動が最初に発生する確率を下げることによって、チャレンジング行動の有病率を低減したりなくしたりすることを目指す。同様に、十分な衛生環境と住居環境の提供は、さまざまな感染症に関連する健康状態の悪化に対する一次予防方略である。

■「二次予防」方略は、早期に介入することによってチャレンジング行動の有病率を低減したりなくしたりすることを目指す。例えば、プライマリヘルスケアへの広範囲にわたる投資は、二次予防の一般的な考え方に基づいた政策の一例である。

■「三次予防」方略は、すでにチャレンジング行動を示している人に効果的な支援を提供することによって、チャレンジング行動の有病率を低減したりなくしたりすることを目指す。三次予防は、臨床的介入や支援サービスの分野である。

　この枠組みは、提案されている三つの個々の段階と、情緒や行動面の困難が生じる軌跡は現実にはかなり複雑であることのミスマッチが批判されていますが（Vitaro and Tremblay, 2008）、現在の状況では、予防の選択肢を同定するため

の発見的手法として今でも役立っています。予防科学（Coie *et al.*, 2000）は、上述の枠組みでは主に一次予防と二次予防に関係し、一般的には誰に介入するかという点でプログラムが区分されます（Offord and Bennett, 2002; Vitaro and Tremblay, 2008）。

- 「ユニバーサル方略」は、すべての人に提供される（例えば、シートベルトの着用義務、水道水へのフッ化物の添加）。準ユニバーサルという用語は、時々、ある地域や機関（例えば、学校）に所属する人すべてに提供されるプログラムを記述するために用いられる（Groark and McCall, 2008）。
- 「ターゲット方略」は、症状や問題が生じるリスクが高いと見なされた特定のサブ集団に対して提供される。これらは、さらに「選択的」と「指示的」に分けられます。選択的方略は、有害な結果につながる環境リスクが高いサブ集団の人たちに提供される（例えば、社会的・物質的に困窮した地域に住む家族を対象にした「シュアスタートプログラム（Sure Start programmes）」）。指示的方略は、有害な結果につながるリスクの増加と関連する個人特性のある人たちに提供される（例えば、行為障害の早期の兆候を示す子どもを扶養する家族を対象にした「養育クラス」）。

一次予防と二次予防は重複している部分があるため、三次予防を取り上げる前に、この二つをまとめて取り上げます。

一次予防と二次予防

セコムは、ある状態が発生する確率を変えるためにデザインされた予防の取り組みと、ある状態が発生する確率に打ち勝つためにデザインされた予防の取り組みを区別しています（Seccombe, 2002）。前者は、問題の発生の既知のリスク因子にさらされるレベルを低減するように設計された介入です。後者は、リスク因子にさらされた時に、防護能力やレジリエンスが生じる（あるいは脆弱性が低減する）ように設計された介入です。前述のモデルの観点から考えると、一次予防は本質的に確率を変える（リスクにさらされることを減らす）こと、および（一般的なレジリエンスを構築する）確率に打ち勝つことの両方に関連

し、一方、二次予防と三次予防は確率に打ち勝つことだけに焦点を当てています。

確率を変える：ユニバーサル方略

　チャレンジング行動の決定因についての知識が増え、多くのユニバーサル一次予防方略には知的障害のある人のチャレンジング行動の有病率を減少させる可能性があることが示唆されています。以下に二つの一般的な例を示します。

　一つは、困難な状況（社会経済状況、ストレスの強いライフイベント、虐待）にさらされることが、知的障害のある人の情緒や行動面の困難の割合が有意に高いことと関連していることです（Emerson and Einfeld, 2010; Emerson and Hatton, 2007d; Emerson et al., 2010; Hulbert-Williams and Hastings, 2008）。子どもの一般的な行動面の困難に関する研究から得られたエビデンスでは、困難な状況にさらされることが行動面の困難の発生と持続の原因となる影響を持っていることが示唆されています（Glaser, 2008; Jekins, 2008; Jones, 2008; Sandberg and Rutter, 2008; Tremblay, 2000 et al., 2004; Tremblay, 2006）。そのため、困難な状況にさらされるレベルを有意に低減する社会政策は、チャレンジング行動の有病率の低下にも効果があるはずです。子どもの貧困率を効果的に低減したり、地域や家庭での暴力を減らすような社会政策はその例です（Prinz et al., 2009）。現在のところ、このような取り組みが知的障害のある人のチャレンジング行動の有病率に与える影響を測定した研究はありません。しかし、準実験的研究のエビデンスでは、地域の貧困の減少が子どもの情緒や行動面の困難の減少に関連しているというエビデンスがあります（Costello et al., 2003）。

　もう一つは、先に述べたように、重度知的障害のある人のチャレンジング行動は、適応的なコミュニケーション反応として概念化できるということです。そのため、重度知的障害のある子どものコミュニケーション能力を高めるユニバーサル方略が、チャレンジング行動の有病率を下げる効果を持つと考えられます。重度知的障害のあるすべての子どものコミュニケーション能力を効果的に高める就学前教育や家庭支援は、その例と言えます。しかし、繰り返しになりますが、そのような取り組みが知的障害のある人のチャレンジング行動の有病率に及ぼす効果を測定した研究は見当たりません。

確率に打ち勝つ：ターゲット方略

上記のいずれの方略も、リスクの高い集団（例えば、知的障害のある子どものいる貧困家庭、チャレンジング行動の早期兆候を示している子どものいる家庭）に適用した場合には、予防のための効果的なターゲット方略となる可能性があります。この20年間、子どもが示す情緒や行動面の困難を減らすために親をターゲットとした支援プログラムの開発に多くの投資がなされてきました。これには、選択的方略（例えば、貧困家庭など環境的リスクが高いサブ集団に提供される）、あるいは指示的方略（行為障害の早期兆候が見られた子どもの家族に提供される）の両方が含まれます。こうした介入は、行為障害の有病率の低減に非常に効果的であることが、入手可能なエビデンスによって示唆されています（Boisjoli *et al.*, 2007; Burger, 2010; Churchill and Clarke, 2009; de Graaf *et al.*, 2008a; Dishion *et al.*, 2008; Doyle *et al.*, 2009; Durlak and Wells, 1998; Hosman *et al.*, 2005; Irwin *et al.*, 2007; Mercy and Saul, 2009; Mihalopoulos *et al.*, 2007; Offord and Bennett, 2002; Peticlerc and Tremblay, 2009; Prinz *et al.*, 2009; Ramey and Ramey, 1998; Reynolds *et al.*, 2007; Sanders, 2008; Thomas and Zimmer-Gembeck, 2007; Tremblay, 2006; Turner and Sanders, 2006; US Department of Health and Human Services, 2010; Vitaro and Tremblay, 2008; Webster@Stratton and Taylor, 2001; Webster-Stratton *et al.*, 2008; Zubrick *et al.*, 2005）。また、このようなアプローチが、知的障害のある（または知的障害のリスクがある）子どもの情緒や行動面のウェルビーイングの向上に効果的であることを示すエビデンスも増えています（Chasson *et al.*, 2007; Eldevik *et al.*, 2009; Guralnick, 1997; 2005; Harris *et al.*, 1991; McConachie and Diggle, 2007; McIntyre, 2008a, 2008b; Ramey and Ramey, 1998; Remington *et al.*, 2007）。

例えば、ステッピングストーンズ・トリプルP（SSTP; Stepping Stones Triple P）は、知的障害あるいは発達障害のある子どもの行動面の困難の有病率を低減する公衆衛生方略です（Sanders *et al.*, 2004）。トリプルPのシステムに基づいて、ストレングスを増進し、集団の範囲を狭めるという段階的な流れの中で、五つのレベルの介入が実施されます。

■ レベル1は、知的障害や発達障害のある子どもの親がプログラムに参加することへの受容性を高めるために、Webベースの資料を用いた親と専門家へ

のユニバーサルな情報メディア方略である（Sanders and Turner, 2002）。

■ レベル2は、90分のセッションを3回実施し、大規模集団（例えば、小学校）向けに提供される標準的なプレゼンテーションと、個人で使用するプログラム教材からなる。

■ レベル3（ステッピングストーンズ・プライマリケア）は、プライマリヘルスケア提供者（小児看護師、家庭医、スクールカウンセラー）による四つのセッションの介入からなる。これには、個々の子どもの問題に対する能動的なスキルトレーニングが含まれる。

■ レベル4は、個人または集団による8回から10回の集中的なペアレントトレーニング・プログラムで、家庭と地域の両方で、さまざまな標的行動についての情報と能動的なスキルトレーニングを組み合わせたものである。

■ レベル5は、養育の問題とその他のストレスの両方を抱えている家族を対象に、強化されたペアレントトレーニング・プログラムを行うものである。これは、標準プログラムにオプションとして追加されるもので、方略の実施が難しい状況が続いている親を対象とする。

　トリプルPシステムは、予防研究協会による普及のための標準エビデンス基準（Society for Prevention Research., 2004）を満たしています。すなわち、エフィカシーとエフェクティブネスについて十分なエビデンスがあること、専門的に開発されたリソース教材やサービス提供者のための標準化されたトレーニングとその認定プロセスを有することで、システムの規模を拡大する能力があること、および、費用対効果に関する明確で容易に入手可能な情報があること、評価ツールが利用可能であること、プログラムを維持し品質を保証するために必要な条件が特定されていることです（de Graaf *et al.*, 2008a; Mercy and Saul. 2009; Mihalopulos *et al.*, 2007; Prinz *et al.*, 2009; Sanders, 2008; Thomas and Zimmer-Gembeck, 2007; Turner and Sanders, 2006; Zubrick *et al.*, 2005）。

　ステッピングストーンズ・トリプルP（SSTP）は親のトリプルPと比べると、まだ多くの研究の対象となっていませんが、エフィカシーに関するランダム化比較試験（RCT）による研究が三つあります。ロバーツらは、知的障害のある子どもの47家族を対象としたRCTを実施し、SSTPは親の報告と観察データ

の両方から、子どもの行動問題の減少に関係していることを報告しています（Roberts *et al.*, 2006）。プラントとソーンダースは、発達障害のある就学前の子ども74人の親を対象にRCTを実施し、待機リスト条件と比較して、SSTPは観察された子どもの行動問題のレベルの低減、および親の報告による子育ての役割におけるコンピテンスや満足度の向上に関連していたことを報告しました。そして、子どもの行動面の困難は、子どもの67%で有意にかつ臨床的な信頼性を持って減少し、1年後のフォローアップでも維持されていました（Plant and Sanders, 2007）。最後の三つ目のRCTでは、自閉スペクトラム症の子ども59人の親を対象とし、親が報告した子どもの行動問題や親のうまくいかない養育スタイルが減少したことが報告されています（Whittingham *et al.*, 2009）。そして、1/3の子どもは、問題行動尺度において臨床的に信頼できる変化を示し、その変化は6カ月後のフォローアップでも維持されていました。

　知的障害のある子どもとない子どもを対象にした研究から得られたエビデンスは、対象の親に対して支援や教育プログラムの提供を拡大することで、知的障害のある子どものチャレンジング行動や行動面の困難の有病率の減少に大きな効果を持つ可能性があることを示唆しています。しかし、効果的な公衆衛生プログラムは全体的な健康状態を向上させる一方で、集団内の健康状態の不平等を拡大してきたという長い歴史があります（White *et al.*, 2009）。事実、対象を絞った親支援・教育プログラムは、社会的に不利な立場にある親には効果が弱いというエビデンスがあり、このような社会的排除の原因は、社会的プロセスではなく個人の特性から生じると見なされてしまう懸念があります（Churchill and Clarke, 2009）。対象を絞った予防方略が不平等を増大させないためには、まずはそうしたサービスが公平に届き、維持されるようにする必要があります。ヴィターロとトランブレーは、対象を絞った効果的な介入の主要な構成要素と、広く公平な到達、採用、維持を確保するための主要な方略を特定しています（Vitaro and Tremblay, 2008）。

確率に打ち勝つ：レジリエンスを高める

　チャレンジング行動の発生や持続に関連するリスク因子にさらされないようにすることは最良の方略ですが、リスクにさらされることすべてをなくすこと

ができないことは明らかです。そのため、困難な状況に直面した時に、個人、家族、地域のレジリエンスを高めること、あるいはセコムの言葉を借りれば、確率に打ち勝つ（Seccombe, 2002）ことを目的とした予防的介入を検討することが重要です。困難な状況に直面した時の幼児期のレジリエンスに関連する生物学的、個人的、文脈的要因については、現在多くの文献があります（Broberg *et al.*, 2009; Burchardt and Huerta, 2008; Coleman and Hagell, 2007; Friedli, 2009; Goldstein and Brooks, 2006; Jenkins, 2008; Luthar *et al.*, 2000; Luthar, 2003, 2006; Luthar *et al.*, 2006; Luthar and Brown, 2007; Rutter, 1979, 1985, 1987, 1999; Sandberg and Rutter, 2008; Schoon, 2006; Ungar, 2008）。知的障害のある人に特に関連すると思われるレジリエンスを高める介入としては、幼児期やライフコースを通して以下のことを促進することを目的とした介入が考えられます。

- 肯定的な達成感
- セルフエスティーム
- エンパワメント
- 問題解決
- 友情の形成と維持に関係する社会的スキル
- 雇用、ボランティア活動、その他の社会的な参加を通したインクルーシブな社会的関係

上記の成果をもたらす方略の例としては、以下のことが考えられます。

- 生活費を管理したり、その計画を立てたりするために適切なサポートを受けること
- セルフアドボカシーグループへの参加
- 支援付き雇用
- 芸術活動やスポーツへの参加
- ボランティア活動への参加

残念なことに、このような支援や介入はよく推奨されるものの、その影響を

評価する実証的研究はほとんど行われていません。しかし、少数の研究（方法論的に問題のある研究が多い）では、セルフエスティームを高めたり、達成感が得られるような活動（例えば、スポーツやアウトドアの冒険的な活動）への参加が、より大きなウェルビーイングと関連している可能性が示唆されています（Carmeli *et al.*, 2008; Dykens and Cohe, 1996; Maiano *et al.*, 2001; Ninot *et al.*, 2005; Rose and Massey, 1993; Weiss and Bebko, 2008）。

三次予防

　知的障害とチャレンジング行動のある人への三次予防サービスを強化するためには、介入を効果的に提供するシステムの規模を拡大する必要があり、この介入にはエビデンスとして、チャレンジング行動が進展してしまった後でも、以前よりもチャレンジング行動の重症度が軽減し、チャレンジング行動の影響がなくなるか最小限に抑えられていることが必要です。これまでの章では、さまざまな介入のエフィカシーに関するエビデンスを簡単にレビューしました。チャレンジング行動の決定因に関する現在の知見と合わせて考えると、単一の介入アプローチ（例えば、薬物療法、ポジティブ行動支援）は、すべての場合に有効であるとは限らないことが示唆されます。そのため、介入アプローチは機能に基づいたものでなければならないということが重要なのです。つまり、特定の個人が生活している環境において、その人のチャレンジング行動を引き起こし、促進し、維持している特定の要因に合わせて、介入を調整する必要があるのです。しかし、現在のところ、第一選択のアプローチとしてポジティブ行動支援の採用を支持するエビデンスが多くあります（Ball *et al.*, 2004; Campbell, 2003; Didden *et al.*, 1997; Diddden *et al.*, 2006; Harvey *et al.*, 2009; Marquis *et al.*, Scotti *et al.*, 1991b）。

　これらの有望な実践の提供を拡大する必要があることは明らかです。すべての国において、効果的なアプローチに関する知識と、教育・保健・社会サービスでそのようなアプローチを日常的に利用できることとの間には、大きなギャップがあります（Department of Health, 1993, 2007）。現在のところ、チャレンジング行動を示す大多数の人は効果的な行動的支援を受けておらず（Emerson *et al.*, 2000; Emerson, 2001b; Oliver *et al.*, 1987; Qureshi, 1994; Stancliffe *et al.*, 1999）、より

良いサービス提供者による入所支援を受けている人でさえ、同様の状況です（Emerson *et al.*, 2000)。

　次のセクションでは、三次予防サービスの規模拡大を支援したり阻害する可能性のある要因について検討します。最初に、三次支援システムの特徴と場所という、しばしば頭を悩ませる問題について簡単に検討しておきます。

三次支援システムの場所と組織

　重度のチャレンジング行動を示す人に介入や支援を提供し、それを継続している地域ベース、センター、あるいはユニットベースで実践されているアプローチの実行可能性と信頼性のあるエフェクティブネスについて、ここ数年で多くのことが書かれるようになりました (Blunden and Allen, 1987; Department of Health, 1993, 2007)。その議論の大部分は、知的障害のある人のための大規模で隔離された施設入所への投資が続けられてきた歴史的遺産を反映したものです。多くの国で、このような入所支援サービスへの依存度は著しく低下しているものの、多くの場合、チャレンジング行動やメンタルヘルスの問題の治療や管理に関しては、入所支援がその役割を引き続き担っています。ここでは、二つの課題が重要です。一つは、どのようにすれば三次介入サービスを最もよく提供できるか、ということです。もう一つは、深刻なチャレンジング行動が続いている人の長期にわたる居住支援をどのようにして組織化できるか、ということです。

「介入を提供する」

　プライマリヘルスケアへの投資の論理に従えば、介入を提供する地域ベースのシステムを、ヘルスケアを提供するための望ましい選択肢であると考えるべきです (World Health Organization, 2008a)。地域ベースのプライマリケア提供システムでは、サービス利用者の費用と不便さを最小限にし、人々が生活し、学び、働き、遊ぶ自然な状況でアセスメントや介入を行うことが可能です。現在の文脈では、特に後半が重要です。というのは、多くのチャレンジング行動が日々の環境条件と密接に結びついていると考えられるからです。多くの研究では、重度のチャレンジング行動のある人に対して、短期・中期的な介入サービスを提供するさまざまなアプローチのエフェクティブネスが検討されてきまし

た（Allen and Felce, 1999）。これらの研究から得られたエビデンスでは、巡回型の地域ベースの介入サービスは、地域ベースのサービスへのコンサルテーションを通して、効果的な行動的支援を提供することができる（そして、センターやユニットベースの他のサービスよりも望ましいかもしれない）ものの、かなりの割合の事例について、そのエフェクティブネスは最適レベルには達していないことが示唆されています（Allen and Felce, 1999; Emerson *et al.*, 1996a; Hassiotis *et al.*, 2009; Hudson *et al.*, 1995; Lowe *et al.*, 1996）。巡回型の地域ベースの介入サービスの到達とエフェクティブネスの失敗は、知的障害とチャレンジング行動のある人がいまだ社会的に排除され続けていることの一因となり、大規模でインクルーシブさを欠いたアセスメントと治療ユニットの開発と維持のための市場を生み出しています（Department of Health, 1993; 2007; Emerson and Robertson, 2008）。しかし、このような供給状況は、（知的障害のある人のニーズを反映しているのではなく）システムの失敗を示しているのです。

「長期にわたる支援」

　この 20 年間で、さまざまな（当時は）革新的なプロジェクトにより、重度のチャレンジング行動のある人に対して、小規模でインクルーシブな地域ベースの環境で長期にわたる支援を提供することの実行可能性と利点が実証されてきました（Cameron *et al.*, 1998; Emerson *et al.*, 1994; Mansell *et al.*, 2001; Risley, 1996）。重度のチャレンジング行動のある人への地域ベースの長期間の支援を開発する背景には、二つの異なる（しかし補完的な）根拠があります。第一は、重度のチャレンジング行動のある人は、他の知的障害のある人と同様に、適切な生活の質のもとで暮らす正当な権利があると主張されてきたことです。このことを根拠にして、個人が示すチャレンジング行動の程度にかかわらず、生活の質を最大化することを目標とした支援を開発できるかもしれません。第二に、地域ベースの支援を開発することは、チャレンジング行動の先行子を操作する巨視的アプローチと考えられるということです（Carr *et al.*, 1998）。つまり、質の高い地域ベースの支援の提供は、効果的な介入に必要不可欠な構成要素であることが示唆さているのです（Cameron *et al.*, 1998; Risley, 1996）。さらに、いくつかの研究では、重度のチャレンジング行動を示す人に対する地域ベースの小規模居

住支援の成果が特に調べられています（Allen and Felce, 1999）。これらの研究では、（1）サービス提供がとても難しいと考えられている人に対しても、サービスを確立し、継続することが可能であり（Department of Health, 1993; 2007; Emerson, 1990; Emerson *et al.*, 1994; Mansell *et al.*, 2001）、（2）そのようなサービスの成果は、大規模入所施設での成果に比べて一般的に優れていることが実証されています（Department of Health, 1993, 2007; Felce *et al.*, 1998; Golding *et al.*, 2005; Knobbe *et al.*, 1995; Mansell *et al.*, 2001）。また、脱施設化はチャレンジング行動の低減に必須ではありませんが、チャレンジング行動を示す人も含めて地域ベースの居住支援を受けて生活している人は、入所施設や中規模施設で支援を受けている人に比べて、全体的に生活の質が高いことを一貫して報告している国際的な文献が一定数あります（Emerson and Hatton, 1994, 1996; Kim *et al.*, 2001; Kozma *et al.*, 2009; Walsh *et al.*, 2008; Young *et al.*, 1998）。これらのエビデンスをまとめると、家族と一緒に暮らせなくなった重度知的障害とチャレンジング行動のある人に対する長期にわたる支援は、小規模のインクルーシブな地域ベースの環境で提供されるべきであることが示唆されています（Department of Health, 2007; Emerson and Robertson, 2008）。繰り返しになりますが、遠隔地や規模の大きい施設での支援は、（知的障害のある人のニーズによって生じたというよりも）システムの失敗を示すものと考えるべきなのです。

サービスの規模拡大

　サービスや介入（予防的なものや三次的なものであろうとなかろうと）の規模を拡大する（またはサービスを受ける人が増える）ためには、効果的な提供システムの開発や拡大が必要です。以下のセクションでは、保健サービスの規模拡大とイノベーションの採用に関わる重要な一般的問題を簡単に取り上げます。しかし、サービスと支援の形態は常に地域の文化や経済、政策的な状況に対応し、それを反映させる必要があることに留意することが重要です。

　シモンズとシフマンは、革新的なヘルスケア介入の規模拡大を成功させるための鍵となる次の四つの要素について、深い議論を行っています。（1）イノ

ベーションそのもの、（2）その広範な使用を推奨する個人や機関の「リソースチーム」、（3）採用する可能性のある組織、（4）規模拡大のために用いた方略（Simmons and Shiffman, 2007）。また、それぞれの要素について、規模拡大がうまく進むために重要な要因も明らかにしています。

イノベーション

　グレーザーらは実践への移行を促進すると思われるイノベーションの重要な特徴を同定しています（Glaser *et al.*, 1983）。彼らは次のようなイノベーションであれば、採用されやすいことを示唆しています。

■ 信頼できるエビデンスに基づいている（あるいは、信頼できる人や組織によって推進されている）。
■ 観察可能な結果をもたらす。
■ 重要な問題に対処するために適している。
■ 既存の実践に比べて相対的に優れている。
■ 採用、実施、理解が容易である。
■ 潜在的な利用者の価値観、規範、能力に適合している。
■ 完全に採用する前に、採用する可能性のある組織でテストすることができる。

　このような基準で判断すると、ポジティブ行動支援は採用に対していくつかの大きな障壁に直面することが明らかです。先に見たように、次のことが指摘されます。

■ エフェクティブネスやエフィシェンシーのエビデンスが不足していて、既存の実践に対する優位性を確立することが難しい。
■ ポジティブ行動支援は通常の学校で組織的に使用されることが増えていて、予防のための実行可能なアプローチを提供できることが示唆されているものの（Horner *et al.*, 2009）、三次的介入として採用したり実施したりするのは容易ではない。
■ 行動的介入の社会的妥当性や社会的受容性については、多くの場面で疑問が

残る。

　採用を促進するためには、主要な利害関係者にとって信頼できるエフェクティブネスとエフィシェンシーのエビデンスを生み出し、ポジティブ行動支援の受容性、価値、「人間らしい顔」を広める活動を継続することで、この三つの問題のうちの最初と最後の問題に取り組むことが重要です（Carr, 2007）。決定的に重要なことは、実際に実施される文脈の主要な側面との適合性を最大限に高めること（Albin *et al.*, 1996; Lucyshyn, *et al.*, 2002; Singer *et al.*, 2002）、および社会文化的に適切で魅力的であることです（Chen *et al.*, 2002; Hatton *et al.*, 2010; Netto *et al.*, 2010; Vitaro and Tremblay, 2008）。ネトらは、少数民族のコミュニティで行動的介入が採用されるための五つの原則を示しています（Netto *et al.*, 2010）。

1．コミュニティのリソースを用いて、その介入を広報し、利用しやすさを高める。
2．利用や参加の障壁となるものを特定し、対処する。
3．使用言語と必要な情報に配慮したコミュニケーション方略を策定する。
4．行動変容を促進したり妨げたりする文化的・宗教的価値観と協働する。
5．さまざまな程度の文化的アイデンティティに適合させる。

　また、行動的「支援計画とその構成要素が主要な利害関係者や計画実施者の価値観やスキルと一致しているか、または適合性が高いこと、その計画が実施される環境、条件、システムの資源や制約を前提として持続が容易で、問題行動を示す人の固有のニーズに適している場合」に、その可能性が高くなることが示唆されています（Albin *et al.*, 1996. pp.82-83）。実際には、「文脈適合性（contextual fit）」の考え方（これは、社会的妥当性と実行可能性の分析の考え方と明確に関連している）は、理想的には以下のことを意味しています。

■ 介入の目標は、知的障害のある人と介護者とのパートナーシップのもとで策定される必要がある。
■ 介入の形態は、介入計画を実施する人の文化、価値観、利用可能あるいは潜

在的に利用可能なスキルを反映する必要がある。

■ プログラムの実施に必要な詳細な活動は、既存のルーティンや活動パターンの中に組みこまれている必要がある。

■ 適切な実施の要件は、実践を担当する人に影響を及ぼす制約や競合する要求がある中でも実行可能である。

「リソースチーム」

シモンズとシフマンは、イノベーションの開発に携わり、その普及を積極的に推進している個人や機関を指して、「リソースチーム」という用語を用いています（Simmons and Shiffman, 2007)。彼らは、イノベーションの推進に携わるリソースチームは、以下のような場合に成功する可能性が高いことを示唆しています。

■ 有能でやる気のあるリーダーが関わっていて、そのリーダーに権威があり、採用する可能性のある組織から信頼を得ている。
■ 統一的なビジョンを持っている。
■ 採用する可能性のある組織の能力と限界を理解している。
■ 規模拡大が行われる場所の政治的・社会的・文化的環境を理解している。
■ リソースを生み出す能力がある。
■ 関連する専門スキル、指導力、管理スキルを持っている。

残念ながら、すべてとは言わないまでもほとんどの国で、このような基準を満たす「リソースチーム」を見出すことは困難です。

採用する組織

シモンズとシフマンは、採用する可能性のある組織に以下のような特徴がある場合に、イノベーションの移転が成功することを示唆しています（Simmons and Shiffman, 2007)。

■ 採用する可能性のある組織に鍵となるリーダーがおり、そのイノベーション

が現在または将来の重要な問題に対してタイムリーで実行可能な解決策になることを認識している。

■ その組織には、効果的なリーダーシップと実施に必要な能力がある。
■ リソースチームと採用可能性のある組織が似たような特徴を持ち、物理的にも適度に近い距離にある。

規模拡大方略

最後に、シモンズとシフマンは、規模拡大の方略が以下のような特徴を持つ場合に、イノベーションの実践現場への移転が成功することを示唆しています（Simmons and Shiffman, 2007）。

■ 参加型の活動指向評価プロセスを通して、そのイノベーションを採用することの利点が主な利害関係者に明確に示されている。
■ リソースチームと採用する組織の間で、頻繁で積極的な個人的接触や非公式なコミュニケーションが行われている。
■ 採用する組織のメンバーが早いうちから規模拡大方略の策定に関わっている。
■ そのイノベーションが地域の状況に適合し、利用可能な資源に配慮したスケジュールで導入される。
■ 採用する組織は、サポーティブな技術支援を受けている。
■ 持続可能性への取り組みが継続的に行われている。

多くの介入アプローチはかなりの期間にわたって継続する必要があるか、あるいは知的障害のある人と支援者の相互作用パターンに恒久的な変化をもたらす必要があることが、エビデンスにより示唆されています。これは、チャレンジング行動の大幅な減少が短期間ではできないことを意味しているわけではありません。それどころか、効果的な行動的支援を提供するアプローチのほとんどが、特定の状況下では、重度のチャレンジング行動を示す人の状態に、迅速で社会的に妥当な改善をもたらすことが示されています。しかし、これらの成果を維持し、新しい場面に般化させ、より広範なライフスタイルの成果を実現することは、持続的な支援なしには起こり得ません。実際、いくつかのアプロー

チ（例えば、より適切なコミュニケーション行動の使用を支援することによる、チャレンジング行動の機能的置換）では、介護者や支援スタッフの行動の恒久的な変化が必要とされます。これまで指摘されてきたように、重度のチャレンジング行動のパターンは、単に消えるものではありません。長期にわたる支援計画は、チャレンジング行動が非効果的で、非効率的で、非機能的であり続ける場面やプログラムの文脈を作り、維持していかなければなりません。そうしてはじめて、その人が生活するすべての環境でチャレンジング行動の生起がゼロに近いレベルになり、維持されるのです（Anderson *et al.*, 1993）。

　もちろん、このような必要性は、支援システムの構成に大きなチャレンジをもたらします。しかし、これは私たちを驚かせるようなものではありません。行動的アプローチはチャレンジング行動が時間の経過とともに形成され、現在は強力な強化随伴性によって維持されていることを示唆しています。維持している随伴性に介入によって持続的な変化がもたらされない限り、介入の成果が持続することはないと考えるべきです。これまで見てきたように、代替行動を確立することは、その人のチャレンジング行動が非効果的で、非効率的で、非機能的になった場合のみ、効果的であると見なされます。介入は期間限定の治療のエピソードというものではなく、継続的なプロセスとして捉える必要があります。

　この視点は、介護者と介護スタッフが知的障害のある人と関わる方法に、持続的な変化をもたらす介入の在り方を考えさせるものです。そのためには、介護者や介護スタッフに影響を及ぼすさまざまな要因に対処する必要があります。その要因には、家族や地域で利用可能な資源、介護者や介護スタッフの時間と労力に対する相容れない要求、チャレンジング行動に対して介護者や介護スタッフが持っている信念や態度、およびこれらの信念が形成され、支持され、行動に移される方法が含まれます。介護者自身が強い情動反応と高いストレスを経験する可能性があることを考えると（Bromley and Emerson, 1995; Cottle *et al.*, 1995）、第一線にいる介護者に効果的な情緒的・実際的サポートを提供することも重要です。有償介護者にマインドフルネスに基づく介入を行ったところ、行動的トレーニングの効果を高め、チャレンジング行動、身体拘束、緊急的な薬物使用、職員と利用者の負傷率の減少という点で成果の向上が見られた

ことが、将来性のある初期の研究で示唆されています（Noone and Hastings, 2009; Shingh *et al.*, 2006a; Singh *et al.*, 2006b; Singh *et al.*, 2009b）。

投資のバランス

　私たちは、チャレンジング行動に対して、より予防的な集団レベルの公衆・・衛生アプローチを採用することを支持する強いエビデンスがあると確信しています。また、このようなアプローチが、一般の子どもたちが示す行動問題を軽減する上で、実行可能で効果的であることを示すエビデンスが他のところでも増えてきています（Boisjoli *et al.*, 2007; Bunger, 2010; Churchill and Clarke, 2009; de Graaf *et al.*, 2008a, 2008b; Dishion *et al.*, 2008; Doyle *et al.*, 2009; Durlak and Wells, 1998; Hosman *et al.*, 2005; Iewin *et al.*, 2007; Mercy and Saul, 2009; Mihalopoulos *et al.*, 2007; Offord and Bennett, 2002; Petitclerc and Trembley, 2009; Priz *et al.*, 2009; Ramey and Ramey, 1998; Reynolds *et al.*, 2007; Sanders, 2008; Thomas and Zimmer-Gembeck, 2007; Tremblay, 2006; Turner and Sanders, 2006; Vitaro and Tremblay, 2008; Webster-Stratton and Taylor, 2001; Webster-Stratton *et al.*, 2008; Zubrick *et al.*, 2005）。当然ながら、深刻で持続的なチャレンジング行動のある人への効果的な支援や介入の提供の規模拡大を支持する強い論調もあり、また特定のアプローチ領域におけるエフィカシーのエビデンスも蓄積されてきています（Ball *et al.*, 2004; Campbell, 2003; Didden *et al.*, 1997; Didden *et al.*, 2006; Harvey *et al.*, 2009; Lang *et al.*, 2009b; Marquis *et al.*, 2000; Scotti *et al.*, 1991b）。

　しかし、現実には、知的障害のある人を支援するための資源は常に制限されており、時には著しく制限されています。その結果、相対的に有益な代替的アプローチに関して、難しい選択をする必要があります。これまで何度も指摘してきたように、代替的アプローチのエフェクティブネスとエフィシェンシーのエビデンスが不足しているため、このような決定をすることには問題があります。介入のエビデンスの基盤に関するこれらの問題の結果として、医療・社会福祉サービスは既定の立場を選択する傾向があります。つまり、個々の危機的状況に対応するために、ほとんど計画されていない（そして効果がない可能性がある）方法に資源を優先的に投入するのです。より優れたエビデンスを構築

することで、貴重な資源の非効率的な使用を防ぐことはできないかもしれませんが、知的障害とチャレンジング行動を伴う人を支援するために、より合理的で効果的なアプローチに向けて積極的に貢献することはできるでしょう。

最後の考察

視野を広げること

10年ぶりに本書を改訂することは興味深い経験であると同時に、時にはフラストレーションを感じることもありました。以前の版では、いずれも最後のセクションで、チャレンジング行動を理解するために、より統合的で幅広いアプローチを開発することの重要性を強調してきました（Emerson, 1995, 2001a）。その言葉は10年前、15年前と同じように、今も変わらないように思われます。そして、私たちは概念的なサイロ（〔訳注〕閉鎖的な場所）の中で仕事をし続けることがあまりにも多いのです。

何も進歩がなかったと言っているわけではありません。進歩はしています。チャレンジング行動を理解するために、生物学的アプローチと行動的アプローチが統合された素晴らしい例がいくつかあります（Horsler and Oliver, 2006）。ポジティブ行動支援が登場し、ヘドニック心理学や生活の質の概念と結びついて広がり（Carr, 2007）、また私たちは、時間経過の中でのチャレンジング行動の自然経過について多くのことを学び（Einfeld *et al.*, 2006）、そして、私たちは、チャレンジング行動の有病率と持続性には、社会的文脈が重要な役割を果たす可能性があることにも注目し始めています（Emerson and Hatton, 2007b; Emerson and Einfeld, 2010）。

しかしながら、知的障害のある人とない人が示す行動面の困難を理解するために適用されるモデルと理論とアプローチの間には、いくつかの大きな矛盾が存在することは、今もって非常に明白です。知的障害のある子どもが示すチャレンジング行動を理解しようとすると、なぜ家族力動や家族関係や愛着がこれほどまで見えなくなってしまうのでしょうか？　チャレンジング行動の出現と持続に対して、近隣住民やコミュニティが果たす役割にほとんど注意が払われ

ないのはなぜでしょうか？　知的障害のある子どもたちの状況は他の子どもたちとは異なりますが、定型発達の子どもたちのウェルビーイングを決定づけるものについての考え方や知識が、私たちの関心事とは無関係と言えるほど、彼らは違っているのでしょうか？　もちろん、これは修辞的な問いかけです。知的障害のある人が示すチャレンジング行動に焦点を当てた研究と実践のコミュニティは、やっかいな行動を理解する上で、幅広い知識の発展状況を調べ、それらに注意を払う時期にきているのかもしれません（Rutter *et al.*, 2008; Tremblay, 2000）。

低所得国と中所得国におけるチャレンジング行動

　最後になりましたが、重要なこととして、本書で引用したすべてのエビデンスは、世界の中でも豊かな国々（そして、世界の中でも、主に英語圏の豊かな国々）で生み出されたものであることに注目しなければなりません。今日、世界には 66 億 9 千万人の人がおり、そのうち高所得国で生活している人はわずか 16％で、さらに英語圏の高所得国に住む人はほんの 6 ％です（World Bank, 2010）。知的障害の発生率や有病率は、貧しい国ほど高くなると考えられる十分な理由があることを考えると（Durkin, 2002; Emerson *et al.*, 2007a; Institute of Medicine, 2001）、重度知的障害とチャレンジング行動のある人の大半は、ヘルスケアの資源が圧倒的に不足している低所得国や中所得国に住んでいると考えるのが妥当です（Patel *et al.*, 2007a; Patel *et al.*, 2007b; Saraceno *et al.*, 2007; World Health Organization, 2008b）。

　もちろん、本書で引用したエビデンスの多くは、生物学的あるいは心理学的プロセスを扱っているため、国や文化の境界を越えている可能性は高いかもしれません。しかし、チャレンジング行動の広範な決定因に関連するエビデンスには異文化間の妥当性はないと思われ、サービスの開発や提供に関連する問題は、それが提供される国の経済、文化、社会的な文脈を反映する必要があることは確かです。低所得国や中所得国におけるサービス提供の規模拡大のための重要な問題は、知的障害のある人を特定するための低コストで文化的に配慮された手続きの開発、および地域ベースのリハビリテーション、知的障害のある人とその支援者である家族に対する家族中心支援の到達度とエフェクティブ

ネスを高めることです（Einfeld *et al.*, 2009; Emerson *et al.*, 2008; Robertson *et al.*, 2009a; Robertson *et al.*, 2009b; World Health Organization, 2008b）。WHO の「メンタルヘルス ギャップ・アクションプログラム（Mental Health Gap Action Programme）」に知的 障害が含まれているのはこのような問題に取り組むためであり、国際的な研究・ 実践コミュニティがよりグローバルな視点をもって活動する機会となることが 期待されているからです（World Health Organization, 2008b）。

引用文献

Aber, J. L., Bennett, N. G., Conley, D. C., & Li, J. (1997). The effects of poverty on child health and development. *Annual Review of Public Health, 18,* 463–483.

Abrams, D.B., Orleans, C.T., Niaura, R. S., Goldstein, M.G., Prochaska, J. O., & Velicer, W. (1996). Integrating individual and public health perspectives for treatment of tobacco dependence under managed health care: a combined stepped-care and matching model. *Annals of Behavioral Medicine, 18,* 290–304.

Ackerman, B. P., Brown, E. D. & Izard, C. E. (2004). The relations between persistent poverty and contextual risk and children's behavior in elementary school. *Developmental Psychology, 40(3),* 367–377.

Adams, D., & Allen, D. (2001). Assessing the need for reactive behaviour management strategies in children with learning disabilities and severe challenging behaviour. *Journal of Intellectual Disability Research, 45,* 335–343.

Adelinis, J. D., Piazza, C. C., Fisher, W. W., & Hanley, G. P. (1997). The establishing effects of client location on self-injurious behavior. *Research in Developmental Disabilities, 18,* 383–391.

Ahmed, Z., Fraser, W. I., Kerr, M. *et al.* (2000). The effects of reducing antipsychotic medication in people with a learning disability. *British Journal of Psychiatry, 176,* 42–46.

Albin, R. W., Lucyshyn, J. M., Horner, R. H., & Flannery, K. B. (1996). Contextual fit for behavior support plans: a model of 'goodness of fit'. In L. K. Koegel, R. L. Koegel, & G. Dunlap (Eds.), *Positive Behavioral Support: Including People With Difficult Behavior in the Community.* Baltimore: Paul H. Brookes.

Allen, D. (2001). *Training Carers in Physical Interventions: Research Towards Evidence-Based Practice.* Kidderminster: BILD Publications.

Allen, D. (2008). Risk and prone restraint: reviewing the evidence. In M. Nunno, D. Day, & L. Bullard (Eds.), *Examining the Safety of High-Risk Interventions for Children and Young People.* New York: Child Welfare League of America.

Allen, D., Doyle, T., & Kaye, N. (2003). Plenty of gain, but no pain: a system-wide initiative. In D. Allen (Ed.), *Responding to Challenging Behaviour in Persons with Intellectual Disabilities: Ethical approaches to physical intervention.* Kidderminster: British Institute of Learning Disabilities.

Allen, D., & Felce, D. (1999). Service responses to challenging behaviour. In N. Bouras (Ed.), *Psychiatric and Behavioural Disorders in Developmental Disabilities and Mental Retardation.* Cambridge, UK: Cambridge University Press.

Allen, D., & Harris, J. (2000). Abuse by any other name: a critique of some current approaches to behaviour management. *Mental Health Care, 31,* 188–189.

Allen, D., Hawkins, S., & Cooper, V. (2006). Parents' use of physical interventions in the management of their children's challenging behaviour. *Journal of Applied Research in Intellectual Disabilities, 19,* 356–363.

Allen, D., James, W., Evans, J., Hawkins, S., & Jenkins, R. (2005). Positive behavioural support: definition, current status and future directions. *Tizard Learning Disability Review, 10,* 4–11.

Allen, D., Langthorne, P., Tonge, B. J. *et al.* (2013). Toward the prevention of behavioural and emotional difficulties in people with intellectual disabilities. *Journal of Applied Research in Intellectual Disabilities, 26,* 501-514.

Allen, D., Lowe, K., Brophy, S., & Moore, K. (2009). Predictors of reactive strategy use in people with challenging behaviour. *Journal of Applied Research in Intellectual Disabilities, 22,* 159-168.

Allen, D., McDonald, L., Dunn, C., & Doyle, A. (1997). Changing care staff approaches to the prevention and management of aggression in a residential treatment unit for persons with mental retardation and challenging behaviour. *Research in Developmental Disabilities, 18,* 101-112.

Aman, M. G. (1985). Drugs in mental retardation: treatment or tragedy? *Australian and New Zealand Journal of Developmental Disabilities, 10,* 215-226.

Aman, M. G., De Smedt, G., Derivan, A., Lyons, B., Findling, R. L., & Risperidone Disruptive Behavior Study Group (2002a). Double-blind, placebo-controlled study of risperidone for the treatment of disruptive behaviors in children with subaverage intelligence. *American Journal of Psychiatry, 159,* 1337-1346.

Aman, M. G., De Smedt, G., Derivan, A., Lyons, B., Findling, R. L., & The Risperidone Disruptive Behavior Study Group (2002b). Risperidone treatment of children with disruptive behavior symptoms and subaverage IQ: a double-blind, placebo-controlled study. *American Journal of Psychiatry, 159,* 1337-1346.

Aman, M. G., Marks, R. E., Turbott, S. H., Wilsher, C. P., & Merry, S. N. (1991). Clinical effects of methylphenidate and thioridazine in intellectually subaverage children. *Journal of the American Academy of Child and Adolescent Psychiatry, 30,* 246-256.

Aman, M. G., Singh, N. N., Stewart, A. W., & Field, C. J. (1985). The aberrant behavior checklist: a behavior rating scale for the assessment of treatment effects. *American Journal on Mental Deficiency, 89,* 485-491.

Aman, M. G., Tasse, M. J., Rojahn, J., & Hammer, D. (1996). The Nisonger CBRF: a child behavior rating form for children with developmental disabilities. *Research in Developmental Disabilities, 17*(1), 41-57.

American Psychiatric Association. (1994). *Diagnostic and Statistical Manual of Mental Disorders: DSM-IV.* Washington DC: American Psychiatric Association.

American Psychiatric Association. (2000). *Diagnostic and Statistical Manual of Mental Disorders, 4th edition text revision.* Washington, DC: American Psychiatric Association.

Anderson, D. J., Lakin, K. C., Hill, B. K., & Chen, T. H. (1992). Social integration of older persons with Mental Retardation in residential facilities. *American Journal on Mental Retardation, 96,* 488-501.

Anderson, J. L., Albin, R. W., Mesaros, R. A., Dunlap, G., & Morelli-Robbins, M. (1993). Issues in providing training to achieve comprehensive behavioral support. In J. Reichle, & D. P. Wacker (Eds.), *Communicative Alternatives to Challenging Behavior.* Baltimore: Paul H Brookes.

Asmus, J. M., Ringdahl, J. E., Sellers, J. A., Call, N. A., Andelman, M. S., & Wacker, D. P. (2004). Use of a short-term inpatient model to evaluate aberrant behavior: outcome data summaries from 1996 to 2001. *Journal of Applied Behavior Analysis, 37,* 283-304.

Azrin, N. H., Besalal, V. A., Jamner, J. P., & Caputo, J. N. (1988). Comparative study of behavioral methods of treating severe self-injury. *Behavioral Residential Treatment, 3,* 119-152.

Azrin, N. H., & Foxx, R. M. (1971). A rapid method of toilet training the institutionalized retarded. *Journal of Applied Behavior Analysis, 4*, 89–99.

Baer, D. M., Wolf, M. M., & Risley, T. R. (1968). Some current dimensions of applied behavior analysis. *Journal of Applied Behavior Analysis, 1*, 91–97.

Baer, D. M., Wolf, M. M., & Risley, T. R. (1987). Some still current dimensions of applied behavior analysis. *Journal of Applied Behavior Analysis, 20*, 313–327.

Bailey, J. S., & Meyerson, L. (1969). Vibration as a reinforcer with a profoundly retarded child. *Journal of Applied Behavior Analysis, 2*, 135–137.

Baird, G., Simonoff, E., Pickles, A. *et al.* (2006). Prevalence of disorders of the autism spectrum in a population cohort of children in South Thames: the Special Needs and Autism Project (SNAP). *Lancet, 368*, 210–215.

Baker, B. L., Blacher, J., Crnic, K., & Edelbrock, C. (2002). Behavior problems and parenting stress in families of three-year-old children with and without developmental delays. *American Journal on Mental Retardation, 107*, 433–444.

Baker, P., & Allen, D. (2001). Physical abuse and physical interventions in learning disabilities: an element of risk? *Journal of Adult Protection, 3*, 25–31.

Ball, T., Bush, A., & Emerson, E. (2004). *Psychological Interventions for Severely Challenging Behaviours Shown by People with Learning Disabilities*. Leicester: British Psychological Society.

Bannerman, D. J., Sheldon, J. B., Sherman, J. A., & Harchik, A. E. (1990). Balancing the right to habilitation with the right to personal liberties: the rights of people with developmental disabilities to eat too many doughnuts and take a nap. *Journal of Applied Behavior Analysis, 23*, 79–89.

Barkham, M., & Mellor-Clark, J. (2003). Bridging evidence-based practice and practice-based evidence: developing a rigorous and relevant knowledge for the psychological therapies. *Clinical Psychology and Psychotherapy, 10*, 319–327.

Barlow, D. H., Nock, M. K., & Hersen, M. (2008). *Single Case Experimental Designs: Strategies for Studying Behavior Change*. Boston: Allyn & Bacon.

Beadle-Brown, J., Murphy, G., & Wing, L. (2005). Long-term outcome for people with severe intellectual disabilities: impact of social impairment. *American Journal on Mental Retardation, 110*, 1–12.

Beail, N., & Warden, S. (1995). Sexual abuse of adults with learning disabilities. *Journal of Intellectual Disability Research, 39*, 382–387.

Beasley, C., Dellva, M., Tamura, R. *et al.* (1999). Randomised double-blind comparison of the incidence of tardive dyskinesia in patients with schizophrenia during long-term treatment with olanzapine or haloperidol. *British Journal of Psychiatry, 174*(1), 23–30.

Beaudet, A. L. (2007). Autism: highly heritable but not inherited. *Nature Medicine, 13*, 534–536.

Bellugi, U., Lichtenberger, L., Mills, D., Galaburda, A., & Korenberg, J. R. (1999). Bridging cognition, the brain and molecular genetics: Evidence from Williams syndrome. *Trends in Neurosciences, 22*, 197–207.

Benazzi, F. (1998). Risperidone-induced hepatotoxicity. *Pharmacopsychiatry, 31*, 241.

Bergk, J., Einsiedler, B., & Steinert, T. (2008). Feasibility of randomized controlled trails on seclusion and mechanical restraint. *Clinical Trials, 5*, 356–363.

Bergstrom, N. (2008). The gap between discovery and practice implementation in evidence-based practice: is practice-based evidence a solution? *International Journal of Evidence-Based Healthcare, 6*, 135–136.

Berkson, G. (1983). Repetitive stereotyped behaviors. *American Journal on Mental Deficiency, 88*, 239–246.

Berkson, G., & Tupa, M. (2000). Early development of stereotyped and self-injurious behaviors. *Journal of Early Intervention, 23*, 1–19.

Biersdorff, K. K. (1991). Pain insensitivity and indifference: alternate explanations for some medical catastrophes. *Mental Retardation, 29*, 359–362.

Biersdorff, K. K. (1994). Incidence if significantly altered pain experience among individuals with developmental disabilities. *American Journal on Mental Retardation, 98*, 619–631.

Bihm, E. M., Kienlen, T. L., Ness, M. E., & Poindexter, A. R. (1991). Factor structure of the Motivation Assessment Scale for persons with mental retardation. *Psychological Reports, 68*, 1235–1238.

Bijou, S. W. (1966). A functional analysis of retarded development. In N. Ellis (Ed.), *International Review of Research in Mental Retardation, Volume 1*, New York: Academic Press.

Bijou, S. W., & Baer, D. M. (1978). *Behavior Analysis of Child Development*. Englewood Cliffs, NJ: Prentice Hall.

Bird, F., Dores, P. A., Moniz, D., & Robinson, J. (1989). Reducing severe aggressive and self-injurious behaviours with functional communication training. *American Journal on Mental Retardation, 94*, 37–48.

Black, L., Cullen, C., & Novaco, R. (1997). Anger assessment for people with mild learning disabilities in secure settings. In B. S. Kroese, D. Dagnan, & K. Loumidis (Eds.), *Cognitive-Behaviour Therapy for People with Learning Disabilities*. London: Routledge.

Blackburn, R. (2006). Physical interventions and autism: a service user's perspective. In S. Paley, & J. Brooke (Eds.), *Good Practice in Physical Interventions*. Kidderminster: British Institute of Learning Disabilities.

Blunden, R., & Allen, D. (1987). *Facing the Challenge: An Ordinary Life for People with Learning Difficulties and Challenging Behaviours*. London: King's Fund.

Boisjoli, R., Vitaro, F., Lacourse, E., Barker, E. D., & Tremblay, R. E. (2007). Impact and clinical significance of a preventative intervention for disruptive boys: 15 year follow up. *British Journal of Psychiatry, 191*, 415–419.

Bonell-Pascual, E., Huline-Dickens, S., Hollins, S., Esterhuyzen, A., Sedgwick, P., & Abdelnoor, A. (1999). Bereavement and grief in adults with learning disabilities: a follow-up study. *British Journal of Psychiatry, 175*, 348–350.

Bornstein, M., & Bradley, R. H. (2003). *Socioeconomic Status, Parenting, and Child Development*. Mahwah, NJ: Lawrence Erlbaum Associates.

Borrero, C. S. W., & Borrero, J. C. (2008). Descriptive and experimental analyses of potential precursors to problem behavior. *Journal of Applied Behavior Analysis, 41*, 83–96.

Borthwick Duffy S. A. (1994). Prevalence of destructive behaviors. In T. Thompson, & D. B. Gray (Eds.), *Destructive Behavior in Developmental Disabilities: Diagnosis and Treatment*, Thousand Oaks: Sage.

Bosch, J., Van Dyke, C., Smith, S. M., & Poulton, S. (1997). Role of medical conditions in the exacerbation of self-injurious behavior: an exploratory study. *Mental Retardation, 35*(2), 124–130.

Bowie, V. (1996). *Coping with Violence. A Guide for the Human Services.* London: Whiting & Birch.

Boyd, R. D. (1993). Antipsychotic malignant syndrome and mental retardation: review and analysis of 29 cases. *American Journal of Mental Retardation, 98*(1), 143–155.

Bradley, R. H., & Corwyn, R. F. (2002). Socioeconomic status and child development. *Annual Review of Psychology, 53,* 371–399.

Bradley, R. H., Corwyn, R. F., McAdoo, H. P., & Garcia, C. C. (2001). The home environments of children in the United States: part I. Variations by age, ethnicity, and poverty status. *Child Development, 72,* 1844–1867.

Bradshaw, J. (2001). *Poverty: The Outcomes for Children.* London: Family Policy Studies Centre.

Breau, L. M., Camfield, C. S., McGrath, P. J., & Finley, G. A. (2007). Pain's impact on adaptive functioning. *Journal of Intellectual Disability Research, 51*: Pt 2, 125–134.

Brereton, A. V., Tonge, B. J., & Einfeld, S. L. (2006). Psychopathology in children and adolescents with autism compared to young people with intellectual disability. *Journal of Autism & Developmental Disorders, 36,* 863–870.

British Institute of Learning Disabilities (2006). *Code of Practice for the Use of Physical Interventions. A Guide for Trainers and Commissioners of Training* (2nd ed.). Kidderminster: BILD Publications.

Broberg, M., Blacher, J., & Emerson, E. (2009). Editorial: Resilience. *Journal of Intellectual Disability Research, 53,* 955–956.

Broidy, L. M., Nagin, D. S., Tremblay, R. E., Bates, J. E., Brame, B., & Dodge, K. (2003). Developmental trajectories of childhood disruptive behaviours and adolescent delinquency: a six site, cross national study. *Developmental Psychology, 39,* 222–245.

Bromley, J., & Emerson, E. (1995). Beliefs and emotional reactions of care staff working with people with challenging behaviour. *Journal of Intellectual Disability Research, 39,* 341–352.

Brooks-Gunn, J., & Duncan, G. (1997). The effects of poverty on children and youth. *The Future of Children, 7,* 55–71.

Browder, D. M. (1991). *Assessment of Individuals with Severe Disabilities.* Baltimore: Brookes.

Browder, D. M. (2001). *Curriculum and Assessment for Students with Moderate and Severe Disabilities.* New York: Guilford Press.

Brylewski, J., & Wiggs, L. (1999). Sleep problems and daytime challenging behaviour in a community-based sample of adults with intellectual disability. *Journal of Intellectual Disability Research, 43,* 504–512.

Bull, M., & Vecchio, F. (1978). Behavior therapy for a child with Lesch-Nyhan syndrome. *Developmental Medicine and Child Neurology, 20,* 368–375.

Bullard, L., Fulmore, D., & Johnson, K. (2003). *Reducing the Use of Restraint and Seclusion. Promising Practices and Successful Strategies.* Washington: CWLA Press.

Burchardt, T., & Huerta, M. C. (2008). Introduction: resilience and social exclusion. *Social Policy and Society, 8,* 59–61.

Burger, K. (2010). How does early childhood care and education affect cognitive development? An international review of the effects of early interventions for children from different social backgrounds. *Early Childhood Research Quarterly, 25,* 140–165.

Buss, A. H., & Plomin, R. (1984). *Temperament: Early Developing Personality Traits*. Hillsdale: Lawrence Erlbaum.

Buzan, R. D., Dubovsky, S. L., Firestone, D., & Dal Pozzo, E. (1998). Use of clozapine in 10 mentally retarded adults. *Journal of Neuropsychiatry and Clinical Neurosciences, 10*, 93–95.

Cairns, R. B., Cairns, B. D., Neckerman, H. J., Ferguson, L. L., & Gariépy, J. L. (1989). Growth and aggression, 1: Childhood to early adolescence. *Developmental Psychology, 25*, 320–330.

Cambridge, P. (1999). The First Hit: a case study of the physical abuse of people with learning disabilities and challenging behaviour in a residential service. *Disability and Society, 14*, 285–308.

Cameron, M. J., Maguire, R. W., & Maguire, M. (1998). Lifeway influences on challenging behaviors. In J. K. Luiselli, & M. J. Cameron (Eds.), *Antecedent Control: Innovative Approaches to Behavioral Support*. Baltimore: Paul H. Brookes.

Camp, E. M., Iwata, B. A., Hammond, J. L., & Bloom, S. E. (2009). Antecedent versus consequent events as predictors of problem behavior. *Journal of Applied Behavior Analysis, 42*, 469–483.

Campbell, J. (2003). Efficacy of behavioral interventions for reducing problem behaviors in persons with autism: a quantitative synthesis of single-subject research. *Research in Developmental Disabilities, 24*, 120–138.

Campbell, M., Armenteros, J. L., Malone, R. P., Adams, P. B., Eisenberg, Z. W., & Overall, J. E. (1997). Antipsychotic-related dyskinesias in autistic children: a prospective, longitudinal study. *Journal of the American Academy of Child and Adolescent Psychiatry, 36*, 835–843.

Caplan, G. (1964). *Principles of Preventative Psychology*. New York, NY: Basic Books.

Carmeli, E., Orbach, I., Zinger-Vaknin, T., Morad, M., & Merrick, J. (2008). Physical training and well-being in older adults with mild intellectual disability: a residential care study. *Journal of Applied Research in Intellectual Disabilities, 21*, 457–465.

Carr, E. G. (1977). The motivation of self injurious behavior: a review of some hypotheses. *Psychological Bulletin, 84*, 800–816.

Carr, E. G. (1988). Functional equivalence as a mechanism of response generalization. In R. H. Horner, G. Dunlap, & R L. Koegel (Eds.), *Generalization and Maintenance: Life Style Changes in Applied Settings*. Baltimore: Brookes.

Carr, E. G. (2007). The expanding vision of positive behavior support: Research perspectives on happiness, helpfulness, hopefulness. *Journal of Positive Behavior Interventions, 9*, 3–14.

Carr, E. G., & Carlson, J. I. (1993). Reduction of severe behavior problems in the community using a multicomponent treatment approach. *Journal of Applied Behavior Analysis, 26*, 157–172.

Carr, E. G., Carlson, J. I., Langdon, N. A., Magito-McLaughlin, D., & Yarbrough, S. C. (1998). Two perspectives on antecedent control: Molecular and molar. In J. K. Luiselli, & M. J. Cameron (Eds.), *Antecedent Control: Innovative Approaches to Behavioral Support*. Baltimore: Paul H. Brookes.

Carr, E. G., Dunlap, G., Horner, R. H. *et al.* (2002). Positive behavior support: evolution of an applied science. *Journal of Positive Behavior Interventions, 4*, 4–16.

Carr, E. G., & Durand, V. M. (1985a). Reducing behavior problems through functional communication training. *Journal of Applied Behavior Analysis, 18*, 111–126.

Carr, E. G., & Durand, V. M. (1985b). The social communicative basis of severe behavior problems in children. In S. Reiss, & R. R. Bootzin (Eds.), *Theoretical Issues in Behavior Therapy*. New York: Academic Press.

Carr, E. G., Horner, R. H., Turnbull, A. P. *et al.* (1999). *Positive Behavior Support For People with Developmental Disabilities*. Washington, DC: American Association on Mental Retardation.

Carr, E. G., Ladd, M. V., & Schulte, C. F. (2008). Validation of the Contextual Assessment Inventory for problem behavior. *Journal of Positive Behavior Interventions, 10*, 91–104.

Carr, E. G., Levin, L., McConnachie, G., Carlson, J. I., Kemp, D. C., & Smith, C. E. (1994). *Communication-Based Intervention for Problem Behavior: A User's Guide for Producing Positive Change*. Baltimore: Brookes.

Carr, E. G., & Newsom, C. D. (1985). Demand-related tantrums: Conceptualization and treatment. *Behavior Modification, 9*, 403–426.

Carr, E. G., Newsom, C. D., & Binkoff, J. (1976). Stimulus control of self destructive behavior in a psychotic child. *Journal of Abnormal Child Psychology, 4*, 139–153.

Carr, E. G., Reeve, C. E. and Magito-McLaughlin, D. (1996). Contextual influences on problem behavior in people with developmental disabilities. In L. K. Koegel, R. L. Koegel, & G. Dunlap (Eds.), *Positive Behavioral Support: Including People With Difficult Behavior in the Community*. Baltimore: Paul H. Brookes.

Carr, E. G., Robinson, S., & Palumbo, L. W. (1990a). The wrong issue aversive versus nonaversive treatment. The right issue: functional versus nonfunctional treatment. In A. C. Repp, & N. N. Singh (Eds.), *Current Perspectives in the Use of Nonaversive and Aversive Interventions with Developmentally Disabled Persons*. Sycamore, IL: Sycamore Press.

Carr, E. G., Robinson, S., Taylor, J. C., & Carlson, J. I. (1990b). *Positive Approaches to the Treatment of Severe Behavior Problems in Persons with Developmental Disabilities*. Seattle: The Association for Persons with Severe Handicaps.

Carr, E. G., & Smith, C. E. (1995). Biological setting events for self-injury. *Mental Retardation and Developmental Disabilities Research Reviews, 1*, 94–98.

Carr, E. G., Taylor, J. C., & Robinson, S. (1991). The effects of severe behavior problems in children on the teaching behavior of adults. *Journal of Applied Behavior Analysis, 24*, 523–535.

Carr, E. G., Yarbrough, S. C., & Langdon, N. A. (1997). Effects of idiosyncratic stimulus variables on functional analysis outcomes. *Journal of Applied Behavior Analysis, 30*, 673–686.

Carr, J. E., & LeBlanc, L. A. (2006). Noncontingent reinforcement as antecedent behavior support. In J. K. Luiselli (Ed.), *Antecedent Assessment and Intervention*. Baltimore: Paul H. Brookes.

Cataldo, M. F. (1991). The effects of punishment and other behavior reducing procedures on the destructive behaviors of persons with developmental disabilities. In National Institute of Health (Ed.), *Treatment of Destructive Behaviors in Persons with Developmental Disabilities*. Washington: Department of Health and Human Services.

Cautela, J. R., & Groden, J. (1978). *Relaxation. A Comprehensive Manual for Adults, Children, and Children with Special Needs*. Illinois: Research Press Company.

Chadwick, O., Kusel, Y., Cuddy, M., & Taylor, E. (2005). Psychiatric diagnoses and behaviour problems from childhood to early adolescence in young people with severe intellectual disabilities. *Psychological Medicine, 35,* 751–760.

Chadwick, O., Kusel, Y., & Cuddy, M. (2008). Factors associated with the risk of behaviour problems in adolescents with severe intellectual disabilities. *Journal of Intellectual Disability Research, 52,* 864–876.

Chapman, D., Scott, K., & Stanton-Chapman, T. (2008). Public health approach to the study of mental retardation. American *Journal on Mental Retardation, 113,* 102–116.

Charlot, L. R., & Mikklesen, E. J. (2006). Commonly employed psychopathology instruments for individuals with intellectual disabilities. In J. Hogg, & A. Langa (Eds.), *Assessing Adults with Intellectual Disabilities: A Service Providers' Guide.* Oxford: Blackwell.

Chasson, G., Harris, G., & Neely, W. (2007). Cost comparison of early intensive behavioral intervention and special education for children with autism. *Journal of Child and Family Studies, 16,* 401–413.

Chen, D., Downing, J. E., & Peckham-Hardin, K. D. (2002). Working with families of diverse cultural and linguistic backgrounds: considerations for culturally responsive positive behavior supports. In J. M. Lucyshyn, G. Dunlap, & R. W. Albin (Eds.), *Families and Positive Behavior Support.* Baltimore: Brookes.

Child Welfare League of America (2004). *CWLA Best Practice Guidelines.* Washington DC: CWLA.

Churchill, H., & Clarke, K. (2009). Investing in parenting education: a critical review of policy and provision in England. *Social Policy and Society, 9,* 39–53.

Clarke, D. J. (1989). Antilibidinal drugs and mental retardation: a review. *Medicine, Science and the Law, 29*(2), 136–146.

Clements, J., & Zarkowska, E. (2000). *Behavioural Concerns and Autistic Spectrum Disorders.* London: Jessica Kingsley.

Cochrane, A. L. (1972). *Effectiveness and Efficiency: Random Reflection on Health Services.* London: Nuffield Provincial Hospitals Trust.

Coe, D. A., Matson, J. L., Russell, D. W., Slifer, K. J., Capone, G., & Baglio, C. (1999). Behavior problems of children with Down syndrome and life events. *Journal of Autism and Developmental Disorders, 29,* 149–156.

Coie, J. D., Miller-Johnson, S., & Bagwell, C. (2000). Prevention science. In A. Sameroff, M. Lewis, & S. Miller (Eds.), *Handbook of Developmental Psychopathology.* New York: Plenum.

Coleman, J., & Hagell, A. (2007). *Adolescent Risk and Resilience: Against the Odds.* Chichester: Wiley.

Colton, D. (2008). Leadership's and program's role in organizational and cultural change to reduce seclusion and restraints. In M. Nunno, D. Day, & L. Bullard (Eds.), *Examining the Safety of High-risk Interventions for Children and Young People.* New York: Child Welfare League of America.

Conger, R. D., & Conger, K. J. (2002). Resilience in Midwestern families: selected findings from the first decade of a prospective, longitudinal study. *Journal of Marriage & Family, 64,* 361–373.

Conger, R. D., Conger, K. J., Elder, G. H., Lorenz, F. C., Simons, R. L., & Whitbeck, L. B. (1992). A family process model of economic hardship and adjustment of early adolescent boys. *Child Development, 3,* 526–554.

Conger, R. D., & Donnellan, M. B. (2007). An interactionist perspective on the socioeconomic context of human development. *Annual Review of Psychology, 58,* 175

-199.

Cooper, J., Heron, T., & Heward, W. (2006). *Applied Behavior Analysis*. New York: Prentice-Hall.

Cooper, L. J., Wacker, D. P., Thursby, D. *et al.* (1992). Analysis of the effects of task preferences, task demands and adult attention on child behavior in outpatient and classroom setting. *Journal of Applied Behavior Analysis, 25*, 823–840.

Cooper, S. A., Smiley, E., Allan, L. *et al.* (2009a). Adults with intellectual disabilities: prevalence, incidence and remission of self-injurious behaviour and related factors. *Journal of Intellectual Disability Research, 53*, 200–216.

Cooper, S. A., Smiley, E., Finlayson, J. *et al.* (2007). The prevalence, incidence and factors predictive of mental ill-health in adults with profound intellectual disabilities. *Journal of Applied Research in Intellectual Disabilities, 20*, 493–501.

Cooper, S. A., Smiley, E., Jackson, A. *et al.* (2009b). Adults with intellectual disabilities: prevalence, incidence and remission of aggressive behaviour and related factors. *Journal of Intellectual Disability Research, 53*, 217–232.

Costello, E. J., Compton, S. N., Keeler, G., & Angold, A. (2003). Relationships between poverty and psychopathology: a natural experiment. *JAMA, 290*, 2023–2029.

Cottle, M., Kuipers, L., Murphy, G., & Oakes, P. (1995). Expressed emotion: attributions and coping in staff who have been victims of violent incidents. *Mental Handicap Research, 8*, 168–183.

Cox, A., & Rutter, M. (1985). Diagnostic appraisal and interviewing. In M. Rutter, & L. Hersov (Eds.), *Child and Adolescent Psychiatry: Modern Approaches*. Oxford: Blackwell Scientific.

Crocker, A. G., Mercier, C., Lachapelle, Y., Brunet, A., Morin, D., & Roy, M. E. (2006). Prevalence and types of aggressive behaviour among adults with intellectual disabilities. *Journal of Intellectual Disability Research, 50*, 652–661.

Crosland, K. A., Cigales, M., Dunlap, G. *et al.* (2008). Using staff training to decrease restrictive procedures at two facilities for foster care children. *Research on Social Work in Practice, 18*, 401–409.

Cullen, C., Hattersley, J., & Tennant, L. (1981). Establishing behaviour: the constructional approach. In G. Davey (Ed.), *Applications of Conditioning Theory*. London: Methuen.

Cummings, E. M., Iannotti, R. J., & Zahn-Waxler, C. (1989). Aggression between peers in early childhood: Individual continuity and developmental change. *Child Development, 60*, 887–895.

Cunningham, J., McDonnell, A., Easton, S., & Sturmey, P. (2003). Social validation data on three methods of physical restraint: views of consumers, staff and students. *Research in Developmental Disabilities, 24*, 307–316.

Dagnan, D., Jahoda, A., & Kroese, B. S. (2007). Cognitive behaviour therapy. In A. Carr, G. O'Reilly, P. N. Walsh, & J. McEvoy (Eds.), *The Handbook of Intellectual Disability and Clinical Psychology Practice*. London: Routledge.

Dagnan, D., & Weston, C. (2006). Physical intervention with people with intellectual disabilities: The influence of cognitive and emotional variables. *Journal of Applied Research in Intellectual Disabilities, 19*, 219–222.

Davidson, P. W., Cain, N. N., Sloane-Reeves, J. E. *et al.* (1994). Characteristics of community based individuals with mental retardation and aggressive behavioral disorders. *American Journal on Mental Retardation, 98*, 704–716.

Davis, C. A., Brady, M. P., Williams, R. E., & Hamilton, R. (1992). Effects of high-probability requests on the acquisition and generalization and responses to requests in young children with behavior disorders. *Journal of Applied Behavior Analysis, 25,* 905–916.

Davis, S., Wehmeyer, M. L., Board, J. P., Fox, S., Maher, F., & Roberts, B. (1998). Interdisciplinary teams. In S. Reiss, & M. G. Aman (Eds.), *Psychotropic Medication and Developmental Disabilities: The International Consensus Handbook.* Ohio: Nisonger Center, Ohio State University.

Davis-Kean, P. E. (2005). The influence of parent education and family income on child achievement: the indirect role of parental expectations and the home environment. *Journal of Family Psychology, 19,* 294–304.

de Graaf, I., Speetjens, P., Smit, F., de Wolff, M., & Tavecchio, L. (2008a). Effectiveness of the triple p positive parenting program on behavioral problems in children: a meta-analysis. *Behavior Modification, 32,* 714–735.

de Graaf I., Speetjens, P., Smit, F., de Wolff M., & Tavecchio, L. (2008b). Effectiveness of the triple p positive parenting program on parenting: a meta-analysis. *Family Relations, 57,* 553–566.

de Leon, J., Greenlee, B., Barber, J., Sabaawi, M., & Singh, N. N. (2009). Practical guidelines for the use of new generation anti-psychotic drugs (except clozapine) in adult individuals with intellectual disabilities. *Research in Developmental Disabilities, 30,* 613–669.

de Lissovoy, V. (1962). Head banging in early childhood. *Child Development, 33,* 43–56.

de Lissovoy, V. (1963). Head banging in early childhood: a suggested cause. *Journal of Genetic Psychology, 102,* 109–114.

Deb, S., Chaplin, R., Sohanpal, S., Unwin, G., Soni, R., & Lenotre, L. (2008). The effectiveness of mood stabilizers and antiepileptic medication for the management of behaviour problems in adults with intellectual disability: a systematic review. *Journal of Intellectual Disability Research, 52,* 107–113.

Deb, S., Clarke, D., & Unwin, G. (2006). *Using Medication to Manage Behaviour Problems Among Adults with a Learning Disability: Quick Reference Guide.* London: Mencap.

Deb, S., Sohanpal, S. K., Soni, R., Lenôtre, L., & Unwin, G. (2007). The effectiveness of antipsychotic medication in the management of behaviour problems in adults with intellectual disabilities. *Journal of Intellectual Disability Research, 51,* 766–777.

Deb, S., Thomas, M., & Bright, C. (2001). Mental disorder in adults with intellectual disability. 1: Prevalence of functional psychiatric illness among a community-based population aged between 16 and 64 years. *Journal of Intellectual Disability Research, 45,* 495–505.

Dekker, M. C., & Koot, H. M. (2003). DSM-IV disorders in children with borderline to moderate intellectual disability. II: Child and family factors. *Journal of the American Academy of Child and Adolescent Psychiatry, 42,* 923–931.

DeLeon, I. G., & Iwata, B. A. (1996). Evaluation of a multiple stimulus presentation format for assessing reinforcer preferences. *Journal of Applied Behavior Analysis, 29,* 519–533.

Demchak, M. A., & Bossert, K. W. (1996). *Assessing Problem Behaviors.* Washington, DC: American Association on Intellectual and Developmental Disabilities.

Department of Health (1993). *Services for People with Learning Disabilities and Challenging Behaviour or Mental Health Needs.* London Department of Health.

Department of Health (2007). *Services for People with Learning Disabilities and*

Challenging Behaviour or Mental Health Needs (Rev. ed.). London: Department of Health.

Department of Health and Department for Education and Skills (2002). *Guidance for Restrictive Physical Interventions. How to provide safe services for people with Learning Disabilities and Autistic Spectrum Disorder.* London: Department of Health.

Department of Human Services (2009). *Physical Restraint in Disability Services.* Melbourne: Office of the Senior Practitioner.

Derby, K. M., Fisher, W. W., Piazza, C. C., & Wilke, A. E. (1998). The effects of noncontingent and contingent attention for self-injury, manding and collateral responses. *Behavior Modification, 22,* 474–484.

Derby, K. M., Wacker, D. P., Peck, S. *et al.* (1994). Functional analysis of separate topographies of aberrant behavior. *Journal of Applied Behavior Analysis, 27,* 267–278.

Derby, K. M., Wacker, D. P., Sasso, G. *et al.* (1992). Brief functional assessment techniques to evaluate aberrant behavior in an outpatient setting: A summary of 79 cases. *Journal of Applied Behavior Analysis, 25,* 713–721.

Desrochers, M. N., Hile, M. G., & Williams-Moseley, T. L. (1997). Survey of functional assessment procedures used with individuals who display mental retardation and severe problem behaviors. *American Journal on Mental Retardation, 101,* 535–546.

Deveau, R., & McGill, P. (2009). Physical interventions for adults with intellectual disabilities: survey of use, policy, training and monitoring. *Journal of Applied Research in Intellectual Disabilities, 22,* 152–158.

Di Terlizzi, M., Cambridge, P., & Maras, P. (1999). Gender, ethnicity and challenging behaviour: a literature review and exploratory study. *Tizard Learning Disability Review, 4,* 33–44.

Dickinson, H., Parkinson, K., Ravens-Sieberer, U. *et al.* (2007). Self-reported quality of life of 8–12-year-old children with cerebral palsy: a crosssectional European study. *Lancet, 369,* 2171–2178.

Didden, R., Duker, P. C., & Korzilius, H. (1997). Meta-analytic study on treatment effectiveness for problem behaviors with individuals who have mental retardation. *American Journal of Mental Retardation, 101,* 387–399.

Didden, R., Korzilius, H., van Oorsouw, W., & Sturmey, P. (2006). Behavioral treatment of challenging behaviors in individuals with mild mental retardation: meta-analysis of single-subject research. *American Journal on Mental Retardation, 111,* 290–298.

Dishion, T. J., Shaw, D., Connell, A., Gardner, F., Weaver, C., & Wilson, M. (2008). The Family Check-Up with high-risk indigent families: Preventing problem behavior by increasing parents' positive behavior support in early childhood. *Child Development, 79,* 1395–1414.

Dixon, D. R., Kurtz, P. F., & Chin, M. D. (2008). A systematic review of challenging behaviors in children exposed prenatally to substances of abuse. *Research in Developmental Disabilities, 29,* 483–502.

Donnellan, A. M., LaVigna, G. W., Negri Shoultz, N., & Fassbender, L. L. (1988). *Progress Without Punishment: Effective Approaches for Learners with Behavior Problems.* New York: Teachers College Press.

Donnellan, A. M., Mirenda, P., Mesaros, R., & Fassbender, L. (1984). Analyzing the communicative functions of aberrant behavior. *Journal of the Association for Persons with Severe Handicaps, 9,* 201–212.

Dossetor, D. R., Couryer, S., & Nicol, A. R. (1991). Message for very severe self-injurious behaviour in a girl with Cornelia de Lange syndrome. *Developmental Medicine and Child Neurology, 33,* 636–644.

Doyle, O., Harmon, C. P., Heckman, J. J., & Tremblay, R. E. (2009). Investing in early human development: timing and economic efficiency. *Economics and Human Biology, 7,* 1–6.

Duker, P. C., & Rasing, E. (1989). Effects of redesigning the physical environment on self stimulation and on task behavior in three autistic type developmentally disabled individuals. *Journal of Autism and Developmental Disorders, 19,* 449–460.

Duker, P. C., & Sigafoos, J. (1998). The Motivation Assessment Scale: reliability and construct validity across three topographies of behavior. *Research in Developmental Disabilities, 19,* 131–141.

Duncan, D., Matson, J. L., Bamburg, J. W., Cherry, K. E., & Buckley, T. (1999). The relationship of self-injurious behavior and aggression to social skills in persons with severe and profound learning disability. *Research in Developmental Disabilities, 20,* 441–448.

Duncan, G. J., & Brooks-Gunn, J. (2000). Family poverty, welfare reform, and child development. *Child Development, 71,* 188–196.

Dunlap, G., Clarke, S., & Steiner, M. (1999). Intervention research in behavioral and developmental disabilities: 1980–1997. *Journal of Positive Behavior Interventions, 1,* 170–180.

Dunlap, G., dePerczel, M., Clarke, S. *et al.* (1994). Choice making to promote adaptive behavior for students with emotional and behavioral challenges. *Journal of Applied Behavior Analysis, 27,* 505–518.

Dunlap, G., Foster-Johnson, L., Clarke, S., Kern, L., & Childs, K. E. (1995). Modifying activities to produce functional outcomes: Effects on the problem behaviors of students with disabilities. *Journal of the Association For Persons With Severe Handicaps, 20,* 248–258.

Durand, V. M. (1986). Self injurious behavior as intentional communication. In K. D. Gadow (Ed.), *Advances in Learning and Behavioral Disabilities.* London: JAI Press.

Durand, V. M. (1990). *Severe Behavior Problems: A Functional Communication Training Approach.* New York: Guilford Press.

Durand, V. M. (1999). Functional communication training using assistive devices: recruiting natural communities of reinforcement. *Journal of Applied Behavior Analysis, 32,* 247–267.

Durand, V. M., Berotti, D., & Weiner, J. S. (1993). Functional communication training: factors affecting effectiveness, generalization and maintenance. In J. Reichle, & D. P. Wacker (Eds.), *Communicative Alternatives to Challenging Behavior.* Baltimore: Brookes.

Durand, V. M., & Crimmins, D. B. (1988). Identifying the variables maintaining self injurious behavior. *Journal of Autism and Developmental Disorders, 18,* 99–115.

Durand, V. M., & Crimmins, D. B. (1992). *The Motivation Assessment Scale.* Topkepa, KS: Monaco & Associates.

Durand, V. M., Crimmins, D., Caulfield, M., & Taylor, J. (1989). Reinforcer assessment I: Using problem behavior to select reinforcers. *Journal of the Association for Persons with Severe Handicaps, 14,* 113–126.

Durand, V. M., Gernert-Dott, P., & Mapstone, E. (1996). Treatment of sleep disorders in children with developmental disabilities. *Journal of the Association For Persons With*

Severe Handicaps, 21, 114-122.

Durand, V. M., & Mapstone, E. (1998). Influence of mood inducing music on challenging behavior. *American Journal of Mental Retardation, 102,* 367-378.

Durkin, M. (2002). The epidemiology of developmental disabilities in low-income countries. *Mental Retardation and Developmental Disabilities Research Reviews, 8*(3), 206-211.

Durlak, J. A., & Wells, A. M. (1998). Evaluation of indicated preventive intervention (secondary prevention) mental health programs for children and adolescents. *American Journal of Community Psychology, 26,* 775-802.

Dyer, K., Dunlap, G., & Winterling, V. (1990). Effects of choice making on the serious problem behaviors of students with severe handicaps. *Journal of Applied Behavior Analysis, 23,* 515-524.

Dyer, K., & Larsson, E. V. (1997). Developing functional communication skills: alternatives to severe behavior disorders. In N. N. Singh (Ed.), *Prevention and Treatment of Severe Behavior Problems: Models and Methods in Developmental Disabilities.* Baltimore: Brookes.

Dykens, E. M. (2003). Anxiety, fears, and phobias in persons with Williams syndrome. *Developmental Neuropsychology, 23,* 291-316.

Dykens, E. M., & Cohen, D. L. (1996). Effects of Special Olympics International on social competence in persons with mental retardation. *Journal of the American Academy of Child and Adolescent Psychiatry, 35,* 223-229.

Dykens, E. M., Hodapp, R. M., & Finucane, B. M. (2000). *Genetics and Mental Retardation Syndromes: A New Look at Behavior and Interventions.* Baltimore: Paul H. Brookes Publishing.

Dykens, E. M., Rosner, B. A., & Ly, T. M. (2001). Drawings by individuals with Williams syndrome: are people different from shapes? *American Journal of Mental Retardation, 106,* 94-107.

Edelson, S. M., Taubman, M. T., & Lovaas, O. I. (1983). Some social contexts of self destructive behavior. *Journal of Abnormal Child Psychology, 11,* 299-312.

Edwards, R. (1999a). Physical restraint and gender: whose role is it anyway? *Learning Disability Practice, 2,* 12-15.

Edwards, R. (1999b). The laying on of hands: nursing staff talk about physical restraint. *Journal of Learning Disabilities for Nursing, Health and Social Care, 3,* 136-143.

Einfeld, S., & Emerson, E. (2008). Intellectual disability. In M. Rutter, D. Bishop, D. Pine *et al.* (Eds.), *Rutter's Child and Adolescent Psychiatry.* Oxford: Blackwell.

Einfeld, S., Piccinin, A., Mackinnon, A. *et al.* (2006). Psychopathology in young people with intellectual disability. *Journal of the American Medical Association, 296*(16), 1981- 1989.

Einfeld, S., & Tonge, B. J. (2002). *Manual for the Developmental Behaviour Checklist,* 2nd ed. Clayton, AUS: Centre for Developmental Psychiatry, Monash University.

Einfeld, S., Tonge, B., & Turner, G. (1999a). Longitudinal course of behavioral and emotional problems in fragile X syndrome. *American Journal of Medical Genetics, 87,* 436-439.

Einfeld, S., Stancliffe, R., Gray, K., Sofronoff, K., Emerson, E., & Yasamy, M. T. (2009). *Interventions provided by parents for children with intellectual disabilities in low and middle income countries.* Sydney: Australian Family & Disability Studies Research Collaboration, University of Sydney.

Einfeld, S. L. (1990). Guidelines for the use of psychotropic medication in patients with intellectual handicaps. *Australian and New Zealand Journal of Developmental Disabilities, 16,* 71–73.

Einfeld, S. L. (1992). Clinical assessment of psychiatric symptoms in mentally retarded individuals. *Australian New Zealand Journal of Psychiatry, 26,* 48–63.

Einfeld, S. L. (2005). Behaviour problems in children with genetic disorders causing intellectual disability. *Educational Psychology, 25:* 2–3, 341–346

Einfeld, S. L., Smith, A., Durvasula, S., Florio, T., & Tonge, B. J. (1999b). Behavior and emotional disturbance in Prader-Willi syndrome. *American Journal of Medical Genetics, 82,* 123–127.

Einfeld, S. L., & Tonge, B. J. (1995). The Developmental Behavior Checklist: the development and validation of an instrument to assess behavioral and emotional disturb-ance in children and adolescents with mental retardation. *Journal of Autism and Developmental Disorders, 25,* 81–104.

Einfeld, S. L., Tonge, B. J., & Rees, V. W. (2001). Longitudinal course of behavioral and emotional problems in Williams syndrome. *American Journal of Mental Retardation, 106,* 73–81.

Einfeld, S. L., Tonge, B. J., Turner, G., & Smith, E. (2004). Longitudinal course of behavioural and emotional problems in Prader-Willi, Fragile X, Williams and Down Syndromes. *Journal of Intellectual Disability Research, 48,* 294.

Eldevik, S., Hastings, R. P., Hughes, J. C., Jahr, E., Eikeseth, S., & Cross, S. (2009). Meta-analysis of early intensive behavioral intervention for children with autism. *Journal of Clinical Child and Adolescent Psychology, 38,* 439–450.

Emerson, E. (1990). Designing individualised community based placements as an alternative to institutions for people with a severe mental handicap and severe problem behaviour. In W. I. Fraser (Ed.), *Key Issues in Mental Retardation Research.* London: Routledge.

Emerson, E. (1995). *Challenging Behaviour: Analysis and Intervention in People with Intellectual Disabilities.* Cambridge: Cambridge University Press.

Emerson, E. (2001a). *Challenging Behaviour: Analysis and Intervention in People with Intellectual Disabilities.* Cambridge: Cambridge University Press.

Emerson, E. (2001b). Utilization of psychological services and psychological interventions by people with learning disabilities and challenging behaviour. *Clinical Psychology Review, 8,* 25–29.

Emerson, E. (2002). The prevalence of use of reactive management strategies in community-based services in the UK. In D. Allen (Ed.), *Ethical Approaches to Physical Interventions: Responding to Challenging Behaviour in Persons with Intellectual Disabilities.* Kidderminster: BILD.

Emerson, E. (2003a). Prevalence of psychiatric disorders in children and adolescents with and without intellectual disability. *Journal of Intellectual Disability Research, 47,* 51–58.

Emerson, E. (2003b). Mothers of children and adolescents with intellectual disability: social and economic situation, mental health status, and the self-assessed social and psychological impact of the child's difficulties. *Journal of Intellectual Disability Research, 47:* Pt 4–5, 385–399.

Emerson, E. (2003c). Prevalence of psychiatric disorders in children and adolescents with and without intellectual disability. *Journal of Intellectual Disability Research, 47,* 51–

58.

Emerson, E. (2004). Poverty and children with intellectual disabilities in the world's richer countries. *Journal of Intellectual & Developmental Disability, 29*, 319–337.

Emerson, E. (2006). The need for credible evidence: comments on 'on some recent claims for the efficacy of cognitive therapy for people with intellectual disabilities'. *Journal of Applied Research in Intellectual Disabilities, 19*, 21–23.

Emerson, E. (2007). Poverty and people with intellectual disability. *Mental Retardation and Developmental Disabilities Research Reviews, 13*, 107–113.

Emerson, E. (2010). Self-reported exposure to disablism is associated with poorer self-reported health and well-being among adults with intellectual disabilities in England: a cross-sectional survey. *Public Health, 124*: 12, 682–689.

Emerson, E., & Bromley, J. (1995). The form and function of challenging behaviours. *Journal of Intellectual Disability Research, 39*, 388–398.

Emerson, E., Cummings, R., Barrett, S., Hughes, H., McCool, C., & Toogood, A. (1988). Challenging behaviour and community services: 2. Who are the people who challenge services? *Mental Handicap, 16*, 16–19.

Emerson, E., & Einfeld, S. (2010a). Emotional and behavioural difficulties in young children with and without developmental delay: A bi-national perspective. *Journal of Child Psychology and Psychiatry, 51*, 583–593.

Emerson, E., Einfeld, S., & Stancliffe, R. (2010). The mental health of young Australian children with intellectual disabilities or borderline intellectual functioning. *Social Psychiatry and Psychiatric Epidemiology, 45*, 579–587.

Emerson, E., Einfeld, S. and Stancliffe, R. (2011). Predictors of the persistence of conduct difficulties in children with cognitive delay. *Journal of Child Psychology and Psychiatry, and Allied Disciplines, 52* (11), 1184-1194.

Emerson, E., Forrest, J., Cambridge, P., & Mansell, J. (1996a). Community support teams for people with learning disabilities and challenging behaviour: results of a National survey. *Journal of Mental Health, 5*, 395–406.

Emerson, E., Fujiura, G. T., & Hatton, C. (2007a). International perspectives. In S. L. Odom, R. H. Horner, M. Snell, & J. Blacher (Eds.), *Handbook on Developmental Disabilities.* New York: Guilford Press.

Emerson, E., Graham, H., McCulloch, A., Blacher, J., Hatton, C., & Llewellyn, G. (2009). The social context of parenting three year old children with developmental delay in the UK. *Child: Care, Health & Development, 35*(1), 63–70.

Emerson, E., & Hatton, C. (1994). *Moving Out: The Impact of Relocation from Hospital to Community on the Quality of Life of People with Learning Disabilities.* London: HMSO.

Emerson, E., & Hatton, C. (1996). Deinstitutionalization in the UK and Ireland: outcomes for service users. *Journal of Intellectual & Developmental Disability, 21*, 17–37.

Emerson, E., & Hatton, C. (2007a). The contribution of socio-economic position to the health inequalities faced by children and adolescents with intellectual disabilities in Britain. *American Journal on Mental Retardation, 112*, 140–150.

Emerson, E., & Hatton, C. (2007b). Poverty, socio-economic position, social capital and the health of children and adolescents with intellectual disabilities in Britain: a replication. *Journal of Intellectual Disability Research, 51*, 866–874.

Emerson, E., & Hatton, C. (2007c). *The Mental Health of Children and Adolescents with Learning Disabilities in Britain.* London: Foundation for People with Learning

Disabilities.

Emerson, E., & Hatton, C. (2007d). The mental health of children and adolescents with intellectual disabilities in Britain. *British Journal of Psychiatry, 191*, 493–499.

Emerson, E., & Hatton, C. (2008a). Socioeconomic disadvantage, social participation and networks and the self-rated health of English men and women with mild and moderate intellectual disabilities: cross sectional survey. *European Journal of Public Health, 18*, 31–37.

Emerson, E., & Hatton, C. (2008b). The self-reported well-being of women and men with intellectual disabilities in England. *American Journal on Mental Retardation, 113*(2), 143–155.

Emerson, E., & Hatton, C. (2010). Socio-economic position, poverty and family research. In L. M. Glidden, & M. M. Seltzer (Eds.), *On Families: International Review of Research on Mental Retardation*. New York: Academic Press.

Emerson, E., Hatton, C., Robertson, J., Henderson, D., & Cooper, J. (1999a). A descriptive analysis of the relationships between social context, engagement and stereotypy in residential services for people with severe and complex disabilities. *Journal of Applied Research in Intellectual Disabilities, 12*, 11–29.

Emerson, E., & Howard, D. (1992). Schedule induced stereotypy. *Research in Developmental Disabilities, 13*, 335–361.

Emerson, E., Kiernan, C., Alborz, A. *et al.* (2001a). The prevalence of challenging behaviors: a total population study. *Research in Developmental Disabilities, 22*(1), 77–93.

Emerson, E., Kiernan, C., Alborz, A. *et al.* (2001b). Predicting the persistence of severe self-injurious behavior. *Research in Developmental Disabilities, 22*(1), 67–75.

Emerson, E., McConkey, R., Walsh, P., & Felce, D. (2008). Intellectual disability in a global context. *Journal of Policy and Practice in Intellectual Disability, 5*, 79–80.

Emerson, E., McGill, P., & Mansell, J. (1994). *Severe Learning Disabilities and Challenging Behaviours: Designing High Quality Services*. London: Chapman & Hall.

Emerson, E., Moss, S., & Kiernan, C. (1999b). The relationship between challenging behaviour and psychiatric disorder in people with severe developmental disabilities. In N. Bouras (Ed.), *Psychiatric and Behavioural Disorders in Developmental Disabilities and Mental Retardation*. Cambridge: Cambridge University Press.

Emerson, E., Reeves, D., Thompson, S., Henderson, D., Robertson, J., & Howard, D. (1996b). Time-based lag sequential analysis and the functional assessment of challenging behaviour. *Journal of Intellectual Disability Research, 40*, 260–274.

Emerson, E., & Robertson, J. (2008). *Commissioning Person-centred, Cost-effective, Local Support for People with Learning Difficulties*. London: SCIE.

Emerson, E., Robertson, J., Gregory, N. *et al.* (2000). The treatment and management of challenging behaviours in residential settings. *Journal of Applied Research in Intellectual Disabilities, 13*, 197–215.

Emerson, E., Robertson, J., Hatton, C. *et al.* (1999c). *Quality and Costs of Residential Supports for People With Learning Disabilities: Predicting Variation in Quality and Costs*. Manchester: Hester Adrian Research Centre, University of Manchester.

Emerson, E., Robertson, J., & Wood, J. (2005). The mental health needs of children and adolescents with intellectual disabilities in an urban conurbation. *Journal of Intellectual Disability Research, 49*, 16–24.

Emerson, E., Robertson, J., & Wood, J. (2007b). The association between area-level indicators of social deprivation and the emotional and behavioural needs of black and South Asian children with intellectual disabilities in a deprived urban environment. *Journal of Applied Research in Intellectual Disabilities, 20*, 420–429.

Emerson, E., Thompson, S., Reeves, D., Henderson, D., & Robertson, J. (1995). Descriptive analysis of multiple response topographies of challenging behavior across two settings. *Research in Developmental Disabilities, 16*, 301–329.

Emerson, E., Thompson, S., Robertson, J. and Henderson, D. (1996c). Schedule-induced challenging behavior. *Journal of Developmental and Physical Disabilities, 8*, 89–103.

English, C. L., & Anderson, C. M. (2006). Evaluation of the treatment utility of the analog functional analysis and the structured descriptive assessment. *Journal of Positive Behavior Interventions, 8*, 212–229.

Esbensen, A. J., & Benson, B. A. (2006). A prospective analysis of life events, problem behaviours and depression in adults with intellectual disability. *Journal of Intellectual Disability Research, 50*, 248–258.

Esbensen, A. J., Seltzer, M. M., & Krauss, M. W. (2008). Stability and change in health, functional abilities and behavior problems among adults with and without Down syndrome. *American Journal of Mental Retardation, 113*, 263–277.

Espie, C. (1992). Optimal sleep-wake scheduling and profound mental handicap: potential benefits. *Mental Handicaps, 20*, 102–107.

Evans, G. W., & Kantrowitz, E. (2002). Socioeconomic status and health: the potential role of environmental risk exposure. *Annual Reviews of Public Health, 23*, 303–331.

Evans, I. M., & Meyer, L. M. (1985). *An Educative Approach to Behavior Problems.* Baltimore: P. H. Brookes.

Eyman, R. K., Borthwick, S. A., & Miller, C. (1981). Trends in maladaptive behavior of mentally retarded persons placed in community and institutional settings. *American Journal of Mental Deficiency, 85*, 473–477.

Eyman, R. K., & Call, T. (1977). Maladaptive behaviour and community placement of mentally retarded persons. *American Journal of Mental Deficiency, 82*, 137–144.

Fabian Commission on Life Chances and Child Poverty. (2006). *Narrowing the Gap: The Final Report of the Fabian Commission on Life Chances and Child Poverty.* London: Fabian Society.

Favell, J. E., McGimsey, J. F., & Schell, R. M. (1982). Treatment of self injury by providing alternate sensory activities. *Analysis and Intervention in Developmental Disabilities, 2*, 83–104.

Felce, D., Lowe, K., Perry, J. *et al.* (1998). Service support to people in Wales with severe intellectual disability and the most severe challenging behaviours: processes, outcomes and costs. *Journal of Intellectual Disability Research, 42*, 390–408.

Feldman, M. A., Atkinson, L., Foti-Gervais, L., & Condillac, R. (2004). Formal versus informal interventions for challenging behaviours in persons with intellectual disabilities. *Journal of Intellectual Disability Research, 48*, 60–68.

Feldman, M. A., & Griffiths, D. (1997). Comprehensive assessment of severe behavior problems. In N. N. Singh (Ed.) *Prevention and Treatment of Severe Behavior Problems: Models and Methods in Developmental Disabilities.* Pacific Grove: Brooks/Cole.

Ferro, J., Foster-Johnson, L., & Dunlap, G. (1996). Relation between curricular activities and problem behaviors of students with mental retardation. *American Journal of Mental Retardation, 101*, 184–194.

Fisch, G. S., Simensen, R. J., & Schroer, R. J. (2002). Longitudinal changes in cognitive and adaptive behavior scores in children and adolescents with the Fragile X mutation or autism. *Journal of Autism and Developmental Disorders, 32,* 107–114.

Fisher, W., Piazza, C., Cataldo, M., Harrell, R., Jefferson, G., & Conner, R. (1993). Functional communication training with and without extinction and punishment. *Journal of Applied Behavior Analysis, 26,* 23–36.

Fisher, W. W., & Mazur, J. E. (1997). Basic and applied research on choice responding. *Journal of Applied Behavior Analysis, 30,* 387–410.

Floyd, F. J., & Saitzyk, A. R. (1992). Social class and parenting children with mild and moderate mental retardation. *Journal of Pediatric Psychology, 17,* 607–631.

Forehand, R., & Baumeister, A. A. (1970). The effect of auditory and visual stimulation on stereotyped rocking behavior and general activity of severe retardates. *Journal of Clinical Psychology, 26,* 426–429.

Foster-Johnson, L., Ferro, J., & Dunlap, G. (1994). Preferred curricular activities and reduced problem behaviors in students with intellectual disabilities. *Journal of Applied Behavior Analysis, 27,* 493–504.

Fox, P., & Emerson, E. (2001). Socially valid outcomes of intervention for people with mental retardation and challenging behavior: a preliminary descriptive analysis of the views of different stakeholders. *Journal of Positive Behavior Interventions, 3,* 183 –189.

Fox, P., & Emerson, E. (2002). *Positive Goals: Interventions for People With Learning Disabilities Whose Behavior Challenges.* Brighton: Pavilion Press.

Foxx, R. M. (1990). Harry: a ten year follow up of the successful treatment of a self injurious man. *Research in Developmental Disabilities, 11,* 67–76.

Freeman, K., Walker, M., & Kaufman, J. (2007). Psychometric properties of the Questions About Behavioral Functions Scale. *American Journal on Mental Retardation, 112,* 122 –129.

Friedli, L. (2009). *Mental Health, Resilience and Inequalities.* Copenhagen: World Health Organization, Europe.

Friman, P. C., & Hawkins, R. O. (2006). Contribution of establishing operations to antecedent intervention: clinical implications and motivating events. In J. K. Luiselli (Ed.), *Antecedent Assessment and Intervention.* Baltimore: Paul H Brookes.

Fujiura, G. T. (1998). Demography of family households. *American Journal on Mental Retardation, 103,* 225–235.

G. Allen Roeher Institute. (1988). *The Language of Pain: Perspectives on Behavior Management.* Downsview, Ont: G. Allen Roeher Institute.

Gardner, W. I., Cole, C. L., Davidson, D. P., & Karan, O. C. (1986). Reducing aggression in individuals with developmental disabilities: an expanded stimulus control, assessment, and intervention model. *Education and Training of the Mentally Retarded, 21,* 3–12.

Gardner, W. I., Karan, O. C., & Cole, C. L. (1984). Assessment of setting events influencing functional capacities of mentally retarded adults with behavior difficulties. In A. S. Halpern, & M. J. Fuhrer (Eds.), *Functional Assessment in Rehabilitation.* Baltimore: Brookes.

Gardner, W. I., & Whalen, J. P. (1996). A multimodal behavior analytic model for evaluating the effects of medical problems on nonspecific behavioral symptoms in persons with developmental disabilities. *Behavioral Interventions, 11,* 147–161.

Gary, L. A., Tallon, R. J., & Stangl, J. M. (1980). Environmental influences on self-stimulatory behavior. *American Journal of Mental Deficiency, 85,* 171–175.

Gaskin, C. J., Elsom, S. J., & Happell, B. (2007). Interventions for reducing seclusion in psychiatric facilities. *British Journal of Psychiatry, 191,* 298–303.

Gedye, A. (1989a). Extreme self injury attributed to frontal lobe seizures. *American Journal on Mental Retardation, 94,* 20–26.

Gedye, A. (1989b). Episodic rage and aggression attributed to frontal lobe seizures. *Journal of Mental Deficiency Research, 33,* 369–379.

Ghate, D., & Hazel, N. (2002). *Parenting in Poor Environments: Stress, Support and Coping.* London: Jessica Kingsley.

Glaser, D. (2008). Child sexual abuse. In M. Rutter, D. Bihop, D. Pine, *et al.* (Eds.), *Rutter's Child and Adolescent Psychiatry.* Oxford: Blackwell.

Glaser, E. M., Abelson, H. H., & Garrison, K. N. (1983). *Putting Knowledge to Use: Facilitating the Diffusion of Knowledge and the Implementation of Planned Change.* San Francisco: Jossey-Bass.

Glasgow, R. E., Vogt, T. M., & Boles, S. M. (1999). Evaluating the public health impact of health promotion interventions: the RE-AIM framework. *American Journal of Public Health, 89,* 1322–1327.

Goldiamond, I. (1974). Toward a constructional approach to social problems: ethical and constitutional issues raised by applied behavior analysis. *Behaviorism, 2,* 1-84.

Golding, L., Emerson, E., & Thornton, A. (2005). An evaluation of specialized community-based residential supports for people with challenging behavior. *Journal of Intellectual Disabilities, 92,* 145–154.

Goldstein, S., & Brooks, R. B. (2006). *Handbook of Resilience in Children.* New York: Springer.

Goodman, R. (1999). The extended version of the Strengths and Difficulties Questionnaire as a guide to child psychiatric caseness and consequent burden. *Journal of Child Psychology and Psychiatry, 40,* 791–801.

Graham, H. (2007). *Unequal Lives: Health and Socioeconomic Inequalities.* Maidenhead: Open University Press.

Grant, K. E., Compas, B. E., Thurm, A. E. *et al.* (2006). Stressors and child and adolescent psychopathology: evidence of moderating and mediating effects. *Clinical Psychology Review, 26,* 257–283.

Green, C. W., Gardner, S. M., Canipe, V. S., & Reid, D. H. (1994). Analyzing alertness among people with profound multiple disabilities: Implications for provision of training. *Journal of Applied Behavior Analysis, 27,* 519–531.

Green, L. (2006). Public health asks of systems science: to advance our evidence-based practice, can you help us get more practice-based evidence? *American Journal of Public Health, 96,* 406–409.

Green, V. A., O'Reilly, M., Itchon, J., & Sigafoos, J. (2005). Persistence of early emerging aberrant behavior in children with developmental disabilities. *Research in Developmental Disabilities, 26,* 47–55.

Groark, C. J., & McCall, R. B. (2008). Community-based interventions and services. In M. Rutter, D. Bishop, D. Pine *et al.* (Eds.), *Rutter's Child and Adolescent Psychiatry.* London: Blackwell.

Guess, D., & Carr, E. G. (1991). Emergence and maintenance of stereotypy and self injury. *American Journal on Mental Retardation, 96,* 299–319.

Guess, D., Helmstetter, H., Turnbull, H. R., & Knowlton, S. (1987). *Use of aversive procedures with persons who are disabled: an historical review and critical analysis.* Seattle, WA: The Association for Persons with Severe Handicaps.

Guess, D., Siegel-Causey, E., Roberts, S., Rues, J., Thompson, B., & Siegel-Causey, D. (1990). Assessment and analysis of behavior state and related variables among students with profoundly handicapping conditions. *Journal of the Association for Persons with Severe Handicaps, 15,* 211–230.

Gunn, P., Berry, P., & Andrews, R. J. (1981). The temperament of Down's syndrome infants: a research note. *Journal of Child Psychology and Psychiatry, 22,* 189–194.

Guralnick, M. J. (1997). *The Effectiveness of Early Intervention.* Baltimore: Brookes/ Cole.

Guralnick, M. J. (2005). Early intervention for children with intellectual disabilities: current knowledge and future prospect. *Journal of Applied Research in Intellectual Disabilities, 18,* 313–323.

Hagerman, R., & Hagerman, P. (2002). Fragile X syndrome. In P. Howlin, & O. Udwin (Eds.), *Outcomes in Neurodevelopmental and Genetic Disorders.* Cambridge: Cambridge University Press.

Hagopian, L. P., Fisher, W. W., & Legacy, S. M. (1994). Schedule effects of noncontingent reinforcement on attention-maintained destructive behavior in identical quadruplets. *Journal of Applied Behavior Analysis, 27,* 317–325.

Hall, S., & Oliver, C. (1992). Differential effects of severe self injurious behaviour on the behaviour of others. *Behavioural Psychotherapy, 20,* 355–365.

Hall, S., & Oliver, C. (2000). An alternative approach to the sequential analysis of behavioral interactions. In T. Thompson, D. Felce, & F. Symons (Eds.), *Computer Assisted Behavioral Observation Methods for Developmental Disabilities.* Baltimore: Paul H Brookes.

Hall, S. S., Arron, K., Sloneem, J., & Oliver, C. (2008). Health and sleep problems in Cornelia de Lange Syndrome: a case control study. *Journal of Intellectual Disability Research, 52,* 458–468.

Hamilton, D., Sutherland, G., & Iacono, T. (2005). Further examination of relationships between life events and psychiatric symptoms in adults with intellectual disability. *Journal of Intellectual Disability Research, 49,* 839–844.

Hanley, G. P., Iwata, B. A., & McCord, B. E. (2003). Functional analysis of problem behavior: a review. *Journal of Applied Behavior Analysis, 36,* 147–185.

Hanley, G. P., Piazza, C. C., Fisher, W. W., Contrucci, S. A., & Maglieri, K. A. (1997). Evaluation of client preference for function-based treatment packages. *Journal of Applied Behavior Analysis, 30,* 459–473.

Harchik, A. E., & Putzier, V. S. (1990). The use of high-probability requests to increase compliance with instructions to take medication. *Journal of the Association for Persons with Severe Handicaps, 15,* 40–43.

Hardan, A., & Sahl, R. (1997). Psychopathology in children and adolescents with developmental disorders. *Research in Developmental Disabilities, 18,* 369–382.

Harris, J., Cornick, M., Jefferson, A., & Mills, R. (2008). *Physical Interventions. A Policy Framework.* Kidderminster: BILD Publications.

Harris, J. C. (2005). *Intellectual Disability: Understanding Its Development, Causes, Evaluation, and Treatment.* Oxford: Oxford University Press.

Harris, P. (1993). The nature and extent of aggressive behaviour among people with learning difficulties (mental handicap) in a single health district. *Journal of*

Intellectual Disability Research, 37, 221–242.

Harris, P., & Russell, O. (1989). *The prevalence of aggressive behaviour among people with learning difficulties (mental handicap) in a single health district.* Bristol: Norah Fry Research Centre, University of Bristol.

Harris, S. L., Alessandri, M. I., & Gill, M. J. (1991). Training parents of developmentally disabled children. In J. L. Matson, & J. A. Mulick (Eds.), *Handbook of Mental Retardation.* New York: Pergamon.

Harvey, S. T., Boer, D., Meyer, L. H., & Evans, I. M. (2009). Updating a meta-analysis of intervention research with challenging behaviour: Treatment validity and standards of practice. *Journal of Intellectual & Developmental Disability, 34,* 67–80.

Haskett, M. E., Nears, K., Ward, C. A., & McPherson, A.V. (2006). Diversity in adjustment of maltreated children: factors associated with resilient functioning. *Clinical Psychology Review, 26,* 796–812.

Hassiotis, A., Robotham, D., Canagasabey, A. *et al.* (2009). Randomized, single-blind, controlled trial of a specialist behavior therapy team for challenging behavior in adults with intellectual disabilities. *American Journal of Psychiatry, 166,* 1278–1285.

Hastings, R. P. (2002). Parental stress and behaviour problems in children with developmental disability. *Journal of Intellectual and Developmental Disability, 27,* 149 –160.

Hastings, R. P., Hatton, C., Taylor, J. L., & Maddison, C. (2004). Life events and psychiatric symptoms in adults with intellectual disabilities. *Journal of Intellectual Disability Research, 48,* 42–46.

Hastings, R. P., & Remington, B. (1994). Rules of engagement: Toward an analysis of staff responses to challenging behaviour. *Research in Developmental Disabilities, 15,* 279–298.

Hatton, C. (2004). Choice. In E. Emerson, C. Hatton, T. Thompson, & T. Parmenter (Eds.), *International Handbook of Applied Research in Intellectual Disabilities.* Chichester: Wiley.

Hatton, C., & Emerson, E. (2004). The relationship between life events and psychopathology amongst children with intellectual disabilities. *Journal of Applied Research in Intellectual Disabilities, 17,* 109–118.

Hatton, C., Emerson, E., Kirby, S. *et al.* (2010). Majority and minority ethnic family carers of adults with intellectual disabilities: perceptions of challenging behaviour and family impact. *Journal of Applied Research in Intellectual Disabilities, 23,* 63–74.

Hawkins, S., Allen, D., & Jenkins, R. (2005). The use of physical interventions with people with intellectual disabilities and challenging behaviour – the experience of service users and staff members. *Journal of Applied Research in Intellectual Disabilities, 18,* 19–34.

Hayes, S. C. (1989). *Rule Governed Behavior: Cognition, Contingencies and Instructional Control.* New York: Plenum.

Haynes, B. (1999). Can it work? Does it work? Is it worth it? *British Medical Journal, 319,* 676–677.

Heber, R. (1970). *Epidemiology of Mental Retardation.* Springfield, Ill: Thomas.

Heidorn, S. D., & Jensen, C. C. (1984). Generalization and maintenance of the reduction of self-injurious behavior maintained by two types of reinforcement. *Behaviour Research and Therapy, 22,* 581–586.

Heikura, U., Taanila, A., & Hartikainen, A. L. (2008). Variations in prenatal sociodemographic factors associated with intellectual disability: a study of the 20-Year interval between two birth cohorts in Northern Finland. *American Journal of Epidemiology, 167,* 169–177.

Hemmings, C. (2007). The relationship between challenging behaviours and psychiatric disorders in people with severe disabilities. In N. Bouras, & G. Holt (Eds.), *Psychiatric and Behavioural Disorders in Intellectual and Developmental Disabilities.* Cambridge: Cambridge University Press.

Hill, B. K., & Bruininks, R. H. (1984). Maladaptive behavior of mentally retarded individuals in residential facilities. *American Journal of Mental Deficiency, 88,* 380–387.

Hogg, J., & Langa, A. (2005). *Assessing Adults with Intellectual Disabilities.* Oxford: Blackwell.

Holden, B., & Gitlesen, J. P. (2004). Psychotropic medication in adults with mental retardation: prevalence, and prescription practices. *Research in Developmental Disabilities, 25,* 509–521.

Holden, B., & Gitlesen, J. P. (2006). A total population study of challenging behaviour in the county of Hedmark, Norway: prevalence, and risk markers. *Research in Developmental Disabilities, 27,* 456–465.

Holland, A., Whittington, J., & Hinton, E. (2003). The paradox of Prader-Willi syndrome: a genetic model of starvation. *Lancet, 362,* 989–991.

Horner, R. D. (1980). The effects of an environmental 'enrichment' program on the behavior of institutionalized profoundly retarded children. *Journal of Applied Behavior Analysis, 13,* 473–491.

Horner, R. H., Day, H. M., & Day, J. R. (1997). Using neutralizing routines to reduce problem behaviors. *Journal of Applied Behavior Analysis, 30,* 601–614.

Horner, R. H., Day, H. M., Sprague, J. R., O'Brien, M., & Heathfield, L. T. (1991). Interspersed requests: a nonaversive procedure for reducing aggression and self-injury during instruction. *Journal of Applied Behavior Analysis, 24,* 265–278.

Horner, R. H., Sprague, J. R., O'Brien, M., & Heathfield, L. T. (1990). The role of response efficiency in the reduction of problem behaviors through functional equivalence training: a case study. *Journal of the Association for Persons with Severe Handicaps, 15,* 91–97.

Horner, R. H., Sugai, G., Smolkowski, K. *et al.* (2009). A randomized wait-list controlled effectiveness trial assessing school-wide positive behavior support in elementary classrooms. *Journal of Positive Behavior Interventions, 11,* 133–144.

Horsler, K., & Oliver, C. (2006). Environmental influences on the behavioural phenotype of Angelman syndrome. *American Journal on Mental Retardation, 11,* 311–321.

Hosman, C. M. H., Jane-Llopis, E., & Saxena, S. (2005). *Prevention of Mental Disorders: Effective Interventions and Policy Options.* Oxford: Oxford University Press.

Huckshorn, K. A. (2005). *Six Core Strategies to Reduce the Use of Seclusion and Restraint Planning Tool.* Alexandria, VA: National Technical Assistance Centre.

Hudson, A., Wilken, P., & Jauering, R. (1995). Regionally based teams for the treatment of challenging behaviour: a three year outcome study. *Behavioural Change, 12,* 209–215.

Hulbert-Williams, L., & Hastings, R. P. (2008). Life events as a risk factor for psychological problems in individuals with intellectual disabilities: a critical review. *Journal of Intellectual Disability Research, 52,* 883–895.

Hutchinson, R. R. (1977). By products of aversive control. In W. K. Honig, & J. E. R. Staddon (Eds.), *Handbook of Operant Behavior*. Englewood Cliffs, NJ: Prentice Hall.

Institute of Medicine. (2001). *Neurological, Psychiatric, and Developmental Disorders: Meeting the Challenge in the Developing World*. Washington, DC: National Academy Press.

Irwin, L. G., Siddiqi, A., & Hertzman, C. (2007). *Early Child Development: A Powerful Equalizer*. Geneva: World Health Organisation.

Iwata, B. A. (1988). The development and adoption of controversial default technologies. *The Behavior Analyst, 11*, 149–157.

Iwata, B. A., Dorsey, M. F., Slifer, K. J., Bauman, K. E., & Richman, G. S. (1982). Toward a functional analysis of self injury. *Analysis and Intervention in Developmental Disabilities, 2*, 3–20.

Iwata, B. A., Pace, G. M., Cowdery, G. E., & Miltenberger, R. G. (1994a). What makes extinction work: an analysis of procedural form and function. *Journal of Applied Behavior Analysis, 27*, 131–144.

Iwata, B. A., Pace, G. M., Dorsey, M. F. *et al.* (1994b). The functions of self injurious behavior: an experimental epidemiological study. *Journal of Applied Behavior Analysis, 27*, 215–240.

Iwata, B. A., Smith, R. G., & Michael, J. (2000). Current research on the influence of establishing operations on behavior in applied settings. *Journal of Applied Behavior Analysis, 33*, 411–418.

Jacobsen, J. W., Silver, E. J., & Schwartz, A. A. (1984). Service provision in New York's group homes. *Mental Retardation, 22*, 231–239.

Jarjoura, G. R., Triplett, R. A., & Brinker, G. P. (2002). Growing up poor: Examining the link between persistent childhood poverty and delinquency. *Journal of Quantitative Criminology, 18*, 159–187.

Jenkins, J. (2008). Psychosocial adversity and resilience. In M. Rutter, D. Bishop, D. Pine *et al.* (Eds.), *Rutter's Child and Adolescent Psychiatry* (5th ed.). Oxford: Blackwell.

Jenkins, R., Rose, J., & Lovell, C. (1997). Psychological well-being of staff working with people who have challenging behaviour. *Journal of Intellectual Disability Research, 41*, 502–511.

Jensen, C. C., & Heidorn, S. D. (1993). Ten year follow up of a successful treatment of self injurious behavior. *Behavioral Residential Treatment, 8*, 263–280.

Jones, D. P. H. (2008). Child maltreatment. In M. Rutter, D. Bishop, D. Pine *et al.* (Eds.), *Rutter's Child and Adolescent Psychiatry*. Oxford: Blackwell.

Jones, E., Allen, D., Moore, K., Phillips, B., & Lowe, K. (2007). Restraint and self-injury in people with intellectual disabilities. *Journal of Intellectual Disabilities, 2*, 1–13.

Jones, E., Felce, D., Lowe, K. *et al.* (2001). Evaluation of the dissemination of active support training in staffed community residences. *American Journal on Mental Retardation, 106*, 344–358.

Jones, P., & Kroese, B. S. (2006). Service users' views of physical restraint procedures in secure settings for people with learning disabilities. *British Journal of Learning Disabilities, 35*, 50–54.

Kahng, S., Iwata, B. A., Fischer, S. M. *et al.* (1998). Temporal distributions of problem behavior based on scatter plot analysis. *Journal of Applied Behavior Analysis, 31*, 593–604.

Kalachnik, J. E., Hanzel, T. E., Harder, S. R., Bauernfeind, J. D., & Engstrom, E. A. (1995).

Antiepileptic drug behavioral side effects in individuals with mental retardation and the use of behavioral measurement techniques. *Mental Retardation, 33*, 374–382.

Kalachnik, J. E., Leventhal, B. L., James, D. J. *et al.* (1998). Guidelines for the use of psychotropic medication. In S. Reiss, & M. G. Aman (Eds.), *Psychotropic Medication and Developmental Disabilities: The International Consensus Handbook.* Ohio: Nisonger Center, Ohio State University.

Kantor, J. R. (1959). *Interbehavioral Psychology.* Chicago: Principa Press.

Kawachi, I., & Berkman, L. F. (2003). *Neighborhoods and Health.* Oxford: Oxford University Press.

Kazdin, A. E., & Matson, J. L. (1981). Social validation in mental retardation. *Applied Research in Mental Retardation, 2,* 39–53.

Kearney, C. A. (1994). Interrater reliability of the Motivation Assessment Scale: another, closer look. *Journal of the Association for Persons with Severe Handicaps, 19,* 139–142.

Kennedy, C. H. (1994a). Manipulating antecedent conditions to alter the stimulus control of problem behavior. *Journal of Applied Behavior Analysis, 27,* 161–170.

Kennedy, C. H. (1994b). Automatic reinforcement: oxymoron or hypothetical construct? *Journal of Behavioral Education, 4,* 387–395.

Kennedy, C. H. (2002). Evolution of stereotypy into self-injury. In S. R. Schroeder, M. L. Oster-Granite, & T. Thompson (Eds.), *Self-Injurious Behavior: Gene–Brain–Behavior Relationships.* Washington, DC: American Psychological Association.

Kennedy, C. H., & Becker, A. (2006). Health conditions in antecedent assessment and intervention of problem behavior. In J. Luiselli (Ed.), *Antecedent Assessment and Intervention.* Baltimore: Brookes.

Kennedy, C. H., & Itkonen, T. (1993). Effects of setting events on the problem behavior of students with severe disabilities. *Journal of Applied Behavior Analysis, 26,* 321–327.

Kennedy, C. H., & Meyer, K. A. (1996). Sleep deprivation, allergy symptoms, and negatively reinforced problem behavior. *Journal of Applied Behavior Analysis, 29,* 133–135.

Kennedy, C. H., & Meyer, K. A. (1998). Establishing operations and the motivation of challenging behavior. In J. K. Luiselli, & M. J. Cameron (Eds.), *Antecedent Control: Innovative Approaches to Behavioral Support.* Baltimore: Paul H Brookes.

Kern, L., Koegel, R. L., & Dunlap, G. (1984). The influence of vigorous versus mild exercise on autistic stereotyped behaviors. *Journal of Autism and Developmental Disorders, 14,* 57–67.

Kern, L., Koegel, R. L., Dyer, K., Blew, P. A., & Fenton, L. R. (1982). The effects of physical exercise on self-stimulation and appropriate responding in autistic children. *Journal of Autism and Developmental Disorders, 12,* 399–419.

Kern, L., Sokol, N. G., & Dunlap, G. (2006). Assessment of antecedent influences on challenging behavior. In J. Luiselli (Ed.), *Antecedent Assessment and Intervention.* Baltimore: Brookes.

Kiernan, C., & Alborz, A. (1996). Persistence and change in challenging and problem behaviours of young adults with learning disability of young adults living in the family home. *Journal of Applied Research in Intellectual Disability, 9,* 181–193.

Kiernan, C., & Kiernan, D. (1994). Challenging behaviour in schools for pupils with severe learning difficulties. *Mental Handicap Research, 7,* 117–201.

Kiernan, C., & Qureshi, H. (1993). Challenging behaviour. In C. Kiernan (Ed.), *Research to Practice? Implications of Research on the Challenging Behaviour of People with Learning Disabilities*. Kidderminster: British Institute of Learning Disabilities.

Kiernan, C., Reeves, D., & Alborz, A. (1995). The use of anti-psychotic drugs with adults with learning disabilities and challenging behaviour. *Journal of Intellectual Disability Research, 39*, 263–274.

Kiernan, C., Reeves, D., Hatton, C. *et al.* (1997). *The HARC Challenging Behaviour Project. Report 1: Persistence and change in the challenging behaviour of people with learning disability*. Manchester: Hester Adrian Research Centre, University of Manchester.

Kim, S., Larson, S. A., & Lakin, K. C. (2001). Behavioural outcomes of deinstitutionalisation for people with intellectual disability: a review of studies conducted between 1980 and 1999. *Journal of Intellectual & Developmental Disability, 26*, 35–50.

Knobbe, C., Carey, S., Rhodes, L., & Horner, R. (1995). Benefit-cost analysis of community residential versus institutional services for adults with severe mental retardation and challenging behaviors. *American Journal on Mental Retardation, 99*, 533–541.

Koegel, L. K., Koegel, R. L., & Dunlap, G. (1996). *Positive Behavioral Support: Including People With Difficult Behavior in the Community*. Baltimore: Brookes.

Koegel, R. L., & Koegel, L. K. (1988). Generalized responsivity and pivotal behaviors. In R. H. Horner, G. Dunlap, & R. L. Koegel (Eds.), *Generalization and Maintenance: Life-Style Changes in Applied Settings*. Baltimore: Paul H Brookes.

Koegel, R. L., & Koegel, L. K. (1990). Extended reductions in stereotypic behavior of students with autism through a self-management treatment package. *Journal of Applied Behavior Analysis, 23*, 119–127.

Konarski, E. A., Sutton, K., & Huffman, A. (1997). Personal characteristics associated with episodes of injury in a residential facility. *American Journal of Mental Retardation, 102*, 37–44.

Koskentausta, T., Iivanainen, M., & Almqvist, F. (2006). Risk factors for psychiatric disturbance in children with intellectual disability. *Journal of Intellectual Disability Research, 51*, 43–53.

Kozma, A., Mansell, J., & Beadle-Brown, J. (2009). Outcomes in different residential settings for people with intellectual disability: a systematic review. *American Journal on Intellectual and Developmental Disabilities, 114*, 193–222.

Krantz, P., & Risley, T. R. (1977). Behavioral ecology in the classroom. In S. G. O'Leary, & K. D. O'Leary (Eds.), *Classroom Management: The Successful Use of Behavior Modification*. New York: Pergamon.

Kroese, B. S., Dagnan, D., & Loumidis, K. (1997). *Cognitive Behaviour Therapy for People with Intellectual Disabilities*. London: Routledge.

Kuhn, D. E., Hardesty, S. L., & Luczynski, K. (2009). Further evaluation of antecedent social events during functional analysis. *Journal of Applied Behavior Analysis, 42*, 349–353.

Kurtz, P. F., Chin, M. D., Huete, J. M. *et al.* (2003). Functional analysis and treatment of self-injurious behavior in young children: a summary of 30 cases. *Journal of Applied Behavior Analysis, 36*, 205–219.

Lancaster, G. A., Whittington, R., Lane, S., Riley, D., & Meehan, C. (2008). Does the position of restraint of disturbed psychiatric patients have any association with staff and patient injuries? *Journal of Psychiatric and Mental Health Nursing, 15*, 306–312.

Lancioni, G. E., & O'Reilly, M. F. (1998). A review of research on physical exercise with people with severe and profound developmental disabilities. *Research in Developmental Disabilities, 19,* 477–492.

Lancioni, G. E., O'Reilly, M. F., & Basili, G. (1999). Review of strategies for treating sleep problems in persons with severe or profound mental retardation or multiple handicaps. *American Journal of Mental Retardation, 104,* 170–186.

Lancioni, G., O'Reilly, M. F., Campodonico, F., & Mantini, M, (1998). Task variation versus task repetition for people with profound developmental disabilities: an assessment of preferences. *Research in Developmental Disabilities, 19,* 189–199.

Lancioni, G. E., O'Reilly, M. F., & Emerson, E. (1996). A review of choice research with people with severe and profound developmental disabilities. *Research in Developmental Disabilities, 17,* 391–411.

Lang, R., O'Reilly, M., Lancioni, G. *et al.* (2009a). Discrepancy in functional analysis results across two settings: Implications for intervention design. *Journal of Applied Behavior Analysis, 42,* 393–397.

Lang, R., O'Reilly, M., Machalicek, W., Lancioni, G., Rispoli, M., & Chan, J. M. (2008). A preliminary comparison of functional analysis results when conducted in contrived versus natural settings. *Journal of Applied Behavior Analysis, 41,* 441–445.

Lang, R., Rispoli, M., Machalicek, W. *et al.* (2009b). Treatment of elopement in individuals with developmental disabilities: a systematic review. *Research in Developmental Disabilities, 30,* 670–681.

Langee, H. R. (1990). Retrospective study of lithium use for institutionalized mentally retarded individuals with behaviour disorders. *American Journal on Mental Retardation, 94,* 448–452.

Langthorne, P., & McGill, P. (2008). Functional analysis of the early development of self-injurious behaviour: incorporating gene-environment interactions. *American Journal of Mental Retardation, 113,* 403–417.

Laraway, S., Snycerski, S., Michael, J., & Poling, A. (2003). Motivating operations and terms to describe them: some further refinements. *Journal of Applied Behavior Analysis, 36,* 407–414.

LaVigna, G. W., & Willis, T. J. (1994). *Positive Strategies for Severe and Challenging Behaviour.* Los Angeles: Institute for Applied Behaviour Analysis.

LaVigna, G. W., & Willis, T. J. (2002). Counter-intuitive strategies for crisis management within a non-aversive framework. In D. Allen (Ed.), *Ethical Approaches to Physical Intervention. Responding to Challenging Behaviour in People with Intellectual Disabilities.* Kidderminster: BILD Publications.

LaVigna, G. W., Willis, T. J., & Donnellan, A. M. (1989). The role of positive programming in behavioural treatment. In E. Cipani (Ed.), *The Treatment of Severe Behaviour Disorders.* Washington: American Association on Mental Retardation.

Leggett, J., & Silvester, J. (2003). Care staff attributions for violent incidents involving male and female patients: a field study. *British Journal of Clinical Psychology, 42,* 393–406.

Leonard, H., & Wen, X. (2002). The epidemiology of mental retardation: challenges and opportunities in the new millennium. *Mental Retardation and Developmental Disabilities Research Reviews, 8,* 117–134.

Lerman, D. C., & Iwata, B. A. (1995). Prevalence of the extinction burst and its attenuation during treatment. *Journal of Applied Behavior Analysis, 28,* 93–94.

Lerman, D. C., & Iwata, B. A. (1996). Developing a technology for the use of operant extinction in clinical settings: an examination of basic and applied research. *Journal of Applied Behavior Analysis, 29,* 345–382.

Lerman, D. C., Iwata, B. A., Zarcone, J. R., & Ringdahl, J. (1994). Assessment of stereotypic and self-injurious behavior as adjunctive responses. *Journal of Applied Behavior Analysis, 27,* 715–728.

Leudar, I., Fraser, W. I., & Jeeves, M. A. (1984). Behaviour disturbance and mental handicap: typology and longitudinal trends. *Psychological Medicine, 14,* 923–935.

Lewis, J. N., Tonge, B. J., Mowat, D. R., Einfeld, S. L., Siddons, H. M., & Rees, V. W. (2000). Epilepsy and associated psychopathology in young people with intellectual disability. *Journal of Pediatrics and Child Health, 36,* 172–175.

Lewis, M. H., Bodfish, J. W., Powell, S. B., & Golden, R. N. (1995). Clomipramine treatment for stereotype and related repetitive movement disorders associated with mental retardation. *American Journal of Mental Retardation, 100,* 299–312.

Lindauer, S. E., DeLeon, I. G., & Fisher, W. W. (1999). Decreasing signs of negative affect and correlated self-injury in an individual with mental retardation and mood disturbances. *Journal of Applied Behavior Analysis, 32,* 103–106.

Linscheid, T. R. (1992). Aversive stimulation. In J. K. Luiselli, J. L. Matson, & N. N. Singh (Eds.), *Self-Injurious Behavior: Analysis, Assessment and Treatment.* New York: Springer-Verlag.

Linver, M. R., Brooks-Gunn, J., & Kohen, D. E. (2002). Family processes as pathways from income to young children s development. *Developmental Psychology, 38,* 719–743.

Lister, R. (2004). *Poverty.* Cambridge: Polity Press.

Llewellyn, G., McConnell, D., Thompson, K., & Whybrow, S. (2005). Out-of-home placement of school-age children with disabilities. *Journal of Applied Research in Intellectual Disability, 18,* 1–6.

Loeber, R., & Hay, D. F. (1997). Key issues in the development of aggression and violence from childhood to early adulthood. *Annual Review of Psychology, 48,* 371–410.

Loesch, D. Z., Huggins, R. M., & Hagerman, R. J. (2004). Phenotypic variation and FMRP levels in Fragile X. *Mental Retardation and Developmental Disabilities Research Reviews, 10,* 31–41.

Lovaas, O. I. (1982). Comments on self destructive behaviors. *Analysis and Intervention in Developmental Disabilities, 2,* 115–124.

Lovaas, O. I., Freitag, G., Gold, V. J., & Kassorla, I. C. (1965). Experimental studies in childhood schitzophrenia: analysis of self destructive behavior. *Journal of Experimental Child Psychology, 2,* 67–84.

Lovaas, O. I., Newsom, C., & Hickman, C. (1987). Self stimulatory behavior and perceptual reinforcement. *Journal of Applied Behavior Analysis, 20,* 45–68.

Lovaas, O. I., & Simmons, J. Q. (1969). Manipulation of self destructive behavior in three retarded children. *Journal of Applied Behavior Analysis, 2,* 143–157.

Lowe, C. F. (1979). Determinants of human operant behavior. In M. D. Zeilor, & P. Harjem (Eds.), *Reinforcement and the Organization of Behavior.* Chichester: Wiley.

Lowe, K., Allen, D., Brophy, S., & Moore, K. (2005). The management and treatment of challenging behaviours. *Tizard Learning Disability Review, 10,* 34–37.

Lowe, K., Allen, D., Jones, E., Brophy, S., Moore, K., & James, W. (2007). Challenging behaviours: prevalence and topographies. *Journal of Intellectual Disability Research, 51,* 625–636.

Lowe, K., & Felce, D. (1995a). The definition of challenging behaviour in practice. *British Journal of Learning Disabilities, 23*, 118–123.

Lowe, K., & Felce, D. (1995b). How do carers assess the severity of challenging behaviour? A total population study. *Journal of Intellectual Disability Research, 39*, 117–128.

Lowe, K., Felce, D., & Blackman, D. (1996). Challenging behaviour: the effectiveness of specialist support teams. *Journal of Intellectual Disability Research, 40*, 336–347.

Lowry, M. A., & Sovner, R. (1992). Severe behavior problems associated rapid cycling bipolar disorder in two adults with profound mental retardation. *Journal of Intellectual Disability Research, 36*, 269–281.

Luckasson, R., Borthwick Duffy, S. A., Buntinx, W. H. E. *et al.* (2002). *Mental Retardation: Definition, Classification, and Systems of Supports* (10th ed.). Washington, DC: American Association on Mental Retardation.

Lucyshyn, J. M., Kayser, A. T., Irvin, L. K., & Blumberg, E. R. (2002). Functional assessment and positive behavior support at home with families: designing effective and contextually appropriate behavior support plans. In J. M. Lucyshyn, G. Dunlap, & R. W. Albin (Eds.), *Families and Positive Behavior Support*. Baltimore: Brookes.

Lucyshyn, J. M., Olson, D., & Horner, R. H. (1995). Building an ecology of support: a case study of one young woman with severe problem behaviors living in the community. *Journal of the Association For Persons With Severe Handicaps, 20*, 16–30.

Luiselli, J. K. (1992). Protective equipment. In J. K. Luiselli, J. L. Matson, & N. N. Singh (Eds.), *Self Injurious Behavior: Analysis, Assessment and Treatment*. New York: Springer Verlag.

Luiselli, J. K. (2006). *Antecedent Assessment and Intervention: Supporting Children and Adults with Developmental Disabilities in Community Settings*. Baltimore: Brookes.

Luiselli, J. K. (2009). Physical restraint of people with intellectual disability: a review of implementation reduction and elimination procedures. *Journal of Applied Research in Intellectual Disabilities, 22*, 126–134.

Lundahl, B., Risser, H. J., & Lovejoy, M. C. (2006). A meta-analysis of parent training: Moderators and follow-up effects. *Clinical Psychology Review, 26*, 86–104.

Lundstrom, M., Astrom, S., & Granheim, U. H. (2007). Caregivers' experiences of exposure to violence in services for people with learning disabilities. *Journal of Psychiatric and Mental Health Nursing, 14*, 338–345.

Luthar, S., Sawyer, J., & Brown, P. (2006). Conceptual issues in studies of resilience. Past, present, and future research. *Annals of the New York Academy of Sciences, 1094*, 105–115.

Luthar, S. S. (2003). *Resilience and Vulnerability: Adaptation in the Context of Childhood Adversities*. Cambridge: Cambridge University Press.

Luthar, S. S. (2006). Resilience in development: a synthesis of research across five decades. In D. Cicchetti, & D. J. Cohen (Eds.), *Developmental Psychopathology, Vol 3: Risk, Disorder, and Adaptation*. Hoboken, NJ: John Wiley & Sons.

Luthar, S. S., & Brown, P. J. (2007). Maximizing resilience through diverse levels of inquiry: prevailing paradigms, possibilities, and priorities for the future. *Development and Psychopathology, 19*, 931–955.

Luthar, S. S., Cicchetti, D., & Becker, B. (2000). The construct of resilience: a critical evaluation and guidelines for future work. *Child Development, 71*, 543–562.

Lynch, J. W., Kaplan, G. A., & Shema, S. J. (1997). Cumulative impact of sustained economic hardship on physical, cognitive, psychological, and social functioning. *The New England Journal of Medicine, 337,* 1889–1895.

Mace, F. C. (1994). Basic research needed for stimulating the development of behavioral technologies. *Journal of the Experimental Analysis of Behavior, 61,* 529–550.

Mace, F. C., & Belfiore, P. (1990). Behavioral momentum in the treatment of escape-motivated stereotypy. *Journal of Applied Behavior Analysis, 23,* 507–514.

Mace, F. C., Hock, M. L., Lalli, J. S. *et al.* (1988). Behavioral momentum in the treatment of noncompliance. *Journal of Applied Behavior Analysis, 21,* 123–141.

Mace, F. C., & Knight, D. (1986). Functional analysis and treatment of severe pica. *Journal of Applied Behavior Analysis, 19,* 411–416.

Mace, F. C., & Lalli, J. S. (1991). Linking descriptive and experimental analyses in the treatment of bizarre speech. *Journal of Applied Behavior Analysis, 24,* 553–562.

Mace, F. C., Lalli, J. S., & Lalli, E. P. (1991). Functional analysis and treatment of aberrant behavior. *Research in Developmental Disabilities, 12,* 155–180.

Mace, F. C., & Roberts, M. L. (1993). Factors affecting selection of behavioral interventions. In J. Reichle, & D. P. Wacker (Eds.), *Communicative Alternatives to Challenging Behavior.* Baltimore: Brookes.

Mace, F. C., Yankanich, M. A., & West, B. (1989). Toward a methodology of experimental analysis and treatment of aberrant classroom behaviors. *Special Services in the School, 4,* 71–88.

Machalicek, W., O'Reilly, M. F., Beretvas, N., Sigafbos, J., & Lancioni, G. E. (2008). A review of interventions to reduce challenging behavior in school settings for students with autism spectrum disorders. *Research in Autistic Spectrum Disorders, 2,* 395–416.

MacLean, W. E., Stone, W. L., & Brown, W. H. (1994). Developmental psychopathology of destructive behavior. In T. Thompson, & D. B. Gray (Eds.), *Destructive Behavior in Developmental Disabilities: Diagnosis and Treatment.* Thousand Oaks: Sage.

Maiano, C., Ninot, G., & Errais, B. (2001). Effects of alternate sport competition in perceived competence for adolescent males with mild to moderate mental retardation. *International Journal of Rehabilitation Research, 24,* 51–58.

Mansell, J. (1995). Staffing and staff performance in services for people with severe or profound learning disability and seriously challenging behaviour. *Journal of Intellectual Disability Research, 39,* 3–14.

Mansell, J., McGill, P., & Emerson, E. (2001). Development and evaluation of innovative residential services for people with severe intellectual disability and serious challenging behaviour. In L. M. Glidden (Ed.), *International Review of Research in Mental Retardation.* New York: Academic Press.

Marmot, M., & Wilkinson, R. G. (2006). *Social Determinants of Health.* Oxford: Oxford University Press.

Marquis, J. G., Horner, R. H., Carr, E. G. *et al.* (2000). A meta-analysis of positive behaviour support. In R. Gersten, E. P. Schiller, & S. Vaughn (Eds.), *Contemporary Special Education Research.* New York: Lawrence Erlbaum Associates.

Martens, B. K., DiGennaro, F. D., Reed, D. D., Szczech, F. M., & Rosenthal, B. D. (2008). Contingency space analysis: An alternative method for identifying contingent relations from observational data. *Journal of Applied Behavior Analysis, 41,* 69–81.

Martorell, A., Gutierrez-Recacha, P., Pereda, A., & Ayuso-Mateos, J. L. (2008). Identification of personal factors that determine work outcome for adults with intellectual disability. *Journal of Intellectual Disability Research, 52,* 1091–1101.

Mason, T. (1996). Seclusion and learning disabilities: Research and deduction. *British Journal of Developmental Disabilities, 17,* 149–159,

Masters, K. J. (2008). Modernizing seclusion and restraint. In M. Nunno, D. Day, & L. Bullard (Eds.), *Examining the Safety of High-risk Interventions for Children and Young People.* New York: Child Welfare League of America.

Matson, J. L., Bamburg, J. W., Cherry, K. E., & Paclawskyj, T. R. (1999). A validity study on the Questions About Behavioral Function (QABF) scale: predicting treatment success for self-injury, aggression and stereotypies. *Research in Developmental Disabilities, 20,* 163–176.

Matson, J. L., Fodstad, J. C., Neal, D., Dempsey, T., & Rivet, T. T. (2010). Risk factors for tardive dyskinesia in adults with intellectual disability, comorbid pathology, and long-term psychtropic use. *Research in Developmental Disabilities, 31,* 108–116.

Matson, J. L., & Minshawi, N. F. (2007). Functional assessment of challenging behavior: toward a strategy for applied settings. *Research in Developmental Disabilities, 28*(4), 353–361.

Matson, J. L., & Neal, D. (2009). Psychotropic medication use for challenging behaviors in persons with intellectual disabilities: an overview. *Research in Developmental Disabilities, 30,* 572–586.

Matson, J. L., & Nebel-Schwalm, M. (2007). Assessing challenging behaviors in children with autism spectrum disorders: a review. *Research in Developmental Disabilities, 28,* 567–579.

Matthews, T., Weston, N., Baxter, H., Felce, D., & Kerr, M. (2008). A general practice-based prevalence study of epilepsy among adults with intellectual disabilities and of its association with psychiatric disorder, behaviour disturbance and carer stress. *Journal of Intellectual Disability Research, 52,* 163–173.

Maughan, B., Rowe, R., Messer, J., Goodman, R., & Meltzer, H. (2004). Conduct disorder and oppositional defiant disorder in a national sample: developmental epidemiology. *Journal of Child Psychology and Psychiatry, 45,* 609–621.

Maurice, P., & Trudel, G. (1982). Self injurious behavior: Prevalence and relationships to environmental events. In J. H. Hollis, & C. E. Meyers (Eds.), *Life Threatening Behavior: Analysis and Intervention.* Washington, DC: American Association on Mental Deficiency.

McAfee, J. K. (1987). Classroom density and the aggressive behavior of handicapped children. *Education and Treatment of Children, 10,* 134–145.

McAtee, M., Carr, E. G., & Schulte, C. (2004). A contextual assessment inventory for problem behavior: initial development. *Journal of Positive Behavior Interventions, 6,* 148–165.

McComas, J., Moore, T., Dahl, N., Hartman, E., Hoch, J., & Symons, F. (2009). Calculating contingencies in natural environments: Issues in the application of sequential analysis. *Journal of Applied Behavior Analysis, 42,* 413–423.

McConachie, H., & Diggle, T. (2007). Parent implemented early intervention for young children with autism spectrum disorder: a systematic review. *Journal of Evaluation in Clinical Practice, 13,* 120–129.

McDonald, W., & Viehbeck, S. (2007). From evidence-based practice making to practice-based evidence making: creating communities of (research) and practice. *Health Promotion Practice, 8,* 140–144.

McDonnell, A. (2009). The effectiveness of training in physical intervention. In D. Allen

(Ed.), *Ethical Approaches to Physical Interventions. Volume 2.* Kidderminster: BILD Publications.

McDonnell, A., Dearden, B., & Richens, A. (1991). Staff training in the management of violence and aggression. 1-Setting up a training system. *Mental Handicap, 19,* 73-76.

McDonnell, A., & Sturmey, P. (2000). The social validation of physical restraint procedures with people with developmental disabilities: a comparison of young people and professional groups. *Research in Developmental Disabilities, 21,* 85-92.

McDonnell, A., Sturmey, P., & Dearden, B. (1993). The acceptability of physical restraint procedures for people with a learning difficulty. *Behavioural and Cognitive Psychotherapy, 21,* 255-264.

McDowell, J. J. (1982). The importance of Herrnstein's mathematical statement of the law of effect for behavior therapy. *American Psychologist, 37,* 771-779.

McGill, P. (1999). Establishing operations: implications for the assessment, treatment, and prevention of problem behavior. *Journal of Applied Behavior Analysis, 32,* 393-418.

McGill, P., Murphy, G., & Kelly-Pike, A. (2009). Frequency of use and characteristics of people with intellectual disabilities subject to physical interventions. *Journal of Applied Research in Intellectual Disabilities, 22,* 152-158.

McIntyre, L. L. (2008a). Adapting Webster-Stratton's Incredible Years parent training programme for children with developmental delay: findings from a treatment group only study. *Journal of Intellectual Disability Research, 52,* 1176-1192.

McIntyre, L. L. (2008b). Parent training for young children with developmental disabilities: randomized controlled trial. *American Journal of Mental Retardation, 113,* 356-368.

McLean, G., & Grey, I. (2007). Modifying challenging behaviour and planning positive supports. In A. Carr, G. O'Reilly, P. N. Walsh, & J. McEvoy (Eds.), *The Handbook of Intellectual Disability and Clinical Practice.* London: Routledge.

McLeod, J. D., & Shanahan, M. J. (1996). Trajectories of poverty and children's mental health. *Journal of Health and Social Behavior, 37,* 207-220.

Mental Health Act Commission. (2006). *In Place of Fear? Eleventh Biennial Report.* London: TSO.

Mental Health Foundation. (1997). *Don't Forget Us: Children With Learning Disabilities and Severe Challenging Behaviour.* London: Mental Health Foundation.

Mercy, J. A., & Saul, J. (2009). Creating a healthier future through early interventions for children. *Journal of the American Medical Association, 301,* 2262-2264.

Merrell, K. W., & Holland, M. L. (1997). Social emotional behavior of preschool-age children with and without developmental delays. *Research in Developmental Disabilities, 18,* 393-405.

Meyer, L. H., & Evans, I. M. (1993). Meaningful outcomes in behavioral intervention: evaluating positive approaches to the remediation of challenging behaviors. In J. Reichle, & D. P. Wacker (Eds.), *Communicative Alternatives to Challenging Behavior.* Baltimore: Paul H Brookes.

Meyer, L. H., & Janney, R. (1989). User friendly measures of meaningful outcomes: evaluating behavioral interventions. *Journal of the Association for Persons with Severe Handicaps, 14,* 262-270.

Michael, J. (1982). Distinguishing between discriminative and motivational functions of stimuli. *Journal of the Experimental Analysis of Behavior, 37,* 149-155.

Michael, J. (1993). Establishing operations. *The Behavior Analyst, 16,* 191-206.

Michael, J. (2000). Implications and refinements of the establishing operation concept. *Journal of Applied Behavior Analysis, 33*, 401–410.

Mihalopoulos, C., Sanders, M. R., Turner, K. M. T., Murphy-Brennan, M., & Carter, R. (2007). Does the triple-positive parenting program provide value for money? *Australian and New Zealand Journal of Psychiatry, 41*, 239–246.

Miller, J. A., Hunt, D. P., & Georges, M. A. (2006). Reduction of physical restraints in residential treatment facilities. *Journal of Disability Policy Studies, 16*, 202–208.

Miltenberger, R. G. (2006). Antecedent interventions for challenging behaviors maintained by escape from instructional activities. In J. K. Luiselli (Ed.), *Antecedent Assessment and Intervention*. Baltimore: Paul H Brookes.

Mohr, W. K., Petti, T. A., & Mohr, B. B. (2003). Adverse effects associated with physical restraint. *Canadian Journal of Psychiatry, 48*, 330–337.

Monaghan, M. T., & Soni, S. (1992). Effects of significant life events on the behaviour of mentally handicapped people in the community. *British Journal of Mental Subnormality, 38*, 114–121.

Morris, E. K., & Midgley, B. D. (1990). Some historical and conceptual foundations of ecobehavioral analysis. In S. R. Schroeder (Ed.), *Ecobehavioral Analysis and Developmental Disabilities*. New York: Springer–Verlag.

Moss, S., Emerson, E., Kiernan, C., Turner, S., Hatton, C., & Alborz, A. (2000). Psychiatric symptoms in adults with learning disability and challenging behaviour. *British Journal of Psychiatry, 177*, 452–456.

Murphy, C. M., Boyle, C., Schendel, D., Decoufle, P., & Yeargin-Allsop, M. (1988). Epidemiology of mental retardation in children. *Mental Retardation and Developmental Disabilities Research Reviews, 4*, 6–13.

Murphy, G., Eilsien, D., & Clare, I. (1996). Services for people with mild intellectual disabilities and challenging behaviour. *Journal of Applied Research in Intellectual Disabilities, 9*, 256–283.

Murphy, G., Kelly-Pike, A., & McGill, P. (2002). Assessing the impact of the BILD/NAS initiative. In D. Allen (Ed.), *Ethical Approaches to Physical Intervention. Responding to Challenging Behaviour in People with Intellectual Disabilities*. Kidderminster: BILD Publications.

Murphy, G. H., Hall, S., Oliver, C., & Kissi-Debra, R. (1999a). Identification of early self-injurious behaviour in young children with intellectual disability. *Journal of Intellectual Disability Research, 43*, 149–163.

Murphy, G. H., O'Callaghan, A. C., & Clare, I. C. H. (2007). The impact of alleged abuse on behaviour in adults with severe intellectual disabilities. *Journal of Intellectual Disability Research, 51*, 741–749.

Murphy, G. H., Oliver, C., Corbett, J. *et al.* (1993). Epidemiology of self injury, characteristics of people with severe self injury and initial treatment outcome. In C. Kiernan (Ed.), *Research to Practice? Implications of Research on the Challenging Behaviour of People with Learning Disabilities*. Kidderminster: BILD.

Murphy, K. C., Jones, L. A., & Owen, M. J. (1999b). High rates of schizophrenia in adults with velo-cardio-facial syndrome. *Archives of General Psychiatry, 56*, 940–945.

Nagin, D., & Tremblay, R. E. (1999). Trajectories of boys' physical aggression, opposition, and hyperactivity on the path to physically violent and non violent juvenile delinquency. *Child Development, 70*, 1181–1196.

National Institute for Clinical Excellence. (2005). *Violence. The Short-term Management of Disturbed/Violent Behaviour in In-patient Psychiatric Settings and Emergency Departments.* London: Royal College of Nursing.

National Taskforce on Violence Against Social Care Staff. (2000). *Violence against Social Care Staff. Qualitative Research.* London: Research Perspectives.

Netto, G., Bhopal, R., Lederle, N., Khatoon, J., & Jackson, A. (2010). How can health promotion interventions be adapted for minority ethnic communities? Five principles for guiding the development of behavioural interventions. *Health Promotion International, 25,* 248–257.

Newton, J. T., & Sturmey, P. (1991). The Motivation Assessment Scale: inter rater reliability and internal consistency in a British sample. *Journal of Mental Deficiency Research, 35,* 472–474.

Ninot, G., Bilard, J., & Delignières, D. (2005). Effects of integrated or segregated sport participation on the physical self for adolescents with intellectual disabilities. *Journal of Intellectual Disability Research, 49,* 682–689.

Noone, S. J., & Hastings, R. P. (2009). Building psychological resilience in support staff caring for people with intellectual disabilities: pilot evaluation of an acceptance-based intervention. *Journal of Intellectual Disabilities, 13*(1), 43–53.

Northup, J., Wacker, D. P., Sasso, G. *et al.* (1991). A brief functional analysis of aggressive and alternative behavior in an out clinic setting. *Journal of Applied Behavior Analysis, 24,* 509–522.

Nunno, M. A., Holden, M. J., & Tollar, A. (2006). Learning from tragedy: a survey of child and adolescent restraint fatalities. *Child Abuse and Neglect, 30,* 1333–1342.

NYS Commission on Quality of Care for the Mentally Disabled. (1994). *Voices from the front line. In Patients' Perspectives of Restraint and Seclusion Use.* New York: Commission on Quality of Care for the Mentally Disabled.

O'Neill, R. E., Horner, R. H., Albin, R. W., Storey, K., & Sprague, J. R. (1997). *Functional Analysis and Program Development For Problem behavior.* Pacific Grove: Brooks/Cole.

O'Reilly, M. F. (1995). Functional analysis and treatment of escape-maintained aggression correlated with sleep deprivation. *Journal of Applied Behavior Analysis, 28,* 225–226.

O'Reilly, M. F. (1996). Assessment and treatment of episodic self-injury: a case study. *Research in Developmental Disabilities, 17,* 349–361.

O'Reilly, M. F., Cannella, H., Sigafoos, J., & Lancioni, G. E. (2006). Communication and social skills interventions. In J. K. Luiselli (Ed.), *Antecedent Assessment and Intervention.* Baltimore: Paul H Brookes.

O'Reilly, M. F., Lancioni, G. E., & Emerson, E. (1999). A systematic analysis of the influence of prior social context on aggression and self-injury within analogue analysis assessments. *Behavior Modification, 23*(4), 578–596.

O'Reilly, M. F., Sigafoos, J., Lancioni, G. E. *et al.* (2007). Applied behaviour analysis. In A. Carr, G. O'Reilly, P. N. Walsh, & J. McEvoy (Eds.), *The Handbook of Intellectual Disability and Clinical Psychology Practice.* London: Routledge.

Offord, D. R., & Bennett, K. J. (2002). Prevention. In M. Rutter, & E. Taylor (Eds.), *Child and Adolescent Psychiatry.* Oxford: Blackwell.

Oliver, C. (1993). Self injurious behaviour: from response to strategy. In C. Kiernan (Ed.), *Research to Practice? Implication of Research on the Challenging Behaviour of People with Learning Disabilities.* Clevedon: British Institute of Learning Disabilities.

Oliver, C., Hall, S., & Murphy, G. (2005). The early development of self-injurious behaviour: evaluating the role of social reinforcement. *Journal of Intellectual Disability Research, 49,* 591–599.

Oliver, C., Murphy, G. H., & Corbett, J. A. (1987). Self injurious behaviour in people with mental handicap: a total population survey. *Journal of Mental Deficiency Research, 31,* 147–162.

Owen, D. M., Hastings, R. P., Noone, S. J., Chinn, J., Harman, K., & Roberts, J. (2004). Life events as correlates of problem behavior and mental health in a residential population of adults with developmental disabilities. *Research in Developmental Disabilities, 25,* 309–320.

Parish, S. L., Rose, R. A., Andrews, M. E., Grinstein-Weiss, M., & Richman, E. L. (2008). Material hardship in US families raising children with disabilities. *Exceptional Children, 75,* 71–92.

Parkes, B. A., & Carson, R. (2008). Sudden death during restraint: do some positions affect lung function? *Medicine, Science and Law, 48,* 137–141.

Parrish, J. M., Cataldo, M. F., Kolko, D. J., Neef, N. A., & Egel, A. L. (1986). Experimental analysis of response covariation among compliant and inappropriate behaviors. *Journal of Applied Behavior Analysis, 19,* 241–254.

Parrish, J. M., & Roberts, M. L. (1993). Interventions based on covariation of desired and inappropriate behavior. In J. Reichle, & D. P. Wacker (Eds.), *Communicative Alternatives to Challenging Behavior.* Baltimore: Paul H. Brookes.

Patel, V., Araya, R., Chatterjee, S. *et al.* (2007a). Treatment and prevention of mental disorders in low-income and middle-income countries. *Lancet, 370,* 991-1005.

Patel, V., Flisher, A. J., Hetrick, S., & McGorry, P. (2007b). Mental health of young people: a global public-health challenge. *Lancet, 369,* 1302–1313.

Paterson, B., Leadbetter, D., Miller, G., & Crichton, J. (2008). Adopting a public health model to reduce violence and restraints in children's residential facilities. In M. Nunno, D. Day, & L. Bullard (Eds.), *Examining the Safety of High-risk Interventions far Children and Young People.* New York: Child Welfare League of America.

Paterson, B. A., Bradley, P., Stark, C., Saddler, D., Leadbetter, D., & Allen, D. (2003). Deaths associated with restraint use in health and social care in the UK. The results of a preliminary survey. *Journal of Psychiatric and Mental Health Nursing, 10,* 3–15.

Patterson, G. R., & Reid, J. B. (1984). Social interactional processes within the family: the study of the moment-by-moment family transactions in which human social development is embedded. *Journal of Applied Developmental Psychology, 5,* 237–262.

Peck, S. M., Wacker, D. P., Berg, W. K. *et al.* (1996). Choice-making treatment of young children's severe behavior problems. *Journal of Applied Behavior Analysis, 29,* 263–290.

Peine, H. A., Darvish, R., Adams, K., Blalelock, H., Jenson, W., & Osborne, J. G. (1995). Medical problems, maladaptive behaviors and the developmentally disabled. *Behavioral Interventions, 10,* 149–160.

Pence, S. T., Roscoe, E. M., Bourret, J. C., & Ahearn, W. H. (2009). Relative contributions of three descriptive methods: Implications for behavioral assessment. *Journal of Applied Behavior Analysis, 42,* 425–446.

Perry, D., Shervington, T., Mungur, N., Marston, G., Martin, D., & Brown, G. (2007). Why are people with intellectual disability moved "out-of-area"? *Journal of Policy and Practice in Intellectual Disabilities, 4,* 203–209.

Petitclerc, A., & Tremblay, R. E. (2009). Childhood disruptive behaviour disorders: review of their origin, development and prevention. *The Canadian Journal of Psychiatry, 54*, 222–231.

Petterson, S. M., & Albers, A. B.(2004). Effects of poverty and maternal depression on early child development. *Child Development, 72*, 1794–1813.

Piazza, C. C., Hagopian, L. P., Hughes, C. R., & Fisher, W. W. (1998). Using chronotherapy to treat severe sleep problems: a case study. *American Journal of Mental Retardation, 102*, 358–366.

Plant, K. M., & Sanders, M. R. (2007). Reducing problem behavior during care-giving in families of preschool-aged children with developmental disabilities. *Research in Developmental Disabilities, 28*, 362–385.

Plomin, R., Price, T. S., Eley, T. C., Dale, P. S., & Stevenson, J. (2002). Associations between behaviour problems and verbal and nonverbal cognitive abilities and disabilities in early childhood. *Journal of Child Psychology and Psychiatry, 43*, 619–633.

Podboy, J. W., & Mallery, W. A. (1977). Caffeine reduction and behavior change in the severely retarded. *Mental Retardation, 15*, 40.

Pretscher, E. S., Rey, C., & Bailey, J. S. (2009). A review of empirical support for differential reinforcement of alternative behavior. *Research in Developmental Disabilities, 30*, 409–425.

Prinz, R. J., Sanders, M. R., Shapiro, C. J., Whitaker, D. J., & Lutzker, J. R. (2009). Population-based prevention of child maltreatment. *Prevention Science, 10*, 1–12.

Qureshi, H. (1990). *Parents caring for young adults with mental handicap and behaviour problems.* Manchester: Hester Adrian Research Centre, University of Manchester.

Qureshi, H. (1994). The size of the problem. In E. Emerson, P. McGill, & J. Mansell (Eds.), *Severe Learning Disabilities and Challenging Behaviours: Designing High Quality Services.* London: Chapman & Hall.

Qureshi, H., & Alborz, A. (1992). The epidemiology of challenging behaviour. *Mental Handicap Research, 5*, 130–145.

Ramey, C. T., & Ramey, S. L. (1998). Early intervention and early experience. *American Psychologist, 53*, 109–120.

Rangecroft, M. E., Tyrer, S. P., & Berney, T. P. (1997). The use of seclusion and emergency medication in a hospital for people for people with learning disability. *British Journal of Psychiatry, 170*, 273–277.

Rast, J., Johnston, J. M., & Drum, C. (1984). A parametric analysis of the relationship between food quantity and rumination. *Journal of the Experimental Analysis of Behavior, 41*, 125–134.

Rast, J., Johnston, J. M., Drum, C., & Conrin, J. (1981). The relation of food quantity to rumination behavior. *Journal of Applied Behavior Analysis, 14*, 121–130.

Reid, A. H., & Ballinger, B. R. (1995). Behaviour symptoms among severely and profoundly mentally retarded patients. *British Journal of Psychiatry, 167*, 452–455.

Reid, D. H., Iverson, J. M., & Green, C. W. (1999). A systematic evaluation of preferences identified through person-centred planning for people with profound multiple disabilities. *Journal of Applied Behavior Analysis, 32*, 467–478.

Reiss, S., & Aman, M. (1998). *Psychotropic Medication and Developmental Disabilities: The International Consensus Handbook.* Ohio State University Nisonger Center.

Remington, B., Hastings, R. P., Kovshoff, H., Espinosa, F., Jahr, E., & Brown, T. (2007). Early intensive behavioral intervention: outcomes for children with autism and their parents after two years. *American Journal on Mental Retardation, 112,* 418–438.

Repp, A. C., & Singh, N. N. (1990). *Perspectives on the Use of Nonaversive and Aversive Interventions for Persons with Developmental Disabilities.* Sycamore, IL: Sycamore Publishing Company.

Reynolds, A., Temple, J., Ou, S. -R. et al. (2007). Effects of a school-based, early childhood intervention on adult health and well-being: a 19-year follow up of low-income families. *Archives of Pediatric and Adolescent Medicine, 161,* 730–733.

Ricciardi, J. N. (2006). Combining antecedent and consequence procedures in multi-component behavior support plans: a guide to writing plans with functional efficacy. In J. K. Luiselli (Ed.), *Antecedent Assessment and Intervention.* Baltimore: Paul H Brookes.

Richman, D. M. (2008). Early intervention and prevention of self-injurious behaviour exhibited by young children with developmental disabilities. *Journal of Intellectual Disability Research, 52*(1), 3–17.

Richman, D. M., & Lindauer, S. E. (2005). Longitudinal assessment of stereotypic, proto-injurious and self-injurious behavior exhibited by young children with developmental delays. *American Journal on Mental Retardation, 110,* 439–450.

Richman, D. M., Wacker, D. P., Asmus, J. M., & Casey, S. D. (1998). Functional analysis and extinction of different behavior problems exhibited by the same individual. *Journal of Applied Behavior Analysis, 31,* 475–478.

Richman, D. M., Wacker, D. P., Asmus, J. M., Casey, S. D., & Andelman, M. (1999). Further analysis of problem behavior in response class hierarchies. *Journal of Applied Behavior Analysis, 32,* 269–283.

Richter, D., Needham, I., & Kunz, S. (2006). The effects of aggression management training for mental health care and disability staff: a systematic review. In D. Richter, & R. Whittington (Eds.), *Violence in Health Settings. Causes, Consequences, Management.* New York: Springer.

Rinck, C. (1998). Epidemiology and psychoactive medication. In S. Reiss, & M. G. Aman (Eds.), *Psychotropic Medication and Developmental Disabilities: The International Consensus Handbook.* Ohio: Nisonger Center, Ohio State University.

Rincover, A., & Devany, J. (1982). The application of sensory extinction procedures to self injury. *Analysis and Intervention in Developmental Disabilities, 2,* 67–81.

Ringdahl, J. E., Vollmer, T. R., Marcus, B. A., & Roane, H. S. (1997). An analogue evaluation of environmental enrichment: the role of stimulus preference. *Journal of Applied Behavior Analysis, 30,* 203–216.

Risley, T. (1996). Get a life! Positive behavioral intervention for challenging behavior through life arrangement and life coaching. In L. K. Koegel, R. L. Koegel, & G. Dunlap (Eds.), *Positive Behavioral Support: Including People With Difficult Behavior in the Community.* Baltimore: Paul H Brookes.

Roberts, C., Mazzucchelli, T., Studman, L., & Sanders, M. R. (2006). Behavioural family intervention for children with developmental disabilities and behavioural problems. *Journal of Clinical Child and Adolescent Psychology, 35,* 180–193.

Robertson, J., Emerson, E., Gregory, N., Hatton, C., Kessissoglou, S., & Hallam, A. (2000). Receipt of psychotropic medication by people with intellectual disability in residential settings. *Journal of Intellectual Disability Research, 44,* 666–676.

Robertson, J., Emerson, E., Gregory, N. et al. (2001a). Social networks of people with mental retardation in residential settings. *Mental Retardation, 39,* 201–214.

Robertson, J., Emerson, E., Hatton, C., & Yasamy, M. T. (2009a). *The efficacy of community-based rehabilitation for children with or at significant risk of intellectual disabilities in low and middle income countries: a review.* Lancaster: Centre for Disability Research, Lancaster University.

Robertson, J., Emerson, E., Hatton, C. et al. (2001b). Environmental opportunities and supports for exercising self-determination in community-based residential settings. *Research in Developmental Disabilities, 22*(6), 487–502.

Robertson, J., Emerson, E., Pinkney, L. et al. (2005). Treatment and management of challenging behaviour in congregate and noncongregate community-based supported accommodation. *Journal of Intellectual Disability Research, 49*, 63–72.

Robertson, J., Hatton, C., Emerson, E., & Yasamy, M. T. (2009b). *The identification of children with or at significant risk of intellectual disabilities in low and middle income countries: a review.* Lancaster: Centre for Disability Research, Lancaster University.

Roeleveld, N., Zielhuis, G. A., & Gabreels, F. (1997). The prevalence of mental retardation: a critical review of recent literature. *Developmental Medicine and Child Neurology, 39*, 125–132.

Rogers, P., Ghroum, P., Benson, R., Forward, L., & Gournay, K. (2006). Is breakaway training effective? An audit of one secure unit. *Journal of Forensic Psychiatry and Psychology, 17*, 593–602.

Rojahn, J. (1994). Epidemiology and topographic taxonomy of self injurious behavior. In T. Thompson, & D. B. Gray (Eds.), *Destructive Behavior in Developmental Disabilities: Diagnosis and Treatment.* Thousand Oaks: Sage.

Rojahn, J., & Esbensen, A. J. (2002). Epidemiology of self-injurious behavior in mental retardation: a review. In S. R. Schroeder, M. L. Oster-Granite, & T. Thompson (Eds.), *Self-Injurious Behavior: Gene–Brain–Behavior Relationships.* Washington, DC: American Psychological Association.

Rojahn, J., & Marshburn, E. C. (1992). Facial screening and visual occlusion. In J. K. Luiselli, J. K. Matson, & N. N. Singh (Eds.), *Self-Injurious Behavior: Analysis, Assessment and Treatment.* New York: Springer-Verlag.

Rolider, A., & Van Houten, R. (1990). The role of reinforcement in reducing inappropriate behavior: some myths and misconceptions. In A. C. Repp, & N. N. Singh (Eds.), *Perspectives on the Use of Nonaversive and Aversive Interventions for Persons with Developmental Disabilities.* Sycamore, IL: Sycamore.

Romanczyk, R. G., Lockshin, S., & O'Connor, J. (1992). Psychophysiology and issues of anxiety and arousal. In J. Luiselli, J. L. Matson, & N. N. Singh (Eds.), *Self Injurious Behavior: Analysis, Assessment and Treatment.* New York: Springer-Verlag.

Romanczyk, R. G., & Matthews, A. J. (1998). Physiological state as antecedent: utilization in functional analysis. In J. Luiselli, & M. J. Cameron (Eds.), *Antecedent Control: Innovative Approaches to Behavioral Support.* Baltimore: Brookes.

Romeo, R., Knapp, M., Tyrer, P., Crawford, M., & Oliver-Africano, P. (2009). The treatment of challenging behaviour in intellectual disabilities: cost-effectiveness analysis. *Journal of Intellectual Disability Research, 53*, 633–643.

Rosales-Ruiz, J., & Baer, D. M. (1997). Behavioral cusps: a developmental and pragmatic concept for behavior analysis. *Journal of Applied Behavior Analysis, 30*, 533–544.

Roscoe, E. M., Iwata, B. A., & Goh, H. -L. (1998). A comparison of noncontingent reinforcement and sensory extinction as treatments for self-injurious behavior. *Journal of Applied Behavior Analysis, 31*, 635–646.

Rose, S., & Massey, P. (1993). Adventurous outdoor activities: an investigation into the benefits of adventure for seven people with severe learning difficulties. *Mental Handicap Research, 6*, 287–302.

Rowett, C., & Breakwell, G. (1992). *Managing Violence at Work. A Course Leader's Guide.* Windsor: NFER Nelson.

Royal College of Psychiatrists. (1995). *Strategies for the management of disturbed and violent patients in psychiatric units: council report CR41.* London: Royal College of Psychiatrists.

Royal College of Psychiatrists, British Psychological Society and Royal College of Speech and Language Therapists. (2007). *Clinical and service guidelines for supporting people with learning disabilities who are at risk of receiving abusive or restrictive practices.* London: Royal College of Psychiatrists.

Rusch, R., Hall, J. C., & Griffin, H. (1986). Abuse provoking characteristics of institutionalized mentally retarded individuals. *American Journal of Mental Deficiency, 90*, 618–624.

Rutter, M. (1979). Protective factors in children's responses to stress and disadvantage. In M. W. Kent, & J. E. Rolf (Eds.), *Primary Prevention of Psychopathology. III. Social Competence in Children.* Hanover, NH: University Press of New England.

Rutter, M. (1985). Resilience in the face of adversity: protective factors and resistence to psychiatric disorders. *British Journal of Psychiatry, 147*, 589–611.

Rutter, M. (1987). Psychosocial resilience and protective mechanisms. *American Journal of Orthopsychiatry, 57*, 316–331.

Rutter, M. (1999). Resilience concepts and findings: implications for family therapy. *Journal of Family Therapy, 21*, 119–44.

Rutter, M. (2000). Psychosocial influences: critiques, findings, and research needs. *Developmental Psychopathology, 12*, 119–144.

Rutter, M., Bishop, D., Pine, D. *et al.* (2008). *Rutter's Child and Adolescent Psychiatry.* Oxford: Blackwell.

Sailas, E., & Fenton, M. (2000). Seclusion and restraint for people with serious mental illness. *Cochrane Database of Systematic Reviews, 2000(2)*, CD001163.

Samaha, A. L., Vollmer, T. R., Borrero, C., Sloman, K., Pipkin, C., & Bourret, J. (2009). Analyses of response-stimulus sequences in descriptive observations. *Journal of Applied Behavior Analysis, 42*, 447–468.

Sandberg, S., & Rutter, M. (2008). Acute life stresses. In M. Rutter, D. Bishop, D. Pine *et al.* (Eds.), *Rutter's Child and Adolescent Psychiatry.* Oxford: Blackwell.

Sanders, K. (2009). The effects of an action plan, staff training, management support and monitoring on restraint use and costs of work related injuries. *Journal of Applied Research in Intellectual Disabilities, 22*, 216–222.

Sanders, M. R. (2008). Triple P-positive parenting program as a public health approach to strengthening parenting. *Journal of Family Psychology, 22*, 506–517.

Sanders, M. R., Mazzucchelli, T. G., & Studman, L. J. (2004). Stepping Stones Triple P: The theoretical basis and development of an evidence-based positive parenting program for families with a child who has a disability. *Journal of Intellectual and Developmental Disability, 29(3)*, 265–283.

Sanders, M. R., & Turner, K. M. T. (2002). The role of the media and primary care in the dissemination of evidence-based parenting and family support interventions. *Behavior Therapist, 25*, 156–166.

Sandman, C. A., Touchette, P. E., Marion, S. D., & Chicz-DeMet, A. (2008). The role of proopiomelanocortin (POMC) in sequentially dependent self-injurious behavior. *Developmental Psychobiology, 50*, 680–689.

Saraceno, B., van Ommeren, M., Batniji, R. *et al.* (2007). Barriers to improvement of mental health services in low-income and middle-income countries. *Lancet, 370*, 1164–1174.

Saunders, R. R., & Saunders, M. D. (1998). Supported routines. In J. K. Luiselli, & M. J. Cameron (Eds.), *Antecedent Control: Innovative Approaches to Behavioral Support*. Baltimore: Paul H Brookes.

Schalock, R. L. (1999). *Adaptive Behavior and Its Measurement*. Washington, DC: American Association on Mental Retardation.

Schalock, R. L. (2004). Adaptive behaviour: Its conceptualisation and measurement. In E. Emerson, C. Hatton, T. Thompson, & T. Parmenter (Eds.), *International Handbook of Applied Research in Intellectual Disabilities*. Chichester: Wiley.

Schalock, R. L., Luckasson, R. A., Shogren, K. A. *et al.* (2007). The renaming of mental retardation: Understanding the change to the term intellectual disability. *Intellectual and Developmental Disabilities, 45*, 116–124.

Schoon, I. (2006). *Risk and Resilience: Adaptations in Changing Times*. Cambridge: Cambridge University Press.

Schreibman, L., Stahmer, A. C., & Pierce, K. L. (1996). Alternative applications of pivotal response training. In L. K. Koegel, R. L. Koegel, & G. Dunlap (Eds.), *Positive Behavioral Support: Including People With Difficult Behavior in the Community*. Baltimore: Paul H Brookes.

Schroeder, S. R., & MacLean, W. (1987). If it isn't one thing it's another: experimental analysis of covariation in behavior management data of severe behavior disturbances. In S. Landesman, & P. Vietze (Eds.), *Living Environments and Mental Retardation*. Washington, DC: American Association on Mental Retardation.

Schroeder, S. R., & Tessel, R. (1994). Dopaminergic and serotonergic mechanisms in self-injury and aggression. In T. Thompson, & D. B. Gray (Eds.), *Destructive Behavior in Developmental Disabilities: Diagnosis and Treatment*. Thousand Oaks: Sage.

Schupf, N., Pang, D., Patel, B. N. *et al.* (2003). Onset of dementia is associated with age at menopause in women with Down's syndrome. *Annals of Neurology, 54*(4), 433–438.

Scotti, J. R., Evans, I. M., & Meyer, L. M. (1991b). A meta-analysis of intervention research with problem behaviour: treatment validity and standards of practice. *Journal of Intellectual Disability Research, 96*, 233–256.

Scotti, J. R., Evans, I. M., Meyer, L. H., & DiBenedetto, A. (1991a). Individual repertoires as behavioural systems: Implications for program design and evaluation. In B. Remington (Ed.), *The Challenge of Severe Mental Handicap: A Behaviour Analytic Approach*. Chichester: Wiley.

Scotti, J. R., Kimberley, J., Ujcich, K. L., Weigle, C. M., Holland, C. M., & Kirk, K. S. (1996). Interventions with challenging behavior of persons with developmental disabilities: a review of current research practices. *Journal of the Association for Persons with Severe Handicaps, 21*, 123–134.

Scotti, J. R., & Meyer, L. H. (1999). *Behavioral Intervention*. Baltimore: Brookes.

Seccombe, K. (2002). "Beating the Odds" versus "Changing the Odds": poverty, resilience, and family policy. *Journal of Marriage and the Family, 64*, 384–394.

Seccombe, K. (2007). *Families in Poverty*. New York: Pearson Education.

Sequeira, H., & Halstead, S. (2001). "Is it meant to hurt, is it?" Management of violence in women with developmental disabilities. *Violence Against Women, 7,* 462–476.

Sequeira, H., & Halstead, S. (2002). Control and restraint in the UK: service user perspectives. *British Journal of Forensic Practice, 4,* 9–18.

Sequeira, H., Howlin, P., & Hollins, S. (2003). Psychological disturbance associated with sexual abuse in people with learning disabilities: case-control study. *British Journal of Psychiatry, 183,* 451–456.

Severence, L. J., & Gastrom, L. L. (1977). Effects of the label 'mentally retarded' on causal explanations for success and failure outcomes. *American Journal on Mental Deficiency, 81,* 547–555.

Shapira, N. A., Lessig, M. C., He, A. G., James, G. A., Driscoll, D. J., & Liu, Y. (2005). Satiety dysfunction in Prader-Willi syndrome demonstrated by fMRI. *Journal of Neurology, Neurosurgery and Psychiatry, 76*(2), 260–262.

Sigafoos, J. (1998). Choice making and personal selection strategies. In J. K. Luiselli, & M. J. Cameron (Eds.), *Antecedent Control: Innovative Approaches to Behavioral Support.* Baltimore: Paul H Brookes.

Sigafoos, J. (2000). Communication development and aberrant behavior in children with developmental disabilities. *Education and Training in Mental Retardation and Developmental Disabilities, 35,* 168–176.

Sigafoos, J., Arthur, M., & O'Reilly, M. (2003). *Challenging Behavior and Developmental Disability.* Baltimore: Brookes.

Sigafoos, J., & Kerr, M. (1994). Provision of leisure activities for the reduction of challenging behavior. *Behavioral Interventions, 9,* 43–53.

Sigafoos, J., Kerr, M., & Roberts, D. (1994). Interrater reliability of the Motivation Assessment Scale: failure to replicate with aggressive behavior. *Research in Developmental Disabilities, 15,* 333–342.

Sigafoos, J., O'Reilly, M., & Green, V. (2007). Communication difficulties and the promotion of communication skills. In A. Carr, G. O'Reilly, P. N. Walsh, & J. McEvoy (Eds.), *The Handbook of Intellectual Disability and Clinical Psychology Practice.* New York: Routledge/Taylor & Francis.

Sigafoos, J., & Tucker, M. (2000). Brief assessment and treatment of multiple challenging behaviors. *Behavioral Interventions, 15,* 53–70.

Simmons, R., & Shiftman, J. (2007). Scaling up health service innovations: a framework for action. In R. Simmons, P. Fajans, & L. Ghiron (Eds.), *Scaling up Health Service Delivery: From Pilot Innovations to Policies and Programmes.* Geneva: World Health Organization.

Singer, G. H., Goldberg-Hamblin, S. E., Peckham-Hardin, K. D., Barry, L., & Santarelli, G. E. (2002). Toward a synthesis of family support practices and positive behavior support. In J. M. Lucyshyn, G. Dunlap, & R. W. Albin (Eds.), *Families and Positive Behavior Support.* Baltimore: Brookes.

Singh, A. N., Matson, J. L., Mouttapa, M., Pella, R. D., Hill, B. D., & Thorson, R. (2009a). A critical item analysis of the QABF: Development of a short form assessment instrument. *Research in Developmental Disabilities, 30,* 782–792.

Singh, N. N., Donatelli, L. S., Best, A. *et al.* (1993). Factor structure of the Motivation Assessment Schedule. *Journal of Intellectual Disability Research, 37,* 65–74.

Singh, N. N., Lancioini, G. E., Winton, A. S. W., Singh, A. S., Askins, A. D., & Singh, J. (2009b). Mindful staff can reduce the use of physical restraints when providing care to individuals with intellectual disabilities. *Journal of Applied Research in Intellectual Disabilities, 22,* 194-202.

Singh, N. N., Lancioini, G. E., Winton, A. S. W. *et al.* (2006a). Mindful staff increase learning and reduce aggression in adults with developmental disabilities. *Research in Developmental Disabilities, 27,* 345-358.

Singh, N. N., & Repp, A. C. (1989). The behavioural and pharmacological management of problem behaviours in people with mental retardation. *Irish Journal of Psychology, 9,* 264-285.

Singh, N. N., Winton, A. S. W., Singh, J., McAleavey, K., Wahler, R. G., & Sabaawi, M. (2006b). Mindfulness-based caregiving and support. In J. Luiselli (Ed.), *Antecedent Assessment and Intervention.* Baltimore: Paul H Brookes.

Skinner, B. F. (1966). An operant analysis of problem solving. In B. Klienmuntz (Ed.), *Problem Solving: Research, Methods and Theory.* New York: Wiley.

Smith, R. G., & Iwata, B. A. (1997). Antecedent influences on behavior disorders. *Journal of Applied Behavior Analysis, 30,* 343-375.

Snyder, R., Turgay, A., Aman, M. *et al.* (2002). Effects of risperidone on conduct and disruptive behavior disorders in children with subaverage IQs. *Journal of the American Academy of Child & Adolescent Psychiatry, 41*(9), 1026-1036.

Society for Prevention Research. (2004). *Standards of Evidence.* Falls Church: Society for Prevention Research.

Sohanpal, S. K., Deb, S., Thomas, C., Soni, R., Lenôtre, L., & Unwin, G. (2007). The effectiveness of antidepressant medication in the management of behaviour problems in adults with intellectual disabilities: a systematic review. *Journal of Intellectual Disability Research, 51,* 750-765.

Solnick, J. V., Rincover, A., & Peterson, C. R. (1977). Some determinants of the reinforcing and punishing effects of timeout. *Journal of Applied Behavior Analysis, 10,* 415-424.

Spinelli, M., Rocha, A. C., Giacheti, C. M., & Richieri-Costa, A. (1995). Word-finding difficulties, verbal paraphasias, and verbal dyspraxia in ten individuals with fragile X syndrome. *American Journal of Medical Genetics, 27,* 39-43.

Sprague, J. R., & Horner, R. H. (1992). Covariation within functional response classes: Implications for treatment of severe problem behavior. *Journal of Applied Behavior Analysis, 25,* 735-745.

Spreat, S., & Connelly, L. (1996). Reliability analysis of the Motivation Assessment Scale. *American Journal on Mental Retardation, 100,* 528-532.

Spreat, S., Conroy, J. W., & Fullerton, A. (2004). Statewide longitudinal survey of psychotropic medication use for persons with mental retardation: 1994 to 2000. *American Journal of Mental Retardation, 109,* 322-331.

Staddon, J. E. R. (1977). Schedule induced behavior. In W. K. Honig, & J. E. R. Staddon (Eds.), *Handbook of Operant Behavior.* Englewood Cliffs, NJ: Prentice Hall.

Stancliffe, R., Hayden, M. F., & Lakin, K. C. (1999). Effectiveness and quality of individual planning in residential settings: an analysis of outcomes. *Mental Retardation, 37,* 104-116.

Steege, M. W., Wacker, D. P., Cigrand, K. C. *et al.* (1990). Use of negative reinforcement in the treatment of self-injurious behavior. *Journal of Applied Behavior Analysis, 23,* 459-467.

Steen, P., L., & Zuriff, G. E. (1977). The use of relaxation in the treatment of self-injurious behavior. *Journal of Behavior Therapy and Experimental Psychiatry, 8,* 447-448.

Steyaert, J., Legius, E., Borghgraef, M., & Fryns, J. (2003). A distinct neurocognitive phenotype in female fragile-X premutation carriers assessed with visual attention tasks. *American Journal of Medical Genetics Part A, 116A 1*, 44–51.

Stuart, S. (2007). Communication disorders. In M. L. Batshaw, & N. J. Roizen (Eds.), *Children with Disabilities*. Baltimore: Brookes.

Stubbs, B., Leadbetter, D., Paterson, B., Yorston, G., Knight, C., & Davis, S. (2009). Physical interventions: a review of the literature on its use, staff and patient views, and the impact of training. *Journal of Psychiatric and Mental Health Nursing, 16*, 99–105.

Sturmey, P. (1999). Correlates of restraint use in an institutional population. *Research in Developmental Disabilities, 20*, 339–346.

Sturmey, P. (2009). Restraint, seclusion and PRN medication in English services for people with learning disabilities administered by the National Health Service: an analysis of the 2007 National Audit Survey. *Journal of Applied Research in Intellectual Disabilities, 22*, 140–144.

Sturmey, P., Lott, J. D., Laud, R., & Matson, J. L. (2005). Correlates of restraint use in an institutionalized population: a replication. *Journal of Intellectual Disability Research, 49*, 501–506.

Sturmey, P., & McGlyn, A. P. (2002). Restraint reduction. In D. Allen (Ed.), *Responding to Challenging Behaviour in Persons with Intellectual Disabilities: Ethical Approaches to Physical Intervention*. Kidderminster: British Institute of Learning Disabilities.

Symons, F. J., Clark, R. D., Hatton, D. D., Skinner, M., & Bailey Jr, D. B. (2003). Self-injurious behavior in young boys with fragile X syndrome. *American Journal of Medical Genetics Part A, 118A* (2), 115–121.

Symons, F. J., Harper, V. N., McGrath, P. J., Breau, L. M., & Bodfish, J. W. (2009). Evidence of increased non-verbal signs of pain in adults with neurodevelopmental disorders and chronic self-injury. *Research in Developmental Disabilities, 30*, 521–528.

Symons, F. J., Shinde, S. K., & Gilles, E. (2008). Perspectives on pain and intellectual disability. *Journal of Intellectual Disability Research, 52*: Pt 4, 275–286.

Symons, F. J., Thompson, T., & Rodriguez, M. C. (2004). Self-injurious behaviour and the efficacy of naltrexone treatment: a quantitative synthesis. *Mental Retardation and Developmental Disabilities Research Reviews, 10*, 193–200.

Szymanski, L., & King, B. (1999). Summary of the practice parameters for the assessment and treatment of children, adolescents, and adults with mental retardation and comorbid mental disorders. *Journal of the American Academy of Child and Adolescent Psychiatry, 38*, 1606–1610.

Talkington, L., & Riley, J. (1971). Reduction diets and aggression in institutionalized mentally retarded patients. *American Journal on Mental Deficiency, 76*, 370–372.

Tate, B. G., & Baroff, G. S. (1966). Aversive control of self injurious behavior in a psychotic boy. *Behaviour Research and Therapy, 4*, 281–287.

Tausig, M. (1985). Factors in family decision making about placement for developmentally disabled adults. *American Journal of Mental Deficiency, 89*, 352–361.

Taylor, D., Sandman, C. A., Touchette, P., Hetrick, W. P., & Barron, J. L. (1993a). Naltrexone improves learning and attention in self injurious individuals with developmental disabilities. *Journal of Developmental and Physical Disabilities, 5*, 29–42.

Taylor, D. V., Rush, D., Hetrick, W. P., & Sandman, C. (1993b). Self injurious behavior within the menstrual cycle of women with mental retardation. *American Journal on Mental Retardation, 97*, 659–664.

Taylor, J. C., & Carr, E. G. (1993). Reciprocal social influences in the analysis and intervention of severe challenging behavior. In J. Reichle, & D. P. Wacker (Eds.), *Communicative Alternatives to Challenging Behavior*. Baltimore: Brookes.

Taylor, L., & Oliver, C. (2008). The behavioural phenotype of Smith-Magenis syndrome: evidence for a gene-environment interaction. *Journal of Intellectual Disability Research, 52*, 830–841.

Taylor L, Oliver C, Murphy G. (2011). The chronicity of self-injurious behaviour: a long-term follow-up of a total population study. *Journal of Applied Research In Intellectual Disabilities, 24*(2), 105–17.

Thomas, R., & Zimmer-Gembeck, M. Z. (2007). Behavioral outcomes of parent-child interaction therapy and triple P-positive parenting program: a review and meta-analysis. *Journal of Abnormal Child Psychology, 35*, 475–495.

Thompson, J. R., Bryant, B. R., Campbell, E. M. *et al.* (2004). *Supports Intensity Scale*. Washington, DC: American Association on Intellectual and Developmental Disabilities.

Thompson, R. W., Huefner, J. C., Vollmer, D. G., Davis, J. L., & Daly, D. L. (2008). A case study of organizational intervention to reduce physical interventions: creating effective, harm-free environments. In M. Nunno, D. Day, & L. Bullard (Eds.), *Examining the Safety of High-risk Interventions for Children and Young People*. New York: Child Welfare League of America.

Thompson, S., & Emerson, E. (1995). Inter observer agreement on the Motivation Assessment Scale: another failure to replicate. *Mental Handicap Research, 8*, 203–208.

Thompson, T. (2008). *Freedom from Meltdowns*. Baltimore: Brookes.

Thompson, T., Felce, D., & Symons, F. (2000). *Computer Assisted Behavioral Observation Methods for Developmental Disabilities*. Baltimore: Brookes.

Tilli, D. M., & Spreat, S. (2009). Restraint safety in a residential setting for persons with intellectual disabilities. *Behavioural Interventions, 24*, 127–136.

Tonge, B. J., & Einfeld, S. L. (2003). Psychopathology and intellectual disability. The Australian child to adult longitudinal study. *International Review of Research in Mental Retardation, 26*, 61–91.

Toogood, S., & Timlin, K. (1996). The functional assessment of challenging behaviour. *Journal of Applied Research in Intellectual Disabilities, 9*, 206–222.

Totsika, V., & Hastings, R. P. (2009). Persistent challenging behaviour in people with an intellectual disability. *Current Opinion in Psychiatry, 22*, 437–441.

Totsika, V., Toogood, A., Hastings, R. P., & Lewis, S. (2008). Persistence of challenging behaviours in adults with intellectual disability over a period of 11 years. *Journal of Intellectual Disability Research, 52*, 446–457.

Touchette, P. E., McDonald, R. F., & Langer, S. N. (1985). A scatter plot for identifying stimulus control of problem behavior. *Journal of Applied Behavior Analysis, 18*, 343–351.

Tremblay, R. E. (1999). When children's development fails. In D. P. Keating, & C. Hertzman (Eds.), *Developmental Health and the Wealth of Nations: Social, Biological and Educational Dynamics*. New York: Guilford Press.

Tremblay, R. E. (2000). The development of aggressive behavior during childhood: What have we learned in the past century? *International Journal of Behavioral*

Development, 24, 129–141.

Tremblay, R. E. (2006). Prevention of youth violence: Why not start at the beginning? *Journal of Abnormal Child Psychology, 34*(4), 481–487.

Tremblay, R. E., Japel, C., Perusse, D. *et al.* (1999). The search for the age of 'onset' of physical aggression: Rousseau and Bandura revisited. *Criminal Behaviour and Mental Health, 9,* 8–23.

Tremblay, R. E., Nagin, D. S., Seguin, J. R. *et al.* (2004). Physical aggression during early childhood: trajectories and predictors. *Pediatrics, 114*(1), e43–e50.

Turner, K. M. T., & Sanders, M. R. (2006). Dissemination of evidence-based parenting and family support strategies. *Aggression and Violent Behavior, 11,* 176–193.

Turner, S., & Sloper, P. (1996). Behaviour problems among children with Down's syndrome: prevalence, persistence and parental appraisal. *Journal of Applied Research in Intellectual Disabilities, 9,* 129–144.

Tyrer, F., McGrother, C. W., Thorp, C. F. *et al.* (2006). Physical aggression towards others in adults with learning disabilities: prevalence and associated factors. *Journal of Intellectual Disability Research, 50,* 295–304.

Tyrer, P., Oliver-Africano, P. C., Ahmed, Z. *et al.* (2008). Risperidone, haloperidol, and placebo in the treatment of aggressive challenging behaviour in patients with intellectual disability: a randomised controlled trial. *Lancet, 371,* 57–63.

Ullman, L., & Krasner, L. (1965). *Case Studies in Behavior Modification.* New York: Holt, Rinehart and Winston.

Ungar, M. (2008). Resilience across cultures. *British Journal of Social Work, 38,* 218–235.

Unwin, G. L., & Deb, S. (2008). Use of medication for the management of behavior problems among adults with intellectual disabilities: a clinicians' consensus survey. *American Journal on Mental Retardation, 113,* 19–31.

Urv, T. K., Zigman, W. B., & Silverman, W. (2008). Maladaptive behaviors related to dementia status in adults with Down syndrome. *American Journal on Mental Retardation, 113,* 73–86.

US Department of Health and Human Services, A.f.C.a.F. (2010). *Head Start Impact Study. Final Report.* Washington, DC: US Department of Health and Human Services.

Vaughn, B. J., & Horner, R. H. (1995). Effects of concrete versus verbal choice systems on problem behavior. *AAC: Augmentative and Alternative Communication, 11,* 89–92.

Vaughn, B. J., & Horner, R. H. (1997). Identifying instructional tasks that occasion problem behaviors and assessing the effects of student versus teacher choice among these tasks. *Journal of Applied Behavior Analysis, 30,* 299–312.

Vitaro, F., & Tremblay, R. E. (2008). Clarifying and maximising the usefulness of targeted preventative interventions. In M. Rutter, D. Bishop, D. Pine, S. Scott, J. Stevenson, E. Taylor, & A. Thapar (Eds.), *Rutter's Child and Adolescent Psychiatry* (5th ed.). Oxford: Blackwell.

Vollmer, T. R. (1994). The concept of automatic reinforcement: Implications for behavioral research in developmental disabilities. *Research in Developmental Disabilities, 15,* 187–207.

Vollmer, T. R., Iwata, B. A., Zarcone, J. R., Smith, R. G., & Mazaleski, J. L. (1993). The role of attention in the treatment of attention-maintained self-injurious behavior: noncontingent reinforcement and differential reinforcement of other behavior. *Journal of Applied Behavior Analysis, 26,* 9–21.

Vollmer, T. R., Marcus, B. A., & Ringdahl, J. E. (1995). Noncontingent escape as a treatment for self-injurious behavior maintained by negative reinforcement. *Journal of Applied Behavior Analysis, 28*, 15–26.

Vollmer, T. R., Ringdahl, J. E., Roane, H. S., & Marcus, B. A. (1997). Negative side effects of noncontingent reinforcement. *Journal of Applied Behavior Analysis, 30*, 161–164.

Wacker, D. P., Berg, W. K., Harding, J. W., Derby, K. M., Asmus, J. M., & Healy, A. (1998). Evaluation and long-term treatment of aberrant behavior displayed by young children with disabilities. *Journal of Developmental and Behavioral Pediatrics, 19*, 260–266.

Wacker, D. P., Harding, J., Cooper, L. J. *et al.* (1996). The effects of meal scheduling and quantity on problematic behavior. *Journal of Applied Behavior Analysis, 29*, 79–87.

Wacker, D. P., Steege, J. N., Sasso, G. *et al.* (1990). A component analysis of functional communication training across three topographies of severe behavior problems. *Journal of Applied Behavior Analysis, 23*, 417–429.

Wahler, R. G. (1975). Some structural aspects of deviant child behavior. *Journal of Applied Behavior Analysis, 8*, 27–42.

Wahler, R. G. (1980). The insular mother: her problems in parent-child treatment. *Journal of Applied Behavior Analysis, 13*, 207–217.

Wahler, R. G., & Fox, J. J. (1981). Setting events in applied behavior analysis: toward a conceptual and methodological expansion. *Journal of Applied Behavior Analysis, 14*, 327–338.

Wallander, J. L., Dekker, M. C., & Koot, H. M. (2006). Risk factors for psychopathology in children with intellectual disability: a prospective longitudinal population-based study. *Journal of Intellectual Disability Research, 50*, 259–268.

Walsh, P., Emerson, E., Lobb, C. *et al.* (2008). *Supported accommodation services for people with intellectual disabilities: a review of models and instruments used to measure quality of life.* Dublin: National Disability Authority.

Webster-Stratton, C., Reid, J., & Stoolmiller, M. (2008). Preventing conduct problems and improving school readiness: evaluation of the Incredible Years Teacher and Child Training Programs in high-risk schools. *Journal of Child Psychology and Psychiatry, 49*, 471–488.

Webster-Stratton, C., & Taylor, T. (2001). Nipping early risk factors in the bud: Preventing substance abuse, delinquency, and violence in adolescence through interventions targeted at young children (0 to 8 years). *Prevention Science, 2*(3), 165–192.

Wehmeyer, M. L., Sands, D. J., Knowlton, E., & Kozleski, E. B. (2002). *Teaching Students with Mental Retardation: Providing Access to the General Curriculum.* Baltimore: Brookes.

Weiss, E. M. (1998). Deadly restraints. *Hartford Courant*, October 11-15.

Weiss, J. A., & Bebko, J. M. (2008). Participation in special Olympics and change in athlete self-concept over 42 months. *Journal on Developmental Disabilities, 14*, 1–8.

Welsh Assembly Government. (2005). *Framework for Restrictive Physical Intervention Policy and Practice.* Cardiff: Welsh Assembly Government.

Werner, E., & Smith, R. (1992). *Overcoming the Odds: High Risk Children from Birth to Adulthood.* New York: Cornell University Press.

Werry, J. S., Carlielle, J., & Fitzpatrick, J. (1983). Rhythmic motor activities (stereotypies) in children under five: Etiology and prevalence. *Journal of the American Academy of Child Psychiatry, 22*, 329–336.

Whitaker, S. (1993). The reduction of aggression in people with learning difficulties: a review of psychological methods. *British Journal of Clinical Psychology, 32,* 1–37.

White, M., Adams, J., & Heywood, P. (2009). How and why do interventions that increase health overall widen inequalities within populations? In S. J. Babones (Ed.), *Social Inequality and Public Health.* Bristol: Policy Press.

Whittingham, K., Sofronoff, K., Sheffield, J. K., & Sanders, M. R. (2009). Stepping Stones Triple P: a randomized controlled trial with parents of a child diagnosed with an Autism Spectrum Disorder. *Journal of Abnormal Child Psychology, 37,* 469–480.

Whittington, J., & Holland, A. J. (2004). *Prader-Willi Syndrome: Development and Manifestations.* Cambridge: Cambridge University Press.

Whittington, R., Lancaster, G., Meehan, C., Lane, S., & Riley, D. (2006). Physical restraint of patients in acute mental health care settings: patient, staff, and environmental factors associated with the use of a horizontal restraint. *Journal of Forensic Psychiatry and Psychology, 17,* 253–265.

Wilding, J., Cornish, K., & Munir, F. (2002). Further delineation of the executive deficit in males with fragile-X syndrome. *Neuropsychologia, 40,* 1343–1349.

Wilkinson, R. G., & Pickett, K. E. (2009). *The Spirit Level: Why More Equal Societies Almost Always Do Better.* London: Penguin.

Willems, E. P. (1974). Behavioral technology and behavioral ecology. *Journal of Applied Behavior Analysis, 7,* 151–165.

Windahl, S. I. (1988). Self injurious behavior in a time perspective. *8th Congress of the International Association for the Scientific Study of Mental Deficiency,* Dublin.

Winslow, C. -E. A. (1920). The untilled fields of public health. *Science,* 23–33.

Winterling, V., Dunlap, G., & O'Neill, R. E. (1987). The influence of task variation on the aberrant behaviors of autistic students. *Education and Treatment of Children, 10,* 105–119.

Wolf, M. M. (1978). Social validity: the case for subjective measurement, or how applied behavior analysis is finding its heart. *Journal of Applied Behavior Analysist, 11,* 203–214.

Wolfensberger, W. (1972). *The Principle of Normalization in Human Services.* Toronto: National Institute of Mental Retardation.

Wolfensberger, W. (1975). *The Origin and Nature of Our Institutional Models.* Syracuse: Human Policy Press.

Woodward, P., Hardy, S., & Joyce, T. (2007). *Keeping it Together: A Guide for Support Staff W with People Whose Behaviour is Challenging.* Brighton: Pavilion.

World Bank. (2010). *World Development Report 2010: Development and Climate Change.* Washington: World Bank.

World Health Organization. (1992). *The ICD-10 Classification of Mental and Behavioural Disorders: Clinical Descriptions and Diagnostic Guidelines.* Geneva: WHO.

World Health Organization. (1996). *ICD-10 Guide for Mental Retardation.* Geneva: World Health Organization.

World Health Organization. (2001). *International Classification of Functioning, Disability and Health.* Geneva: World Health Organization.

World Health Organization. (2004). *Prevention of Mental Disorders. Effective Interventions and Policy Options.* Geneva: World Health Organization.

World Health Organization. (2007). *Atlas: Global Resources for Persons with Intellectual*

Disabilities. Geneva: World Health Organization.

World Health Organization. (2007a). *International Classification of Functioning, Disability and Health – Children and Youth Version*. ICF-CY, Geneva: World Health Organization.

World Health Organization. (2007b). *Achieving Health Equity: From root Causes to Fair Outcomes*. Interim statement, Geneva: World Health Organization.

World Health Organization. (2008). *Closing the Gap in a Generation: Health Equity Through Action on the Social Determinants of Health. Final Report of the Commission on the Social Determinants of Health*. Geneva: World Health Organization.

World Health Organization. (2008a). *World Health Report 2008: Primary Health Care (Now More Than Ever)*. Geneva: World Health Organization.

World Health Organization. (2008b). *mhGAP: Mental Health Gap Action Programme-Scaling up Care for Mental, Neurological, and Substance Use Disorders*. Geneva: World Health Organization.

World Health Organization. (2008c). *Closing the gap in a generation: Health Equity Through Action on the Social Determinants of Health. Final Report of the Commission on the Social Determinants of Health*. Geneva: World Health Organization.

Wright, S., Sayer, J., Parr, A., Gray, R., Southern, D., & Gournay, K. (2005). Breakaway and physical restraint training techniques in acute psychiatric nursing: Results from a national survey of training and practice. *Journal of Forensic Psychiatry and Psychology, 16*, 380–398.

Yeung, W. J., Linver, M. R., & Brooks-Gunn, J. (2002). How money matters for young children's development: parental investment and family processes. *Child Development, 73*, 1861–1879.

Young, L., Sigafoos, J., Suttie, J., Ashman, A., & Grevell, P. (1998). Deinstitutionalisation of persons with intellectual disabilities: a review of Australian studies. *Journal of Intellectual & Developmental Disability, 23*, 155–170.

Zarcone, J. R., Iwata, B. A., Vollmer, T. R., Jagtiani, S., Smith, R. G., & Mazaleski, J. L. (1993). Extinction of self-injurious escape behavior with and without instructional fading. *Journal of Applied Behavior Analysis, 26*, 353–360.

Zarcone, J. R., Rodgers, T. A., Iwata, B. A., Rourke, D. A., & Dorsey, M. F. (1991). Reliability analysis of the motivation assessment scale: a failure to replicate. *Research in Developmental Disabilities, 12*, 349–360.

Zarola, A., & Leather, P. (2006). *Violence and aggression management training for trainers and managers. A national evaluation of the training provision in healthcare settings. Part 1: Research Report*. Norwich: HSE Books.

Zimbelman, K. (2005). Instruments for assessing behavioural problems. In J. Hogg and A. Langa (Eds.). *Assessing Adults with Intellectual Disabilities: A service providers' guide*. Oxford: Blackwell.

Zion, E., & Jenvey, V. B. (2006). Temperament and social behaviour at home and school among typically developing children and children with an intellectually disability. *Journal of Intellectual Disability Research, 50*, 445–456.

Zubrick, S. R., Northey, K., Silburn, S. R. *et al.* (2005). Prevention of child behavior problems through universal implementation of a group behavioral family intervention. *Prevention Science, 6*, 287–304.

索　引

あとがき

■ 監訳者 園山繁樹

　本書の原書『Challenging Behaviour』第3版は、エリック・エマーソンとスチュワート・L・アインフェルドの共著として、2011年にイギリスのCambridge University Pressから出版されました。初めに記しておきますが、本書は11年前に出版されたものです。そして、内容は難しいです。翻訳者にとっても難しい本でした。それでも私たちが翻訳出版しようと願ったのは、日本の現状を考える時、「本書の必要性はとても大きい!」と考えたからです。エマーソン教授に確認したところ、第4版の予定はない、とのことでしたので、なおさら「今、出版を」と思った次第です。

　そもそも、我が国では強度行動障害を「チャレンジング行動」と捉える考え方は広まっていません。本書の第1章で詳しく説明されているように、英語圏では「チャレンジング行動」という用語が1990年代から広まり、強度行動障害を社会的観点から捉え直したものです。強度行動障害にしているのは、そうしている社会の制度、支援のあり方、支援技術の不足、支援する側の研究不足・勉強不足、等々が関係しているのです。

　本書を通して、強度行動障害を「チャレンジング行動」として、私たち関係者が「広く深く理解」していただきたいと切に願います。そのため、原書にはない副題「強度行動障害を深く理解するために」を付けました。すでに本書を手に取っておられる読者の皆さんは、こうした原著者や翻訳者と同じ志を持っておられることでしょう。

　監訳者二人は、以前、『行動障害の理解と援助』(コレール社, 2000年)や『挑戦的行動の先行子操作—問題行動への新しい援助アプローチ』(二瓶社, 2001年)の出版に関わってきました。当時と比べると、強度行動障害のある人への支援体制や支援者の研修体制は大きく進歩しました。しかし、強度行動障害を示さざる得ない人とその家族は減っているわけではありません。ここに、本書で強調されている重要な課題、「予防」という課題は、現在でも十分解決されているわけではありません。本書を読まれた方は、同志としてこの課題の解決に向かって協働していきましょう。

　翻訳にあたって、読者には以下のことに留意していただきたいと思います。

- 「現在」とあるのは、2011年当時のことです。
- 「破壊的行動」と訳されることが多く、本書でもそのように訳した destructive behaviour は、周囲の物を破壊するような行動というよりも、周囲の状況を混乱させるような行動を意味し、140頁にあるように攻撃行動、癇癪、自傷行動、指示不服従などさまざまな行動が含まれます。
- 「発達障害」と訳した developmental disabilities は、英語圏では、我が国の発達障害者支援法で規定される発達障害、主に自閉スペクトラム症、学習障害、注意欠如・多動性障害等に限定されるものではありません。知的障害、身体障害、感覚障害等を含め、必要な支援が広範で長期（生涯）にわたる障害を指すのが一般的です。またイギリスでは leaning disability が知的障害の意味で用いられることも多いため、文脈によって「知的障害」と訳した箇所があります。国による用語や概念の違いについては、国立障害者リハビリテーションセンターのHPに掲載されている「諸外国の『発達障害』の用語の使用と支援の概要」（http://www.rehab. go.jp/ddis/world/foreign/definition/）を参照してください。
- 原書の引用文献で in press、under review、in preparation と表記され当時まだ出版されていなかった文献で、現在出版済みであることが確認できたものは、出版年や掲載頁等を書き加えました。
- 行動的アプローチの専門用語や技法については、次の図書が参考になります。『行動変容法入門』『はじめての応用行動分析 日本語版第2版』『挑戦的行動の先行子操作』『入門・問題行動の機能的アセスメントと介入』（以上，二瓶社）、『行動分析学事典』（丸善）。

　分担訳に加わっていただいた独立行政法人国立病院機構肥前精神医療センターの三人の医師の方々、會田千重氏、山元美和子氏、西村泰亮氏には、監訳者として特に感謝を申し上げます。本書翻訳には、医療の現場で強度行動障害に取り組んでおられる医師の協力が不可欠でした。先生方に分担訳をご快諾いただいたことで、翻訳出版が可能になりました。
　最後に、二瓶社の宇佐美嘉崇氏には、社会的に重要で解決に英知を必要とするこの分野の翻訳出版に快く応じていただいたこと、心より感謝し上げます。

■ 監訳者 野口幸弘

　本書との出会いは、監訳者である園山さん（当時、筑波大学）と研究室の仲間に同行して参加した、2013 年にアメリカ・ミネアポリスで開催された ABAI（国際行動分析学会）年次大会の書籍コーナーでした。

　この時期、私は、強度行動障害を示す人たちの実際の支援に関わる中で、幾多の壁にぶつかっていました。そんな中でこの本を読み、いくつかの示唆を得たのでした。例えば、重度知的障害や ASD の人たちが示す行動障害支援に関する社会的妥当性の意義や、日本の強度行動障害という概念が社会的構築物であること、それまでの私に不足していた支援の社会的妥当性を構築するためのデータ蓄積の重要さ等です。日本では、未だに「行動障害」に関する広範囲な視点からの支援データの蓄積は無論のこと、研究の方向性も不十分なままであることを気づかせてくれる文脈に出会うことで、力が湧いてきました。

　本書では、重度知的障害と行動障害を持つ人への個別支援や介入についても、より丁寧に具体的に述べられています。日本の障害福祉サービスの中で重要な位置づけである個別支援計画に、「行動障害」の軽減や改善に向けた適切な支援実践が実行できる現場を作るために、行動的視点を越えた公衆衛生アプローチの発想が大切であるという考えに接して、もう一度実際の支援現場で本書を参考にしながら実践の検証をしていきたいという思いも強くなりました。

　こうした意味で、本書は、我が国の強度行動障害支援に関する社会的課題に真摯に取り組んできた関係者にとって、とても有意義で羅針盤となる情報が多く含まれていると考え、園山さんに強くお願いして、是非日本語に翻訳して、関係者に読んでもらいましょうと相談したことから、翻訳作業が始まりました。きっとこの本の出版が、我が国の「強度行動障害の基本的な支援」の手引きとなり、ひいては予防の施策に寄与するものと考えます。

■ 翻訳企画者 倉光晃子

　私が強度行動障害のある人に出会ったのは、ちょうど20年前になります。目の当たりにしたご自身を強く傷つける姿に、「何がそのような行動を起こすに至らせたのか?」という疑問と、目の前にいる人の深刻な状況に何もできない自分に、無力さを感じました。また同じ障害を有していても、強度行動障害があり日々大変な生活をしている人と強度行動障害がなく穏やかな生活を過ごしている人がいる、このような生活の在り方に違いがあるままでいいのかという強い疑問を抱きました。このようなことがきっかけで強度行動障害について学び始めたころに出会った本が、エマーソン先生が書かれた『Challenging Behaviour』の第2版でした。強度行動障害の支援について、私が抱いていた疑問の解決に繋がる糸口が示されていた素晴らしい本でした。この第3版では強度行動障害の予防の知見が加わり、翻訳出版する大きな意義があると思っております。

　我が国では、重度知的障害や自閉スペクトラム症がある人のうちの一定数で強度行動障害を示す人たちがいるとされています。2012年に障害者虐待防止法が施行されましたが、未だ重度知的障害のある人たちや強度行動障害を示す人たちが虐待の対象となるという事例が、全国で報告されています。その背景には、重度知的障害や自閉スペクトラム症のある人たちが示す強度行動障害である自傷行動や攻撃行動、破壊的行動、多動、不適切な社会的行動が引き金となることがあり、支援者にはそれらを「チャレンジグ行動」と理解した支援が求められるところですが、その知識(障害特性、行動特性の理解)と支援技術が不足している現状があるとされます。現在、全国的に「強度行動障害支援者養成研修」が進められていますが、強度行動障害に対する具体的支援の取組みは教育現場、福祉現場における事例報告として増えつつあっても、地域の仕組みで支えていく展開にはなかなか至らない状況です。

　重度知的障害のある人、強度行動障害を示す人の支援に関わる多くの方々に是非本書を読んでいただき、その支援に関係する人たちとの繋がりを築き、強度行動障害の軽減を超えた豊かな生活の実現に向けて更なる展開に活かしていただくことを心から願っております。

■ 著　者
Eric Emerson
　　ランカスター大学名誉教授，シドニー大学教授（原書出版時：ランカスター大学教授，シドニー大学客員教授）
Stewart L. Einfeld
　　シドニー大学名誉教授（原書出版時：シドニー大学教授）

■ 監　訳
園山繁樹　　島根県立大学人間文化学部・教授，筑波大学名誉教授
野口幸弘　　社会福祉法人福岡障害者支援センター・理事長，元西南学院大学教授

■ 分担訳
倉光晃子　　西南学院大学人間科学部・准教授（第1章，第9章，第12章，翻訳企画）
藤原あや　　筑波大学人間系・助教（第2章）
西村泰亮　　独立行政法人国立病院機構肥前精神医療センター・医師（第3章）
山元美和子　独立行政法人国立病院機構肥前精神医療センター・医師（第4章）
松下浩之　　山梨大学教育学部・准教授（第5章，第8章）
佐藤久美　　郡山女子大学家政学部・非常勤講師，島根県立大学人間文化学部・客員研究員（第6章，第7章，索引，監訳補助）
會田千重　　独立行政法人国立病院機構肥前精神医療センター・医師、佐賀大学医学部精神医学講座・客員研究員（第10章）
今本　繁　　合同会社ABA研究所・代表社員（第11章）
下山真衣　　信州大学教育学部・准教授（第13章）

　　　　　　※ 所属・職名は訳書（第1版第1刷）出版時のもの

チャレンジング行動

強度行動障害を深く理解するために

2022 年 3 月 31 日　　第 1 版　第 1 刷
2024 年 6 月 25 日　　　　　　　第 2 刷

著　　著　エリック・エマーソン
　　　　　スチュワート・L・アインフェルド

監 訳 者　園山繁樹
　　　　　野口幸弘

発 行 所　(有)二瓶社
　　　　　TEL 03-4531-9766
　　　　　FAX 03-6745-8066
　　　　　e-mail: info@niheisha.co.jp
　　　　　郵便振替 00990-6-110314

装　幀　　株式会社クリエイティブ・コンセプト
装　画　　shutterstock
印刷製本　亜細亜印刷株式会社

Printed in Japan
ISBN 978-4-86108-089-0 C3011